근골격계 물리치료
측정 및 검사

TESTS AND MEASUREMENTS IN **PHYSICAL THERAPY**:
FOCUSED ON THE MUSCULOSKELETAL SYSTEM

Work book

근골격계 물리치료 측정 및 검사

2025년 9월 10일 1판 1쇄 인쇄
2025년 9월 20일 1판 1쇄 발행

지은이 | 김원호
펴낸이 | 김진환
펴낸곳 | 학지사메디컬 HAKJISA MEDICAL
04031 서울특별시 마포구 양화로 15길 20 마인드월드빌딩
대표전화_ 02-330-5188　　팩스_ 02-326-0338
등　록 | 2010년 2월 8일 제313-2010-36호
메　일 | hakjisamd@hakjisamd.co.kr
홈페이지 | http://www.hakjisamd.co.kr

ISBN 979-11-7531-005-6 93510

가　격 | 20,000원

근골격계 물리치료
측정 및 검사

김원호

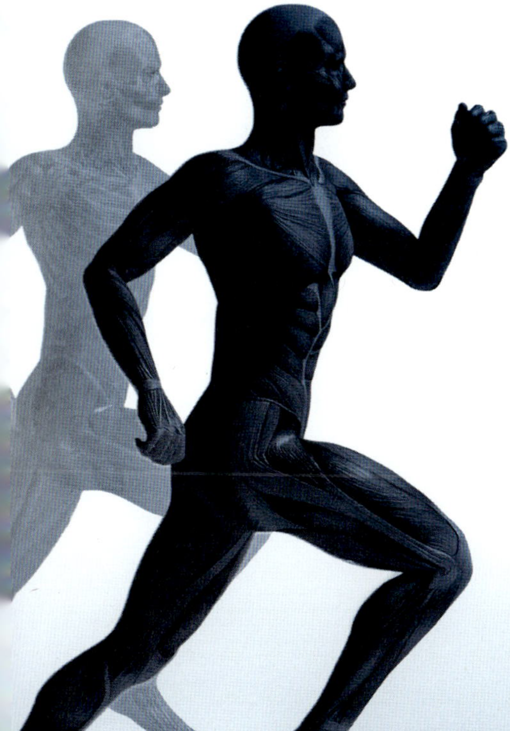

TESTS AND MEASUREMENTS IN
PHYSICAL THERAPY:
FOCUSED ON THE MUSCULOSKELETAL SYSTEM

Work book

학지사메디컬
HAKJISA MEDICAL

머리말

이 책은 물리치료의 평가직무 중 가장 흔히 수행되는 가동범위 측정 및 근력검사, 그리고 특히 근육뼈대계통의 평가 시 요구되는 자세 평가, 근길이 검사, 움직임패턴 검사, 특수 검사 방법 등이 다루어져 있다. 근래에는 환자를 위한 올바른 치료방법 결정과 치료의 효과 검증을 위해 다양한 검사와 측정을 실시하고 이를 해석하는 능력이 점차 요구되고 있다. 또한 의료비의 상승에 대한 반응으로 치료에 대한 근거를 제시하고 관련 기록을 작성해야 하는 시대적 요구가 점점 강화되고 있다.

이러한 시대적 흐름에 맞추어 기본적인 움직임 관련 물리치료 평가방법을 정확하고 명확하게 습득할 수 있는 교육과정이 필요하다. 이 책은 다양한 측정 및 검사방법의 이론적 의미, 실습 기술을 적용하는 방법, 그리고 이를 기록하는 방법에 대해 기술되어져 있고 부가적으로 핵심 관련 이미지를 제공하고 있다. 또한 각 장마다 평가내용들을 기록하는 실습노트들이 있어 평가 관련 기술들을 효율적으로 학습하는 데 도움이 될 것이다.

여러 해 동안 물리치료학과 학생을 교육한 경험을 토대로 필수 지식과 기술을 중심으로 간략하게 설명된 이 책은 학생들이 평가 관련 기술을 습득하고 이해하는 데 기여할 것으로 기대된다.

끝으로, 이 책을 발간하는 데 참여한 학생, 교수 및 출판사 임원진에 감사의 말씀을 드린다.

2025년 9월

김원호

차례

01

물리치료 평가

개요

1. 환자의 요구와 상태에 맞는 효율적인 중재를 시행하기 위해서 우선해야 하는 것이 환자에 대한 검진과 평가임
2. 평가를 위해 먼저 검진(측정 및 검사)이 이루어져야 하고 이를 바탕으로 임상적 의미를 부여하는 절차를 거침
3. 환자관리모델 절차로서 검진과 평가가 필요하지만, 중재의 효과를 증명하기 위한 수단으로 중재 전과 후 환자 상태에 대한 검진사항을 기록하여 보관해야 함

관련 지식

1. 용어

- 검진(examination): 환자에 대한 객관적 자료를 얻기 위해 수행되는 이력조사, 계통선별검사와 더불어 이를 바탕으로 이루어지는 검사와 측정들
- 측정(measurement): 정해진 규칙에 따라 어떤 것에 대해 양을 수치화하는 것
- 검사(test): 특정 문제에 대한 측정값을 얻기 위해 정해진 절차에 따라 적용되는 것
- 평가(evaluation): 검진을 통해 수집된 자료에 대해 가치를 부여하고 판단하는 것으로 어떤 질병 또는 사고에 의해 일어난 반응/결과를 중심으로 판단
- 사정(assessment): 평가과정 동안 발생하는 것에 대해 가치를 부여하고 판단하는 것으로 어떤 질병 또는 사고에 의한 반응과정 및 이로 인한 향후 반응을 중심으로 판단

2. 환자관리모델

- 그림 1은 전반적인 환자관리모델을 보여주는 것으로, 효율적인 의사결정과 중재를 위해서 선행되어야 하는 것이 검진이고 이후 평가, 물리치료 진단, 예후, 그리고 중재 순으로 진행됨을 보여줌
- 적합한 중재를 위해 출발점인 검사와 측정을 타당하고 신뢰할만한 방법으로 실시하고 그 결과를 문서화하는 것이 중요함

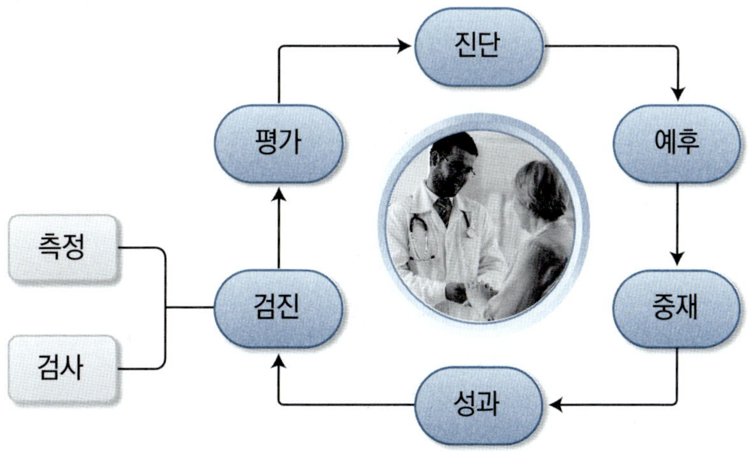

- 검진: 병력, 계통관찰, 검사와 측정을 통해 객관적 자료를 수집하는 과정
- 평가: 검진을 통해 얻어진 자료를 기반으로 하여 의사결정을 하는 것
- 진단: 검진과 평가를 통해 얻어진 자료를 통해 의뢰인을 특정 속성을 가진 집단 또는 증상으로 분류하는 것. 국내는 아직 물리치료진단에 대한 사항이 개발되지 않은 상황임
- 예후: 적절한 중재수준과 시간 및 빈도를 결정하는 것으로 단기 및 장기 목표설정 포함
- 중재: 목표에 따라 다양한 물리치료 관련 조율, 소통 및 기록, 다양한 물리치료 기법, 그리고 환자 관련 교육 등을 구체적으로 적용하는 것
- 성과: 환자에게 제공된 물리치료 서비스의 질, 효율성, 비용-효과 측면에서 분석한 결과로서, 환자의 기능 상태, 예방 및 재발 위험성 경감 정도, 환자의 전반적인 건강상태, 그리고 환자의 만족도 등을 측정한 것

그림 1 환자관리모델

3. ICF 모형과 SOAP 노트

- 효율적인 중재를 위한 검진과 평가 등의 내용을 문서화하기 위해 필요한 것이 형식과 내용임

1) SOAP 노트

- 환자관리모델을 수행할 시 고려사항 중 하나인 어떤 양식으로 수집된 자료를 제시해야 효율적인가? 물음에 대한 답으로 제시된 것이 SOAP 노트임
- S(subjective)는 주관적 정보, O(objective)는 객관적 정보, A(assessment)는 사정, P(plan)는 치료계획을 나타내는 약어로 치료에 따른 변화를 기록하는 데 편리하여 임상에서 가장 많이 사용되고 있음
- 검진, 평가, 진단, 예후, 그리고 중재 동안 수집된 자료들의 속성과 이에 따른 의사결정 및 중재계획을 양식에 맞추어 기록(그림 1 참조)
- 자세한 기록방법은 관련 문헌을 참조 바람(물리치료 임상기록, 문서작성 등)

SOAP 노트의 예시

S	주요 호소(C/C)	왼쪽 어깨 불편감
	과거병력(Hx)	왼쪽 빗장뼈 골절, 고혈압 ...
O	가동범위	어깨 굽힘 90°, 폄 20° ...
	근력	굽힘근 F, 폄근 G ...
A	문제목록	어깨 통증, 가동범위 제한 ...
	장기/단기 목표	통증완화(VAS 7→3), 폄 가동범위 증진 불편 없이 머리카락 다듬기
P	치료계획	TENS 100Hz 15분 적용 점진적 굽힘근 저항운동 ...

2) ICF 무력화 모형

- SOAP 노트라는 형식에 어떤 내용을 중심으로 기록할 것인가를 결정할 때 중요하게 고려되어야 하는 개념이 국제 기능, 장애 및 건강 분류체계(International Classification of Functioning, Disability and Health, ICF)임
- ICF 모형은 세계보건기구가 제시한 것으로 질병 또는 사고로 인해 무력화되고 이후 재활을 통해 기능화되어 가는 동안 어떤 부분을 중심으로 평가와 중재를 하는 것이 바람직한지를 알려주는 지침으로 작용
- ICF 모형에서는 평가와 중재 시 6가지 요소, 즉 신체구조와 기능(Nagi 모형의 상해 impairment에 해당), 활동제한과 참여제약(Nagi 모형의 기능적 제한에 해당), 환경적 요인, 그리고 개인적 요인 간의 상호작용을 활동과 참여 부분을 중심으로 분석하고 치료계획을 세우기 권장(그림 2)
- 따라서 SOAP 노트 각 부분의 도입부는 활동제한과 참여제약을 중심으로 기술하고 이후 부분에서 신체구조 및 기능, 환경 및 개인 요인을 고려하여 기록하는 것이 필요
- 이 책에서는 대부분이 신체구조와 기능에 대한 검사 및 측정으로 구성되어 있음(근골격계 분야에서 참여와 활동 제한에 대한 측정은 많지 않아 개발된 일부 내용만 소개)

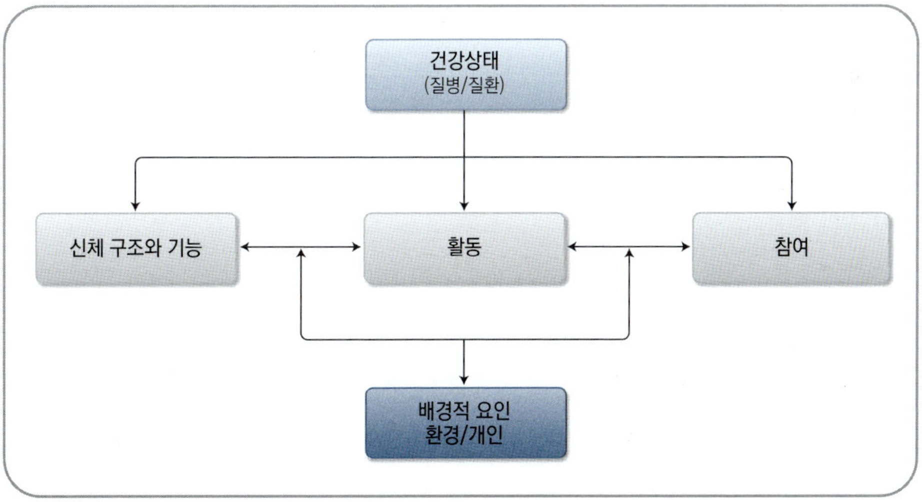

그림 2 ICF 무력화 모형

4. 신뢰도, 타당도, 민감도, 특이도, 우도비

- 검증되지 않은 방법 또는 도구를 이용한 측정 및 검사는 그 결과를 수용하기 어려움
- 측정 도구 또는 방법을 선정할 때 신뢰도와 타당도, 민감도 등을 고려해야 함
- 검사 또는 진단의 정확성 관련된 개념으로는 아래와 같은 것들이 있음

1) 신뢰도(reliability)

- 신뢰도는 측정 시마다 얼마나 비슷한 측정값을 얻을 수 있는가에 대한 질문에 답을 주는 개념임
- 신뢰도는 0에서 1까지의 값을 가지며, 매번 측정마다 같은 값이 나오면 신뢰도는 1이 되고 매번마다 측정값의 차이가 커질수록 0에 가까움
- 일반적으로 0.75를 초과하는 경우 신뢰도가 좋은 것으로 여김
- 측정자의 숙련도에 따라 신뢰도는 달라질 수 있으므로 측정 및 검사 방법에 대한 숙련도를 높이는 것(즉 반복 연습)이 필요

2) 타당도(validity)

- 타당도는 측정하고자 하는 것을 얼마나 정확하게 측정하는가(즉, 근력을 평가하고자 한다면 측정 방법 또는 도구가 원하는 근력을 측정하고 있는가?)에 대한 질문에 답을 주는 개념임
- 일반적으로 타당도가 검증된 방법이나 도구를 사용하고 있기 때문에 임상적 고려사항이 거의 없음

3) 민감도(sensitivity)

- 특정 검사에서, 질병이 있는 사람이 실제로 양성(질병이 있다고)으로 나올 확률

4) 특이도(specificity)

- 특정 검사에서, 질병이 없는 사람이 실제로 음성(질병이 없다고)으로 나올 확률

5) 양성 우도비(positive likelihood ratio, LR+)

- 질병이 있는 어떤 사람에서, 특정 검사결과가 양성으로 나올 확률(Sensitivity)과 질병이 없는 어떤 사람에서, 특정 검사결과가 양성으로 나올 확률(1 − Specificity)의 비율로서 공식은 양성 우도비 = 민감도/(1 − 특이도)
- 양성 우도비가 1을 초과하고 검사결과 '양성'으로 나오면 실제 질병이 있을 확률이 의미있게 증가함

6) 음성 우도비(negative likelihood ratio, LR−)

- 질병이 없는 어떤 사람에서, 특정 검사결과가 음성을 나올 확률(Specificity)과 질병이 있는 어떤 사람에서, 특정 검사결과가 음성으로 나올 확률(1 − Sensitivity)의 비율로서 공식은 음성 우도비 = 특이도/(1 − 민감도)
- 음성 우도비가 1을 초과하고 검사결과 '음성'으로 나오면 실제 질병이 없을 확률이 의미있게 증가함

검사 \ 질병	양성 (+)	음성 (-)	합계
양성 (+)	A	B	A+B
음성 (-)	C	D	C+D
합계	A+C	B+D	A+B+C+D

민감도 = A /A+C　　양성 우도비 = 민감도/(1－특이도)

특이도 = D/B+D　　음성 우도비 = 특이도/(1－민감도)

참고문헌

1. Glynn P, Weisbach PC. clinical prediction rules: a physical therapy reference manual, Jones and bartlett, 2011.
2. Kisner C, Colby LA. The therapeutic exercise, 5th ed., 2007.
3. 김원호. 치료사를 위한 ICF 기반 문서작성. 정담미디어, 2012.
4. 김승진. 임상기록. 영문출판사, 2011.
5. 김원호 등. 물리치료학개론. 정담미디어, 2017.
6. 김원호 등. 물리작업치료학 연구방법론. 학지사, 2019.

02

뼈 표시점 촉진

개요

1. 신체 표시점은 병변의 위치 묘사 또는 측정 및 검사를 위한 기준점을 제공하는 신체 부위로서 검진의 정확성 및 팀원 사이의 의사소통을 높이기 위해 필요
2. 촉진은 신체검진 동안 치료사가 손가락 또는 손을 이용하여 환자의 신체를 만져 느끼는 방법
3. 이 장에서는 인대, 힘줄, 윤활주머니 등을 촉진하는 데 활용되며, 특히 자세 분석, 가동범위, 특수 검사 등의 절차를 수행하는 방법을 교육하고 정확하게 기술을 적용하기 위해 기준점으로 필요한 뼈 표시점만 소개

측정 및 검사 실습

1. 신체 주요 뼈 표시점 및 촉진 방법

하지

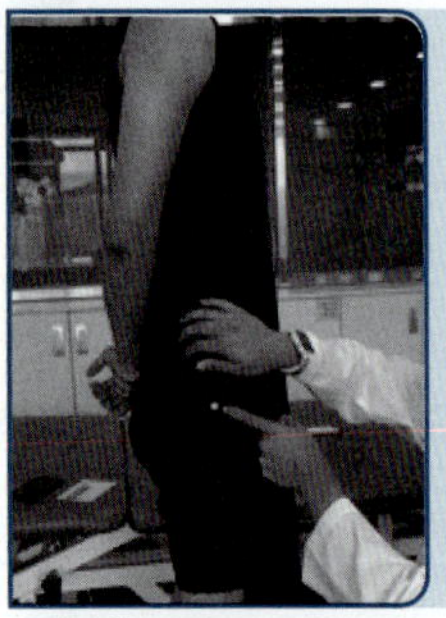

- 촉진 방법:
  엉덩능선 가운데에서 아래로 약 10~15 cm 이동하면 만져지는 돌기(바지주머니 위치에 있으며, 다리 회전을 시키면 돌기가 회전됨을 확인할 수 있음)

큰돌기(greater trochanter)

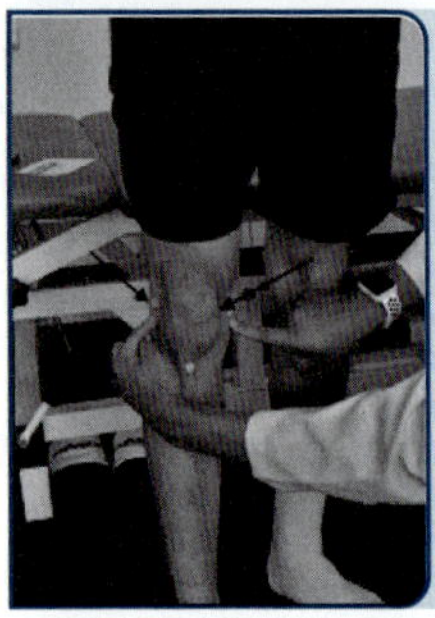

- 촉진 방법:
  넙다리뼈 안쪽과 바깥쪽을 따라 아래로 이동하면 무릎관절 바로 위에서 뼈가 넓어지는 부위

무릎 안 및 가쪽 융기(medial and lateral epicondyles)

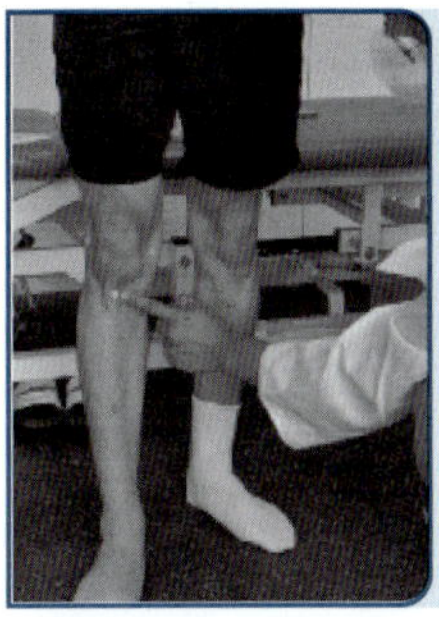

정강결절(tibial tuberosity)

• 촉진 방법:
무릎뼈에서 아래쪽으로 4~6 cm 이동하면 만져지는 작은 돌기(다리를 펴게 하면 넙다리근힘줄을 느낄 수 있음)

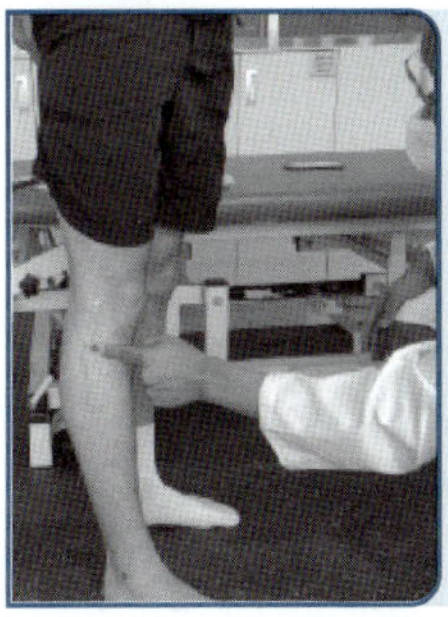

종아리뼈 머리(fibular head)

• 촉진 방법:
정강결절에서 바깥쪽으로 6~8 cm 이동하면 만져지는 원형 돌기

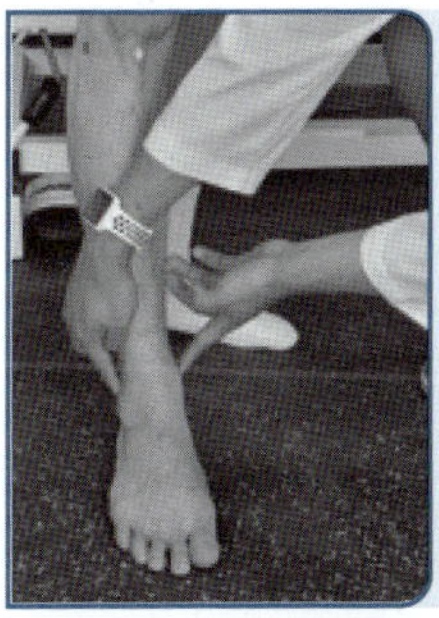

안 및 가쪽 복사뼈(medial & lateral malleolus)

• 촉진 방법:
종아리 안쪽과 바깥쪽을 따라 아래로 이동하면 발목관절 바로 위에서 만져지는 돌기

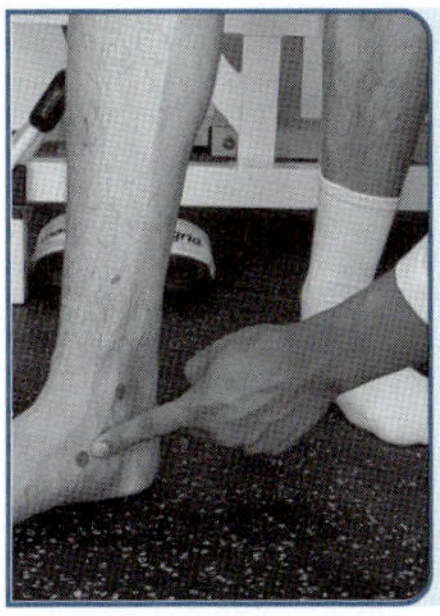

발배뼈 결절(navicular tubercle)

• 촉진 방법:
안쪽 복사뼈에서 발가락을 향해(대각선 약 15°) 5~6 cm 이동하면 발 안쪽에서 만져지는 가장 큰 돌기

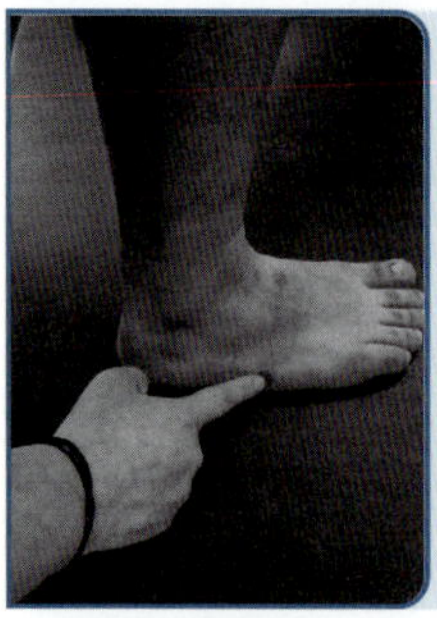

- 촉진 방법:
  5번째 발허리뼈 몸통을 따라 뒤꿈치 쪽으로 이동하면 발 가쪽에서 만져지는 돌기

5번째 발허리뼈머리(5th metatarsal head)

상지

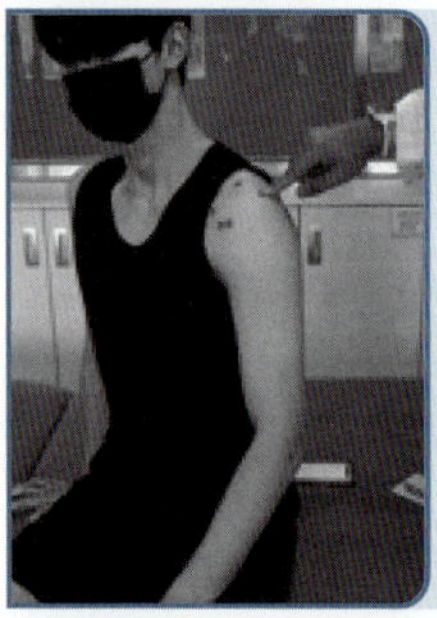

- 촉진 방법:
  어깨 가쪽 가장자리 돌출된 뼈(어깨 재봉선 위치)

봉우리돌기(acromion process)

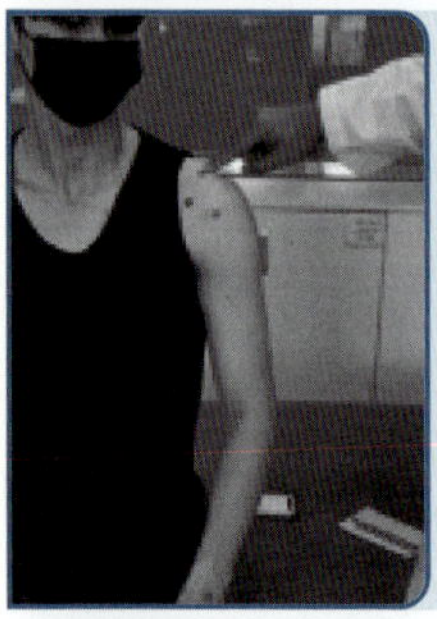

- 촉진 방법:
  봉우리돌기에서 목쪽으로 약 2~3 cm 이동한 후 앞쪽으로 약간 이동 시 만져지는 돌기

봉우리빗장관절(AC joint)

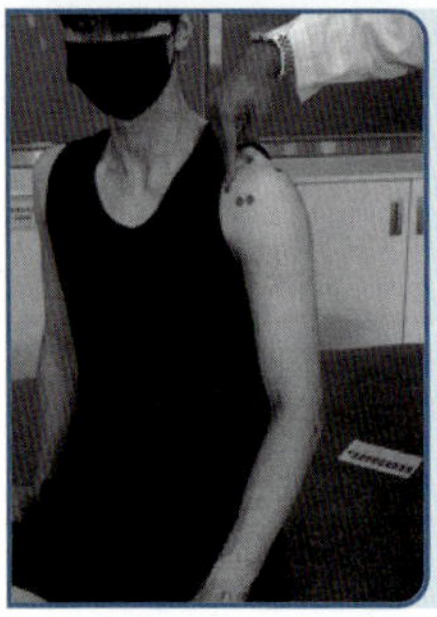

- 촉진 방법:
  AC 관절에서 아래쪽으로 약 2 cm 이동 시 만져지는 돌기

부리돌기(coracoid process)

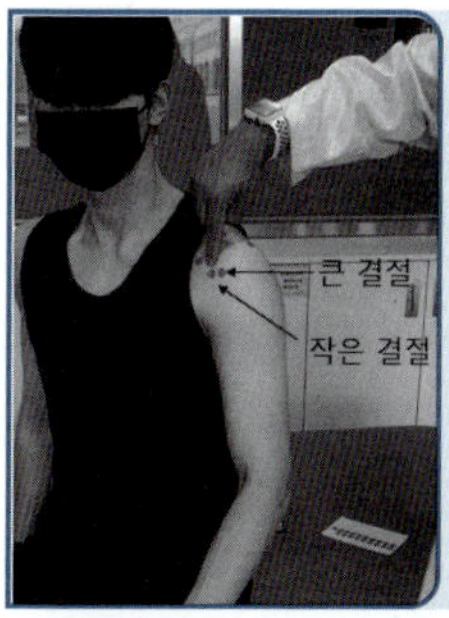

- 촉진 방법:
  부리돌기에서 가쪽으로 약 4~5 cm 이동하면 처음 만져지는 작은 결절, 위팔두갈래 고랑, 큰 결절 순으로 만져지는 돌기

큰 결절 및 작은 결절(greater & lesser tubercle)

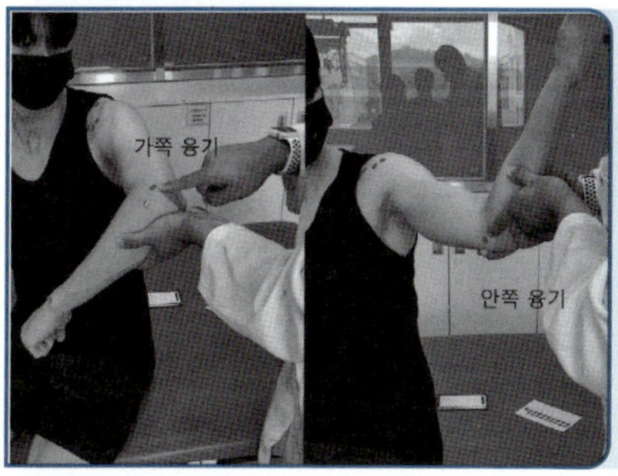

- 촉진 방법:
  위팔뼈 안쪽과 바깥쪽을 따라 아래로 이동하면 팔꿉관절 바로 위에서 만져지는 돌기

팔꿈치 안 및 가쪽 융기(medial and lateral epicondyles)

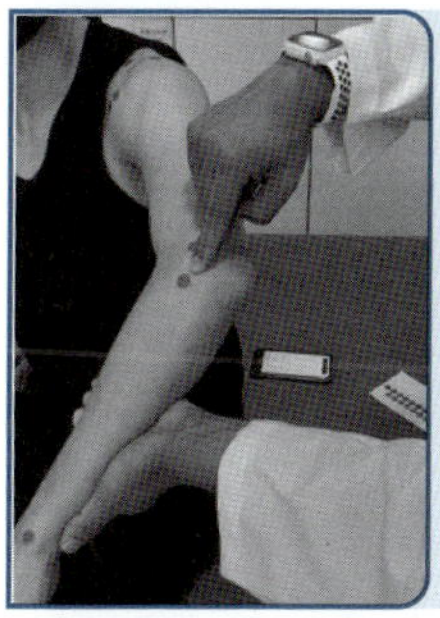

- 촉진 방법:
  팔꿈치 가쪽 융기를 따라 아래로 이동하면 고랑 바로 다음에 만져지는 융기(아래팔 회전을 통해 노뼈머리의 움직임을 감지할 수 있음)

노뼈머리(radial head)

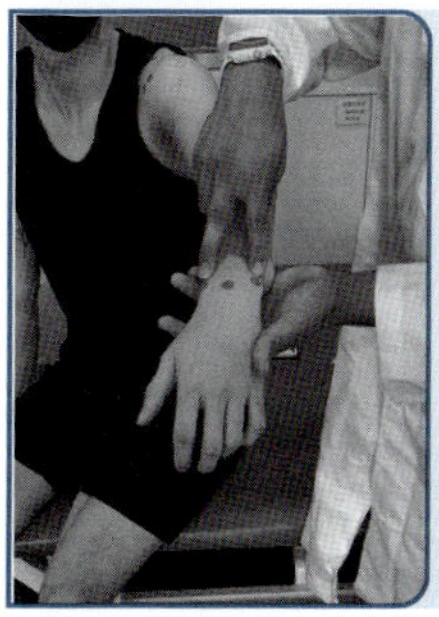

- 촉진 방법:
  아래팔 안쪽 및 가쪽 뼈를 따라 아래로 이동하면 손목부위에서 만져지는 돌기

붓돌기(styloid process)

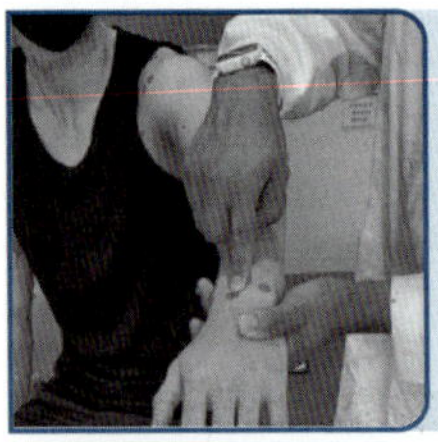
반달뼈(lunate)

- 촉진 방법:
  자뼈의 Lister's 결절에서 약간 안쪽과 아래쪽으로 이동하면 만져지는 융기로, 손목을 굽히면 촉진된 부분이 튀어나옴을 확인할 수 있음

몸통/골반

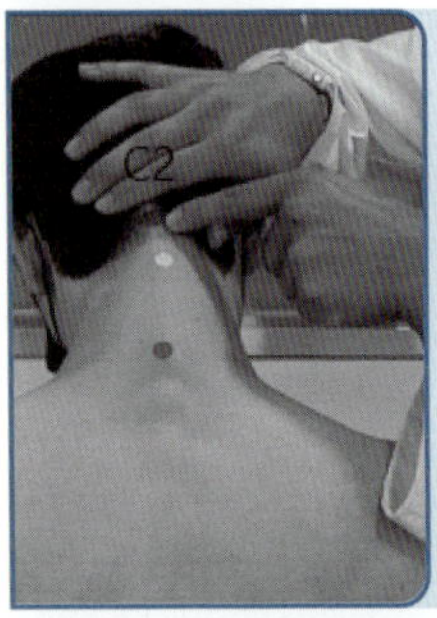

C2

- 촉진 방법:
  뒤통수돌기에서 아래로 이동했을 때 가장 먼저 만져지는 돌기(꼭지돌기 수준에서 촉진 가능)

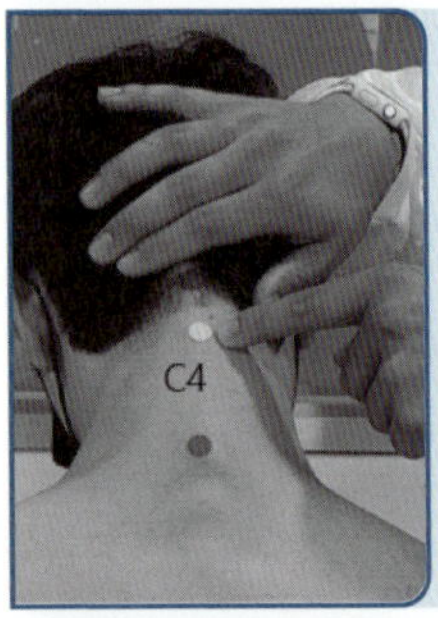

C4

- 촉진 방법:
  C2에서 아래로 이동한 경우 2번째 만져지는 돌기(아래턱 각 수준에서 촉진 가능)

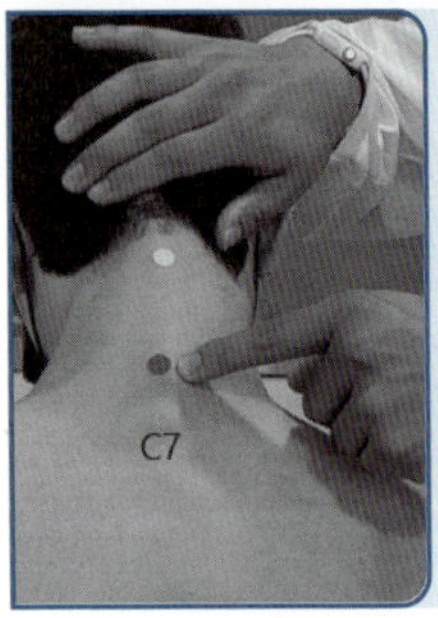

C7

- 촉진 방법:
  목을 굽혔을 때 가장 뒤로 튀어나온 돌기(목 움직임 시 C7은 움직임이 느껴지지만, T1은 움직임이 거의 느껴지지 않음; 머리 펌 시 C6 돌기가 먼저, 이후 C7 돌기가 만져지지 않게 되며, T1은 계속 만져짐)

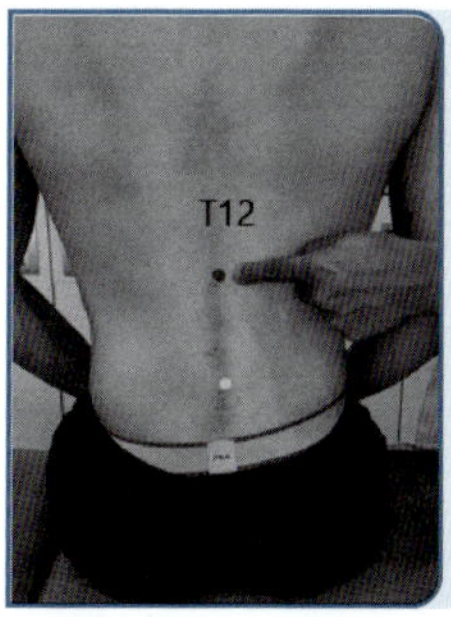

T12

• 촉진 방법:
12번째 갈비뼈를 따라 척추뼈를 만지거나 11번째 갈비뼈 중간부위에서 척추 쪽으로 수평이동한 위치에서 만져지는 돌기

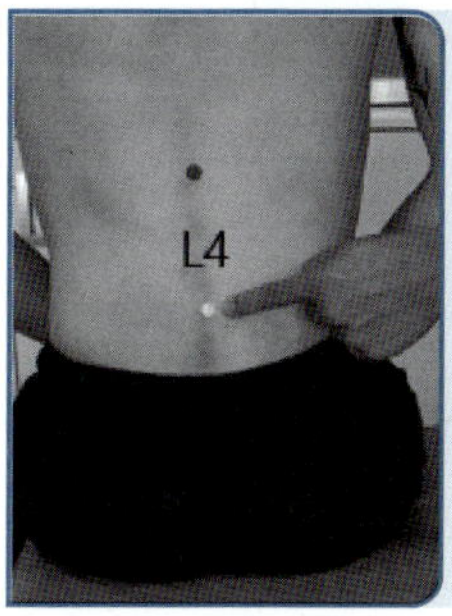

L4

• 촉진 방법:
양쪽 엉덩능선을 연결한 수평선 수준이 L4와 L5번 사이 공간의 위쪽 방향에서 만져지는 돌기

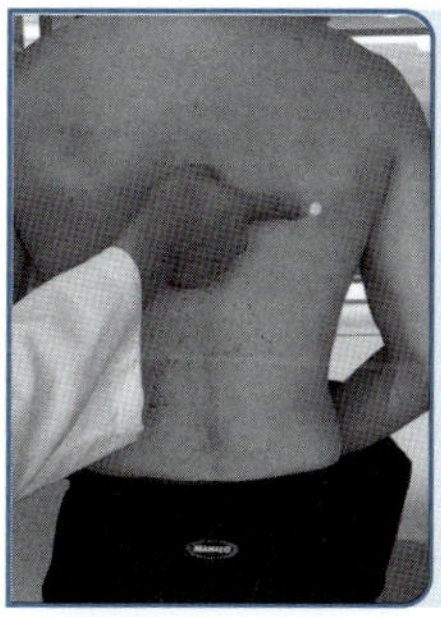

어깨뼈 아래각(inferior angle of scapula)

• 촉진 방법:
어깨뼈 안쪽면을 따라 아래로 내려오면 마지막 모서리에서 만져는 부위(T7 수준에 위치하고 있음)

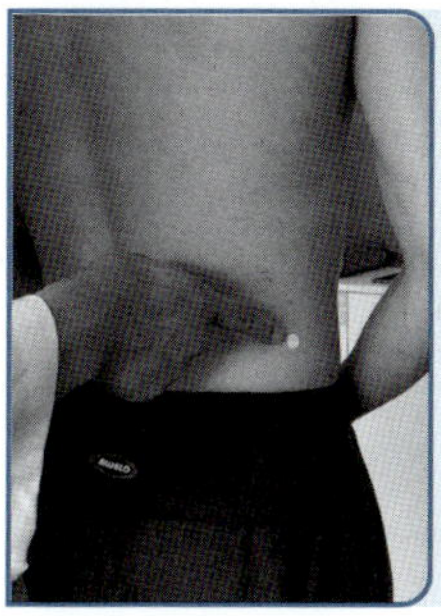

엉덩능선(iliac crest)

• 촉진 방법:
배꼽 수준에서 몸통 가쪽면으로 이동하면 만져지는 단단한 뼈부위

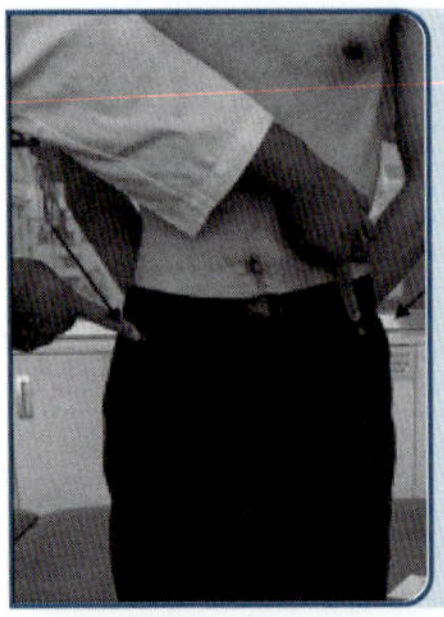

• 촉진 방법:
엉덩능선을 따라 앞쪽으로 이동하면 만져지는 융기

앞위엉덩뼈가시(anterior superior iliac spine)

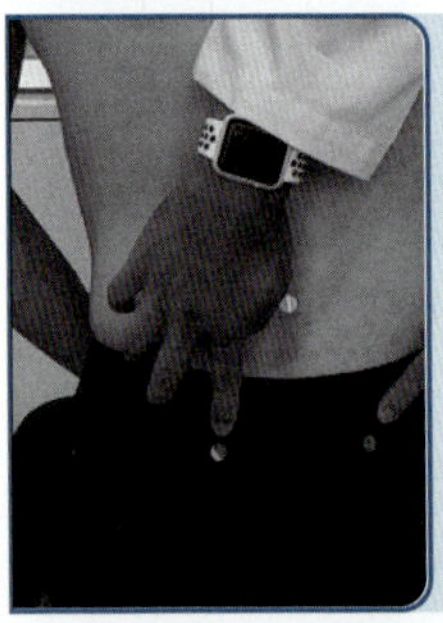

• 촉진 방법:
엉덩능선을 따라 뒤쪽으로 이동하면 만져지는 융기(양쪽 융기를 연결하면 S2 수준으로 허리벨트 수준에서 만져지면 엉치뼈 중앙에서 약 4 cm 떨어져 있음)

뒤아래엉덩뼈가시(posterior inferior iliac spine)

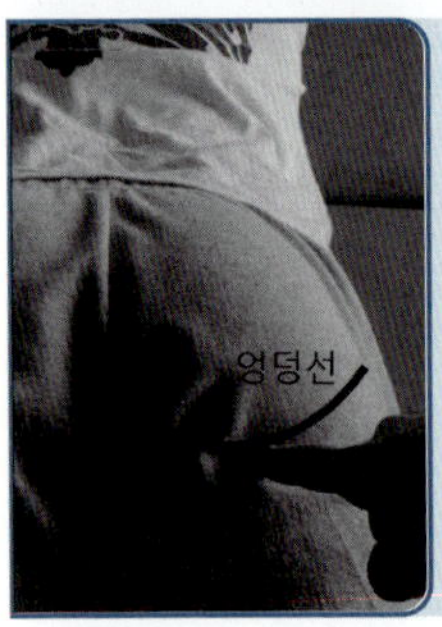

• 촉진 방법:
엉덩주름에 엄지를 대고 위쪽 방향으로 힘을 가할 때 만져지는 단단한 돌기

궁둥결절(ischial tuberosity)

참고문헌

1. 장수경. 근골격계의 평가: 관절운동범위와 근력검사. 영문출판사, 2014.
2. 채윤원. 근육뼈대계통 palpation road map. 범문에듀케이션, 2015.
3. 남기원. 촉진기법: 물리치료사를 위한 표면해부학. 범문에듀케이션, 2012.
4. https://en.wikipedia.org/wiki/Surface_anatomy
5. https://pressbooks.bccampus.ca/advancedanatomy1sted/chapter/surface-anatomy-6/

03

통증 평가

개요

1. 통증은 물리치료사들이 가장 많이 다루는 신체 징후 중 하나이기 때문에 물리치료 검진 중 가장 먼저 시행되는 검사와 측정 영역 중 하나
2. 통증은 실제적 또는 잠재적인 조직손상과 관련된 불쾌한 감각 또는 감정으로 정의됨
3. 급성통증에 대한 관리가 적절하지 않은 경우 만성통증(3~6개월 후)으로 진행하여 결국 삶의 질 저하 또는 사회적 활동에 제한을 초래
4. 치료사는 통증 위치, 강도, 패턴(양상), 악화요인 등을 측정하고 기록하는 것이 필요

관련 지식

1. 통증모델

① 생의학 모델: 신체 손상으로 통증이 발생함; 급성통증인 경우 적합; 비기질성(nonorganic) 통증 설명 어려움

② 생심리사회 모델: 신체 및 개인과 환경 요인이 상호작용하여 통증 발생; 만성통증에 적합; 신체 및 감정적 관리 모델로서 적합하고 ICF 개념을 잘 반영

2. 통증 용어

① 용어

급성통증(acute pain)	조직손상 또는 손상위협과 관련된 통증
만성통증(chronic pain)	손상 회복 후에도 지속되는 통증
무해자극 통증(allodynia)	통증을 유발하지 않는 자극에 대한 통증반응
무통증(analgesia)	통증을 유발하는 자극에도 통증이 없음
작열통(causalgia)	외상성 병변 후 타는 듯한 통증, 무해자극 통증, 통증과민이 지속되는 증후군
정신심리 통증	기질성 원인이 제거된 후에도 심리적 요인에 의해 유발되는 통증
재발성 통증	급성통증이 반복되는 현상
연관통(referred pain)	손상부위 또는 통증 원인이 아닌 부위에서 느껴지는 통증
방사통(radiation pain)	신경 또는 신경뿌리의 자극으로 인해 통증이 방사되는 것

3. 통증관련 신경생리

- 말초통증수용기인 유해수용기들은 세포 손상으로 통증이 발생하면 substance P, prostaglandin, leukotrienes를 방출하여 손상부위의 통증 역치를 내려 민감하게 만듬
- 유해수용기는 전기신호를 2가지 형태의 들섬유(Aδ와 C 섬유)를 통해 척수에 전달 → 가쪽척수시상로(80%), 척수그물체, 척수뇌로를 통해 감각겉질에 전달 → 이전 경험과 감정상태와 반응하여 통합

특성	Aδ 들섬유	C 들섬유
전달속도	빠름	느림
자극요인	찌름, 열	조직 상해
감각	날카로움, 타는 듯한 느낌, 피부분절	둔한 느낌, 뼈분절
분포	신체 표면	중추신경계 제외한 모든 조직
중추신경계 연결	시상, 겉질	둘레엽, 시상하부
감정반응	없음	있음
척수뒤뿔 연결	Ⅰ, Ⅴ층	Ⅱ, Ⅲ층

4. 뇌 영역별 통증 관련 기능

- SI 겉질: 통증 감각을 분별
- SII 겉질: 통증 사건에 대한 인식, 학습, 기억
- 앞쪽 띠다발겉질: 반응 선택, 인지, 감정
- 섬(insula): 자율신경계 반응 및 통증 관련 감정

측정 및 검사 실습

1. 질문을 통한 통증정보 수집

아래의 통증 관련 질문들을 사용하여 정보 수집하기(특히 O/ P/ R은 중요한 정보임)

특성	C 들섬유
O(onset): 발병일시	현재 통증이 발생한 시기는?
P(pattern)/place: 패턴/위치	통증 유형과 위치는?
Q(quality): 질	신체 활동 및 사회 활동에 미치는 영향은?
R(relieving/aggravating factors): 완화 또는 악화요인	경감 또는 악화시키는 행위 및 움직임은?
S(sleep/severity): 수면 영향	수면에 미치는 영향은?
T(treatment): 기존 치료	기존 치료방법은?
U(understanding): 통증에 대한 이해	통증에 대한 이해 정도는?
V(values/concerns): 기대	기대하고 있는 것은?

2. 흔히 사용되는 통증 측정 도구

통증은 환자의 주관적 느낌을 중심으로 측정하는 방법(VAS, SF-MPQ, ODI 등)이 있고, 좀 더 객관적인 측정이 가능한 압통(tenderness)을 이용한 방법이 있음

급성통증(신체적 요소 측정) ICF 신체구조 및 기능 수준에서 측정	만성통증(신체 및 정신적 요소 측정) ICF 활동제한 수준에서 측정
VAS(visual analog scale) NRS(numeric rating scale)	short form McGill pain questionnaire(SF-MPQ)
tenderness	K-Oswestry disability index(ODI) neck pain and disability scale(NPDS) FABQ(Fear-Avoidance Belief Questionnaire)

① VAS: 통증의 강도를 측정하는 데 사용; 치료 전후 변화를 알아보는 도구로서 10 cm 길이의 선 위에 환자 자신이 느끼는 통증 정도에 맞는 곳에 표시

- 지시: 지난 24시간 동안 가장 통증이 적을 때, 가장 많을 때, 현재 통증에 대해 각각 표기하도록 지시(3가지 상황의 평균 수치가 현재 환자의 통증 수준을 의미함)

- 기록: 0(전혀 통증 없음)에서 표시점까지 길이를 측정하여 수치로 기록
- 해석: 치료 전보다 치료 후 수치가 작을수록 중재의 효과가 있음
  - 측정 수치가 0~0.4 cm는 통증이 없는 것으로, 0.5~4.4 cm는 가벼운 통증이 있는 것으로, 4.5~7.7 cm는 중등도 통증이 있는 것으로, 7.5~10 cm는 심한 통증이 있는 것으로 해석
  - Joyce 등에 의하면, 의미 있는 최소변화는 1.37 cm라고 함

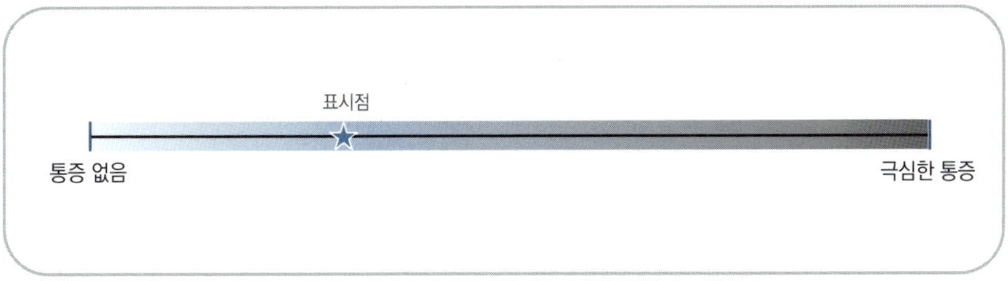

② NRS: 통증 강도 측정. 치료 전후 변화를 알아보는 도구로서 0~10점으로 표시된 줄에 환자 자신이 느끼는 통증 정도에 맞는 곳에 표시

- 지시: 지난 24시간 동안 가장 통증이 적을 때, 가장 많을 때, 현재 통증에 대해 각각 표기하도록 지시(3가지 상황의 평균 수치가 현재 환자의 통증 수준을 의미함)
- 기록: 표시점의 각 수치와 평균 수치를 기록
- 해석: 치료 전 수치보다 치료 후 수치가 작을수록 중재의 효과가 있음

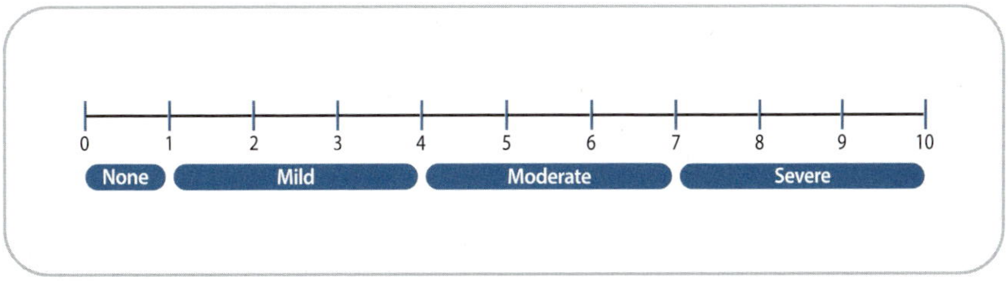

③ short form McGill pain questionnaire: 통증 정서, 통증 감각, 통증 강도 측면에서 통증 관련 어휘를 그룹으로 묶고 통증의 질을 측정하는 도구. 초기 20개 그룹으로 평가하다 15개로 축소하여 측정

- 지시: 아래의 평가양식 참조

- 기록: 각 영역별 세부 점수 및 합을 기록
  - 1. 항목은 통증 감각(1-11)과 통증 정서(12-15) 정도
  - 2. 통증 강도(VAS 이용)
  - 3. 전반적인 통증 경험 강도(6점 리커트 척도)

항목	점수
통증 감각(1~11번)	
통증 정서(12~15번)	
통증 강도	
전반적 통증 경험 강도	
총합	

- 해석:
  - 치료 전후 점수변화 비교. 점수가 낮을수록 통증이 적은 상태
  - 기본적으로 총합의 점수변화를 비교. 선택된 통증 관련 어휘도 중요

④ K-Oswestry disability index: 허리통증 환자의 10가지 일상생활 동작에서 기능 수준(장애)을 백분율로 표시하는 것으로 한글판이 개발되어 있음. 만성 및 급성 통증에도 적용 가능

- 지시: 아래의 평가양식 참조
- 기록: 각 영역별 점수 합을 전체 점수로 나눈 수치를 백분율로 기록(단, 빠진 영역이 있으면 제외)
  - 예시) 10개 영역 합이 15점이면 (15/50)*100=30%; 9개 영역 표기하여 합이 15이면 (15/45)*100=33%
- 해석: 치료 전후 점수변화 비교. 점수가 낮을수록 통증이 적은 상태

점수	해석
0~20%: 최소 장애	일상생활 대처 가능
21~40: 중등도 장애	앉기, 서기, 들기가 힘들고 통증이 심해짐
41~60%: 심한 장애	앉기, 서기, 들기에서 통증이 있고 일상생활에도 영향을 줌
61~80%: 불구	대부분의 일상에서 통증이 문제를 유발
81~100%	침상안정이거나 최악 증상

단편 맥길 통증 설문지 Short Form McGill Pain Questionnaire

1 아래의 각 단어들을 읽고, 여러분이 느끼시는 통증이 묘사되어 있는 단어를 선택하십시오.
만약 단어가 여러분의 통증을 묘사하지 못했다면 통증 없음 칸을 선택하고, 다음 항목으로 가십시오.
만약 단어가 여러분의 통증을 묘사하고 있다면 얼마나 강하게 느끼는지 각각의 정도에 해당되는, 약간, 중간, 또는 심한 등급에 표시를 해주십시오.
통증 느낌은 다음과 같습니다.

	통증 없음	약간	중간	심한
1. 욱신거리는	0)	1)	2)	3)
2. 쏘는 듯한				
3. 칼로 찌르는 듯한				
4. 날카로운 듯한				
5. 쥐어짜는 듯한				
6. 성가시게				
7. 타는 듯한				
8. 따가운				
9. 묵직한				
10. 민감한				
11. 찢어지는 듯한				
12. 지치고 무기력한				
13. 미식거리는				
14. 두려운				
15. 혹독한 벌을 받는 듯한				

2 최근 여러분이 느끼는 평상 시 통증이 어느 정도인지를 아래 선 위에 표시해 주세요.

통증 없음 ○————————————————○ 극도로 심한 통증

3 최근 여러분이 느끼는 평상 시 통증이 어느 정도인지를 아래 선 위에 표시해 주세요.

0 통증 없음 ____________
1 가벼운 통증 ____________
2 불편한 정도의 통증 ____________
3 고통스러운 정도의 통증 ____________
4 무섭게 심한 통증 ____________
5 더 이상 견디기 힘든 통증 ____________

한국판 오스웨이스트리 장애지수K-Oswestry disability index

모든 문항에 답하여 주시되, 각 문항마다 오늘의 상태에 가장 적당한 한 칸에만 표기하십시오.

제 1 항 – 통증 정도

- ☐ 0 나는 현재 통증이 전혀 없다.
- ☐ 1 현재 매우 가벼운 통증이 있다.
- ☐ 2 현재 통증이 조금 있다.
- ☐ 3 현재 통증이 조금 심하다.
- ☐ 4 현재 통증이 아주 심하다.
- ☐ 5 현재 통증이 상상할 수 없이 심하다.

제 2 항 – 개인 위생 (씻기, 옷 입기 등)

- ☐ 0 나는 별다른 통증이 없이 나 자신을 챙길 수 있다.
- ☐ 1 보통 나 자신을 챙길 수 있으나, 통증이 있다.
- ☐ 2 나 자신을 챙기는데 고통스러워서, 천천히 조심스럽게 해야 한다.
- ☐ 3 통증 때문에 어느 정도 도움이 필요하거나, 혼자서 할 수는 있다.
- ☐ 4 매일 도움이 없이는 나 자신을 챙기기가 어렵다.
- ☐ 5 옷을 입거나 씻는 게 어렵고, 보통은 누워 있다.

제 3 항 – 물건 들기

- ☐ 0 나는 무거운 물건을 통증 없이 들 수 있다.
- ☐ 1 무거운 물건을 들 수 있으나, 약간 통증이 있다.
- ☐ 2 통증 때문에 바닥에 있는 무거운 물건을 들지 못하나, 들기 쉬운 곳에 있으면 들 수 있다.
- ☐ 3 통증 때문에 무거운 물건을 들 수 없지만, 들기 쉬운 곳에 있는 무겁지 않은 물건은 들 수 있다.
- ☐ 4 아주 가벼운 물건만 들 수 있다.
- ☐ 5 아무것도 들거나 나를 수 없다.

제 4 항 – 걷기

- ☐ 0 나는 걷는 데 아무런 지장이 없다.
- ☐ 1 통증 때문에 1 Km 이상 걷지 못한다.
- ☐ 2 통증 때문에 500 m 이상 걷지 못한다.
- ☐ 3 통증 때문에 100 m 이상 걷지 못한다.
- ☐ 4 지팡이나 목발이 있어야만 걷는다.
- ☐ 5 대부분 자리에 누워 있으며, 화장실도 기어가야 한다.

제 5 항 – 앉기

☐ 0 나는 어떤 의자에서든지 오래 앉아 있을 수 있다.
☐ 1 편한 의자라면 오래 앉아 있을 수 있다.
☐ 2 통증 때문에 1시간 이상 앉아 있을 수 없다.
☐ 3 통증 때문에 30분 이상 앉아 있을 수 없다.
☐ 4 통증 때문에 10분 이상 앉아 있을 수 없다.
☐ 5 통증 때문에 전혀 앉아 있을 수 없다.

제 6 항 – 서 있기

☐ 0 나는 통증 없이 얼마든지 서 있을 수 있다.
☐ 1 오래 서 있을 수 있으나 약간 통증이 있다.
☐ 2 통증 때문에 1시간 이상 서 있을 수 없다.
☐ 3 통증 때문에 30분 이상 서 있을 수 없다.
☐ 4 통증 때문에 10분 이상 서 있을 수 없다.
☐ 5 통증 때문에 전혀 서 있을 수 없다.

제 7 항 – 잠자기

☐ 0 나는 통증 없이 잘 잔다.
☐ 1 통증 때문에 가끔 잠자는 데 방해를 받는다.
☐ 2 통증 때문에 6시간 이상 잠을 자지 못한다.
☐ 3 통증 때문에 4시간 이상 잠을 자지 못한다.
☐ 4 통증 때문에 2시간 이상 잠을 자지 못한다.
☐ 5 통증 때문에 전혀 잠을 자지 못한다.

제 8 항 – 성생활 (해당 시)

☐ 0 나는 정상적으로 성생활을 하고 통증이 없다.
☐ 1 정상적으로 성생활을 하나 가끔 통증을 느낀다.
☐ 2 거의 정상적으로 성생활을 하나 통증을 심하게 느낀다.
☐ 3 통증 때문에 성생활이 매우 제한적이다.
☐ 4 통증 때문에 성생활을 거의 할 수 없다.
☐ 5 통증 때문에 성 관계를 전혀 갖지 않는다.

제 9 항 – 사회생활

☐ 0 나는 밖에서 사람들과 어울리는 데 지장이 없다.
☐ 1 밖에서 사람들과 어울리는 데 지장은 없으나, 그로 인해 통증이 심해진다.
☐ 2 밖에서 사람들과 어울리는 데 지장은 없으나, 통증 때문에 운동하는 데에는 지장이 있다. (예: 스포츠 등)
☐ 3 통증 때문에 밖에서 사람들과 어울리는 데 지장이 있으며, 자주 외출하지 못한다.
☐ 4 통증 때문에 집에서만 사람들과 어울린다.
☐ 5 통증 때문에 사람들과 전혀 어울리지 못한다.

제 10 항 – 여행

☐ 0 나는 통증 없이 어디든 여행할 수 있다.
☐ 1 어디든 여행할 수 있으나, 약간 통증이 있다.
☐ 2 통증은 있으나, 2시간 이상 차를 탈 수는 있다.
☐ 3 통증 때문에 1시간 이상 차를 탈 수 없다.
☐ 4 통증 때문에 30분 이상 차를 탈 수 없다.
☐ 5 통증 때문에 치료를 받으러 가는 일 외에는 차를 탈 수 없다.

목통증과 장애 측정Neck Pain and Disability Scale

이름: ______________________ 날짜: ______________________

통증 문제로 인하여 초래되는 여러분의 상태가 정상에서 가장 심한 경우까지 어디에 해당하는지 선 위에 "X" 표시를 해주세요.

1. 오늘 여러분의 통증은 얼마나 심합니까?

1	2	3	4	5	________

통증이 전혀 없다 / 통증이 가장 심하다

2. 평균적으로 여러분의 통증은 얼마나 심합니까?

1	2	3	4	5	________

통증이 전혀 없다 / 통증이 가장 심하다

3. 가장 통증이 심할 때, 여러분의 통증은 얼마나 심합니까?

1	2	3	4	5	________

통증이 전혀 없다 / 더 이상 참을 수가 없다

4. 통증 때문에 잠자는 것이 힘드십니까?

1	2	3	4	5	________

전혀 문제가 없다 / 전혀 잠을 잘 수가 없다

5. 서 있는 경우 통증은 얼마나 심합니까?

1	2	3	4	5	________

통증이 전혀 없다 / 통증이 가장 심하다

6. 일할 때 통증이 얼마나 심합니까?

1	2	3	4	5	________

통증이 전혀 없다 / 통증이 가장 심하다

7. 통증으로 인해 운전을 하거나 차를 타는데 어느 정도 지장이 있습니까?

1	2	3	4	5	________

전혀 불편함이 없다 / 차를 타거나 운전을 전혀 못한다

8. 통증으로 인해 사회활동에 어느 정도 지장이 있습니까?

1	2	3	4	5	______

전혀 불편함이 없다 ... 항상 불편하다

9. 통증으로 인해 여가활동에 어느 정도 지장이 있습니까?

1	2	3	4	5	______

전혀 불편함이 없다 ... 항상 불편하다

10. 통증으로 인해 작업활동에 어느 정도 지장이 있습니까?

1	2	3	4	5	______

전혀 불편함이 없다 ... 항상 불편하다

11. 통증으로 인해 신변 처리동작(식사하기, 옷 입기, 목욕하기 등)이 어느 정도 지장이 있습니까?

1	2	3	4	5	______

전혀 불편함이 없다 ... 항상 불편하다

12. 통증으로 인해 개인 유대관계에 어느 정도 지장이 있습니까(가족관계, 친구관계, 성관계 등)?

1	2	3	4	5	______

전혀 불편함이 없다 ... 항상 불편하다

13. 통증으로 인해 인생관과 미래관에 어떠한 변화가 있습니까(우울, 절망)?

1	2	3	4	5	______

전혀 변화가 없다 ... 완전히 바뀌었다

14. 통증이 여러분의 감정에 얼마나 영향을 미칩니까?

1	2	3	4	5	______

전혀 영향을 미치지 않는다 ... 완전히 영향을 미친다

15. 통증이 사고력이나 집중력에 얼마나 영향을 미칩니까?

1	2	3	4	5	______

전혀 영향을 미치지 않는다 ... 완전히 영향을 미친다

16. 목이 얼마나 뻐근하십니까?

1	2	3	4	5	______

전혀 뻐근함이 없다 ... 목을 움직일 수가 없다

17. 목을 좌우로 돌리는 것이 얼마나 힘드십니까?

1	2	3	4	5	______

전혀 문제가 없다 ... 목을 움직일 수가 없다

18. 아래나 위로 쳐다보는 것이 얼마나 힘드십니까?

1	2	3	4	5	______

전혀 문제가 없다 ... 아래나 위로 쳐다볼 수 없다

19. 팔을 머리 위로 올리고 작업하는 것이 어느 정도 힘드십니까?

1	2	3	4	5	______

전혀 문제가 없다 ... 머리 위에서 일을 할 수가 없다

20. 진통제는 어느 정도로 도움이 됩니까?

1	2	3	4	5	______

통증이 완전히 진정된다 ... 전혀 도움이 안 된다

총 합계 ______________________

치료사 ______________________

⑤ Neck pain and disability scale(NPDS): 목통증과 관련된 장애를 측정하기 위해 20개 항목으로 구성된 측정 도구; 만성통증에 적합.

- 지시: 아래의 평가양식 참조
- 기록: 각 문항별 최대 5점으로 점수 합은 0~100점이고 점수가 높을수록 통증과 장애가 심함. 만약 전체 문항 중 15% 미만에서 미응답한 경우는 신뢰성과 타당성이 있는 것으로 판단
- 해석: 치료 전후 점수변화 비교. 점수가 낮을수록 통증이 적은 상태

⑥ Fear-Avoidance Belief Questionnaire(FABQ): 이 측정 도구는 통증에 대한 공포와 그로 인한 신체 활동과 작업에 대한 회피 반응을 알아보기 위한 설문으로 Waddel 등에 의해 개발되었고, 처음에는 허리통증 환자를 대상으로 적용되었지만, 근육뼈대 질환에 전반적으로 확대되어 사용되고 있음

- 지시: 아래의 평가양식 참조
- 기록: 16개 문항으로 되어 있고 각 문항별 최대 6점으로 점수 합은 0~96점이고 문항들은 신체 활동(2~5번)과 작업(6, 7, 9~12, 15) 관련 문항으로 분리될 수 있음
- 해석: 점수가 높을수록 강한 공포회피 반응을 보이는 것으로 판단하고 치료 전후 점수변화를 비교하는 데 사용

공포회피신념설문Fear-Avoidance Belief Questionnaire

아래의 항목은 환자들이 느끼는 통증에 대해 표현한 내용입니다. 구부리기, 들어올리기, 걷기, 운전 등의 신체적 활동이 본인의 요동에 얼마나 영향을 주는지 또는 영향을 줄 것 같은지를 각각의 항목에 대해 "0(전혀 그렇지 않다)"에서 "6(확실히 그렇다)" 까지 숫자에 표시해 주시기 바랍니다.

1. 나의 통증은 신체적 활동으로 인해 생겼다.

0	1	2	3	4	5	6
전혀 그렇지 않다			그저 그렇다			확실히 그렇다

2. 신체적 활동은 나의 통증을 악화시킨다.

0	1	2	3	4	5	6
전혀 그렇지 않다			그저 그렇다			확실히 그렇다

3. 신체적 활동은 내 허리를 상하게 할지도 모른다.

0	1	2	3	4	5	6
전혀 그렇지 않다			그저 그렇다			확실히 그렇다

4. 나의 통증을 악화시킬 수도 있는 신체적 활동들을 해서는 안 된다.

0	1	2	3	4	5	6
전혀 그렇지 않다			그저 그렇다			확실히 그렇다

5. 나의 통증을 악화시킬 수도 있는 신체적 활동들을 할 수 없다.

0	1	2	3	4	5	6
전혀 그렇지 않다			그저 그렇다			확실히 그렇다

아래의 항목은 당신의 일상적인 업무가 허리에 어떻게 영향을 미치거나 마칠 수 있는지에 대한 것입니다.

6. 나의 통증은 업무 혹은 업무 중의 사고로 인해 생겼다.

0	1	2	3	4	5	6
전혀 그렇지 않다			그저 그렇다			확실히 그렇다

7. 업무는 나의 통증을 악화시켰다.

0	1	2	3	4	5	6
전혀 그렇지 않다			그저 그렇다			확실히 그렇다

8. 나의 통증에 대해 보상 받을 권리가 있다.

0	1	2	3	4	5	6

전혀 그렇지 않다 / 그저 그렇다 / 확실히 그렇다

9. 나의 업무는 나에게 너무 과중하다.

0	1	2	3	4	5	6

전혀 그렇지 않다 / 그저 그렇다 / 확실히 그렇다

10. 나의 업무는 통증을 악화시키거나 악화시킬 수도 있다고 생각한다.

0	1	2	3	4	5	6

전혀 그렇지 않다 / 그저 그렇다 / 확실히 그렇다

11. 나의 업무는 허리를 상하게 할지도 모른다.

0	1	2	3	4	5	6

전혀 그렇지 않다 / 그저 그렇다 / 확실히 그렇다

12. 지금처럼 아픈 상황에서는 정상적인 업무를 해서는 안 된다.

0	1	2	3	4	5	6

전혀 그렇지 않다 / 그저 그렇다 / 확실히 그렇다

13. 지금처럼 아픈 상황에서는 정상적인 업무를 할 수 없다.

0	1	2	3	4	5	6

전혀 그렇지 않다 / 그저 그렇다 / 확실히 그렇다

14. 나는 통증이 치유되기 전에는 정상적인 업무를 할 수 없다.

0	1	2	3	4	5	6

전혀 그렇지 않다 / 그저 그렇다 / 확실히 그렇다

15. 나는 3개월 내로 정상적인 업무에 복귀할 것이라 생각하지 않는다.

0	1	2	3	4	5	6

전혀 그렇지 않다 / 그저 그렇다 / 확실히 그렇다

16. 나는 결코 예전의 업무로 복귀할 수 있을 것이라 생각하지 않는다.

0	1	2	3	4	5	6

전혀 그렇지 않다 / 그저 그렇다 / 확실히 그렇다

⑦ 압통을 이용한 방법: 압통은 손상이 있는 부위 및 조직을 확인하기 위해 일정한 압력으로 조직을 누르는 방법으로 통증을 호소할 때까지의 압력의 크기를 장비를 통해 측정하는 방법과 압통 시 환자의 행동변화를 보고 점수화하는 방법이 있음

㉮ 통각측정기를 이용한 방법: 근육조직에 가해지는 압력에 대한 통증 내성과 압력 역치를 정량화하기 위해 사용되는 통각측정기로서 특히, 근막통증증후군이 있는 환자의 통증 정도를 평가하기 위해 사용

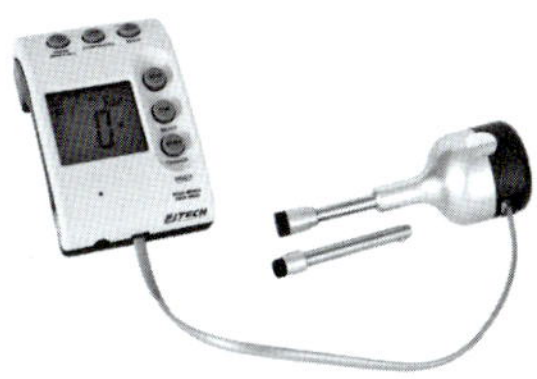

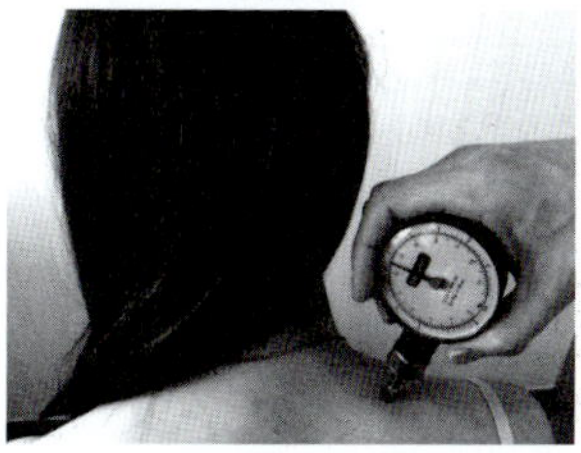

- 지시 및 기록: 검사하기 전 대상자에게 근육에 가해지는 압력이 통증이나 불쾌감을 유발하기 시작할 때 '그만'이라고 말하게 설명한 후, 점진적으로 압력을 높게 가해 대상자가 '그만'이라고 할 때의 압력을 기록
- 해석: 측정된 압력 수치가 높을수록 통증 민감성이 떨어지는 것(통증이 감소)으로 판단하고, 치료 전후 압력 수치의 변화를 비교

㉯ 환자 반응을 이용한 압통 측정: 압통측정기 없이 환자의 반응을 이용하여 측정하는 방법으로, 신체 조직에 압력(손톱을 눌렀을 때 희게 변하게 되는 정도의 압력)을 가했을 때 환자의 반응에 따라 통증 정도(강도)를 측정

- 지시 및 기록: 특정 신체 부위에 압력을 가한 후 환자의 반응에 해당하는 등급을 부여
- 해석: 압력에 대한 신체 반응이 과도할수록 통증 민감성이 높은 것으로 판단하고, 치료 전후 등급의 변화를 비교

정도	상태
+1/4 T, 또는 압통 1/4 등급	신체적 반응이 없는 정도의 압통
+2/4 T, 또는 압통 2/4 등급	찡그림, 주춤, 움츠리는 반응을 보이는 정도의 압통
+3/4 T, 또는 압통 3/4 등급	자극으로부터 도망가는 반응(점프 징후)을 보이는 정도의 압통
+4/4 T, 또는 압통 4/4 등급	가벼운 자극에도 도망가는 반응이나 검사를 거부하는 정도의 압통

⑧ 통증 차트: 통증의 위치와 정도를 신체 도식 그림에 그리는 방법

- 지시: 아래의 그림에 통증이 있는 부위에 표시를 하고 가장 통증이 심한 부위에 숫자 1, 다음으로 통증이 심한 부위에 2, 그다음 부위에 3으로 표기하고 통증에 대한 표현에 따라 적절한 표시하기

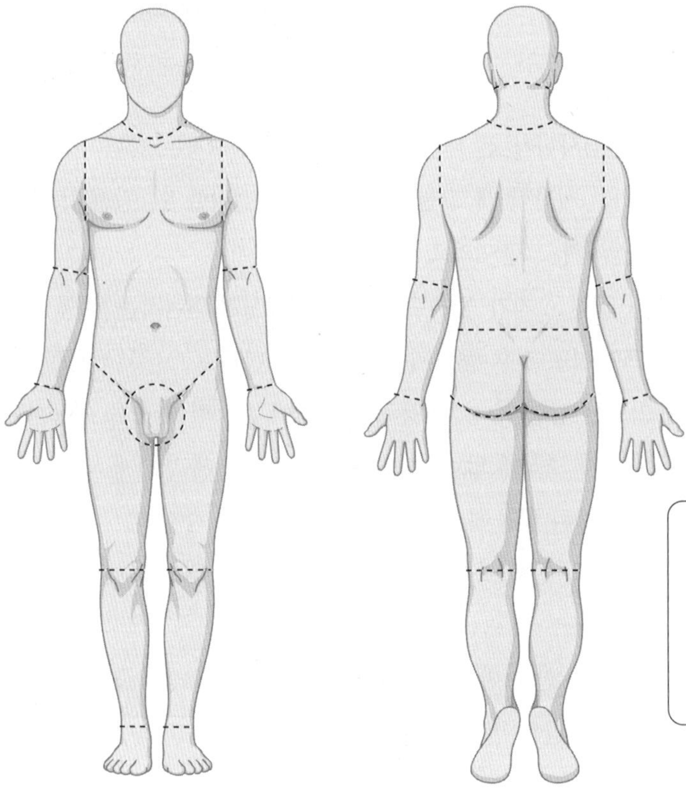

예시
표기: 쑤시는 통증
● 표기: 따끔한 통증
✓ 표기: 타는 듯한 통증
1: 가장 심한 부위
2: 2번째 심한 부위

참고문헌

1. 전창훈 등. 한국어판 Oswestry Disability Index(장애지수)의 문화적 개작. 대한척추외과학회지. 2005;12:146-152.
2. 주명규 등. 한국판 공포-회피 반응 설문지의 신뢰도와 타당도. 한국전문물리치료학회지. 2009;16(2):24-30.
3. McCaffery, M., Beebe, A., et al. . Pain: Clinical manual for nursing practice, Mosby St. Louis, MO. 1989.
4. Roland M, Fairbank J. The Roland-Morris Disability Questionnaire and the Oswestry Disability Questionnaire. Spine 2000;25:3115-3124
5. Wim Jorritsma, Grietje E. de Vries, Pieter U. Dijkstra et al. Neck Pain and Disability Scale and Neck Disability Index: reproducibility of Dutch language versions. Spine. 2010.
6. Magee DJ, Orthopedic Physical Assessment, WB Saunders, Philadelphia, 6th edition, 2014.
7. Aun C, Lam YM, Collect B. Evaluation of the use of visual analogue scale in Chinese patients.Pain 1986; 25:215-21
8. Joyce CR, Zutshi DW, Hrubes V, Mason RM. Comparison of fixed interval and visual analogue scales for rating chronic pain. European journal of clinical pharmacology. 1975 Nov;8(6):415-20.
9. Waddell et al. (1993) Pain 52: 157–168.

3장 실습. 통증 평가 기록

1. 통증 부위 및 표현 기록하기

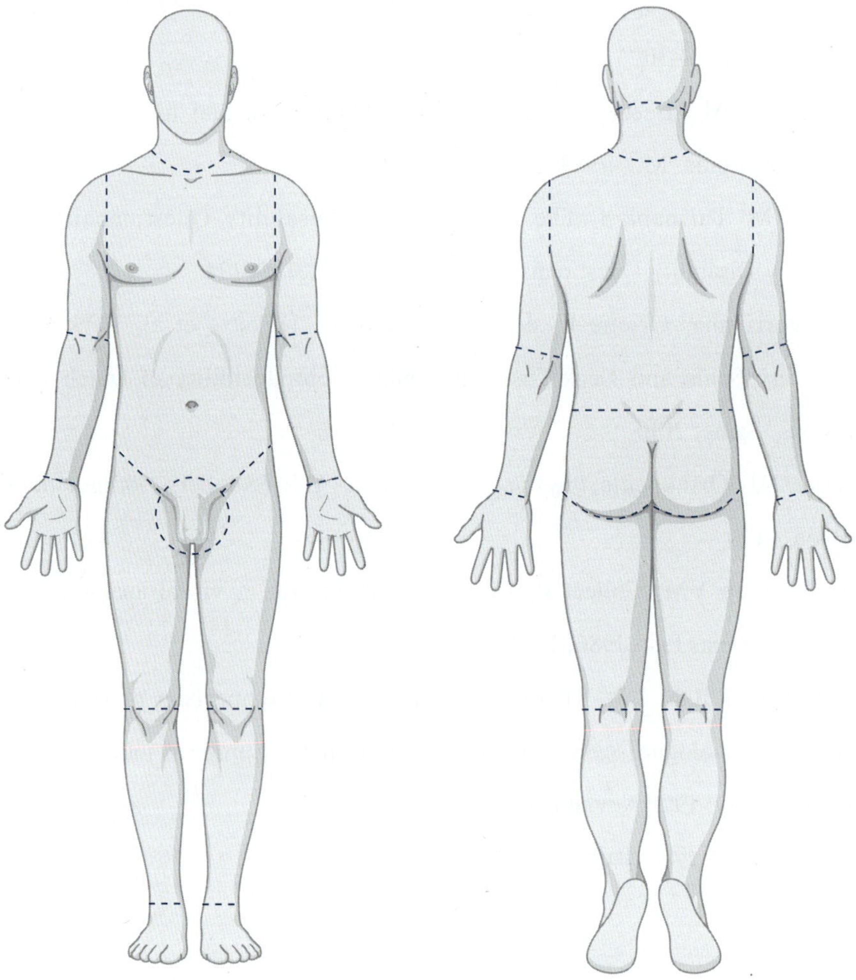

예시

표기: 쑤시는 통증　　1: 가장 심한 부위
● 표기: 따끔한 통증　　2: 2번째 심한 부위
✓ 표기: 타는 듯한 통증

2. 통증 정보 기록하기

질문	대답
현재 통증이 발생한 시기는?	
통증 유형과 위치는?	
신체 및 사회적 활동에 미치는 영향은?	
경감 또는 악화시키는 행위 및 움직임은?	
수면에 미치는 영향은?	
기존 치료방법은?	
통증에 대한 이해 정도는?	
기대하고 있는 것은?	

3. 통증 강도 기록하기

가) VAS 점수: 안정 시(/10) 가장 아픈 활동 시(/10)

나) 환자 반응을 이용한 압통 측정 (/4 등급)

다) 압통기를 이용한 측정값 ( )

4. 자가보고식 통증 평가 결과:

SF-MPQ(점) / K-ODI(점)

NPDS (점) / FABQ (점)

04

부종 평가

개요

1. 부종은 세포외 기질에 수분이 축적되는 상태로, 병태생리학적으로는 모세혈관 내의 체액이 혈관 밖으로 빠져 나와 세포사이질에 고여 있는 상태로서 조직에 수분이 과도하게 축적되는 것
2. 조직손상 후 염증반응의 산물로 나타나는 대표적인 인체 반응
3. 관절내 부종을 effusion, 관절 밖의 부종을 edema라 부름
4. 부종은 모세혈관압의 증가, 혈장 단백질의 감소, 모세혈관 투과도의 증가, 림프관의 폐쇄 등에 의해 발생

관련 지식

1. 부종 종류 및 용어

① 용어

국소부종	세포염증, 심부정맥혈전, 림프이상, 외상 등에 의해 신체 일부의 주로 발/다리, 손에서 발생
전신부종	심장질환, 신장질환, 간질환 등 전신 질환이 있는 경우 발생; 일반적으로 3~4 kg 이상의 액체가 조직 사이에 축적된 상태
우묵(pitting edema)부종	부풀어 오른 부위를 손가락으로 누르고 뗐을 때 우묵하게 들어간 상태가 유지되는 부종으로 전신 질환(순환장애로 체액이 몸에 축적된 심장질환, 체액과 전해질이 배출되지 못해 생기는 콩팥질병, 간질환 및 정맥순환 문제 등)이 있는 경우에 주로 발생
비-우묵(non-pitting)부종	부풀어 오른 부위를 손가락으로 누르고 뗐을 때 우묵하게 들어간 상태가 유지되는 않는 부종(림프계가 막혀서 생기는 림프부종, 갑상성 기능저하로 인한 대사 문제, 감염 등으로 인한 염증질환 등)
림프부종	림프계의 이상으로 인해 발생하는 부종으로 주로 팔과 다리에 부종이 발생
기타 용어	부종의 위치에 따라 말초(팔, 다리)부종, 폐부종, 뇌부종으로 명명

2. 부종기전

① 원인: 정수압이 너무 높거나 교질삼투압이 너무 낮은 경우 또는 염증 등에 의해 모세혈관 투과성 증가

- 콩팥질환에 의해 Na^+와 물이 정체될 때
- 림프계가 막힐 때 발생

② 조절기전: 모세혈관과 사이질조직(조직액) 사이의 수분 이동의 조절은 이들 사이에 존재하는 정수압과 교질삼투압의 차이에 의하여 발생하는데, 이 두 힘의 관계를 수식으로 표현한 것이 스탈링의 법칙(Starling's law)임.

- 정수압(hydrostatic pressure)이란 한마디로 물의 압력으로 모세혈관 내에 있는 혈액의 압력임. 정수압은 높은 곳에서 낮은 곳으로 이동하기 때문에 혈관보다 압력이 낮은 사이질조직(interstitial tissue)으로 이동하려는 성질
- 삼투압이란 물이 반투막을 통해 용액의 농도가 낮은 곳에서 높은 곳으로 이동하는 현상으로, 혈관 내에는 혈장 단백질이 많기 때문에 반투막 역할을 하는 혈관 내피세포를 통해 수분이 혈관 내로 들어오게 하는 힘이 발생하는데 이를 교질삼투압(colloid osmotic pressure, oncotic pressure)이라 함

3. 임상적 의미

① 경도부종은 주로 너무 긴 시간 서거나 앉은 자세 유지, 짠 음식 과다 섭취, 임신, 월경 등과 관련

- 심한 부종은 심장기능이상, 림프계 문제, 콩팥손상, 장기간 단백질 섭취 부족, 정맥손상 등과 관련이 있음

② 50세 이상 환자에서 말초 국소부종의 가장 흔한 원인은 노화와 관련된 정맥기능저하가 원인임

③ 국소부종을 제외한 부종은 세포사이질을 구성하는 조직이 수 리터의 체액을 쉽게 수용할 수 있기 때문에 세포사이질 부피가 2.5~3리터 증가할 때까지 임상적으로 선명하게 나타나지 않음(우묵부종이 분명해지기 전에 환자의 체중이 거의 10% 증가)

측정 및 검사 실습

1. 측정 도구

① 줄자를 이용한 사지 둘레 측정

② 용적계를 이용한 부피 측정

③ 우묵부종 등급

2. 측정 방법

① 줄자를 이용한 방법: 줄자를 이용하여 부종이 있는 사지의 둘레를 측정(신체 특정 위치 중 가장 부어 있는 곳의 위치를 해부학적 표시점에서 떨어진 거리를 기록한 후, 둘레를 측정함; 정확성을 높이기 위해 아래 그림처럼 해부학적 표시점을 기준으로 8자 모양으로 측정하는 것이 필요)

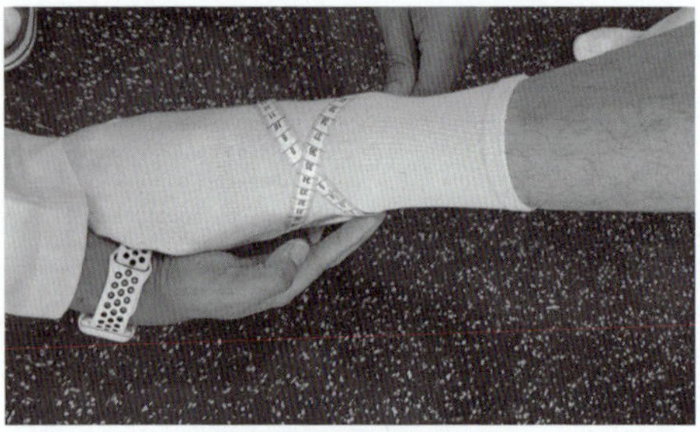
발목에 대한 8자형 측정

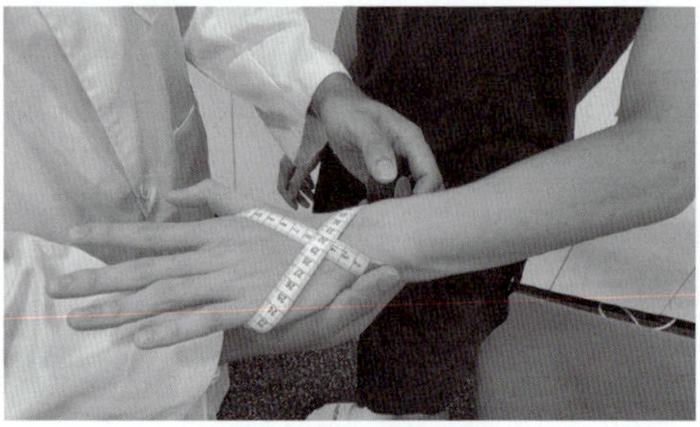
손에 대한 8자형 측정

- 기록: 측정둘레의 길이를 cm 단위로 기록
- 해석: 좌우 비교(1.5 cm 이상 차이가 있으면 부종이 있음) 및 치료 전후 변화 비교

② 용적계 이용: 사지의 부종을 측정하기 위해 사용하는 것으로 일정량의 물이 들어간 용적계에 부종이 있는 부위를 침수시킬 때 흘러넘치는 물의 양을 기록하여 부종의 정도를 수치화함

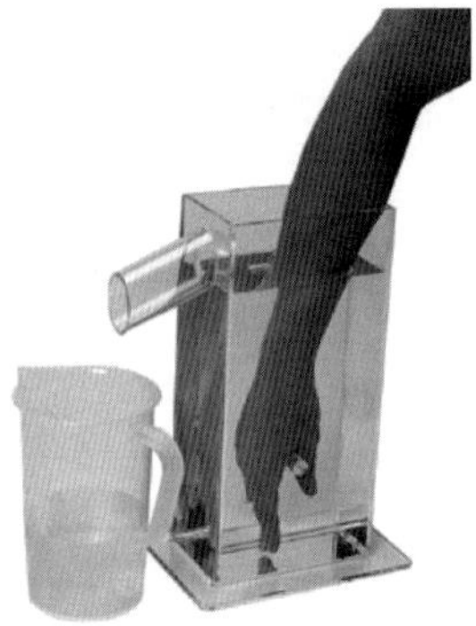

- 지시: 용적계에 팔 또는 다리를 침수시킴; 침수 깊이를 일정하게 유지하도록 지시(예: 그림에서처럼 엄지 갈퀴에 막대가 닿도록 침수시킴)
- 기록: 넘치는 물의 양을 cc(㎖) 단위로 기록
- 해석: 좌우 비교 및 치료 전후 비교

③ 우묵부종 등급:

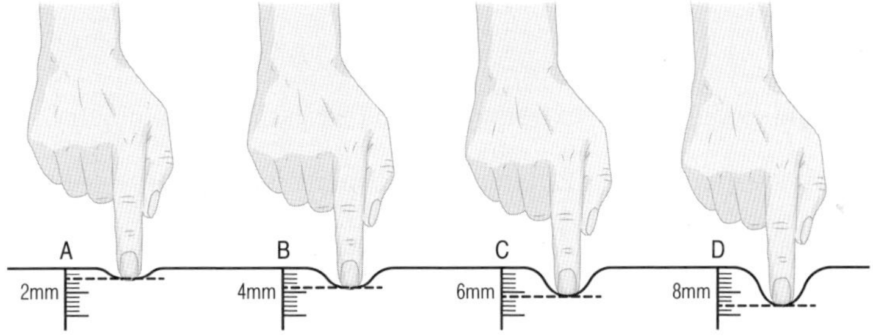

- 지시: 부종이 있는 부위를 2초간 집게손가락으로 누른 후 압력을 제거하고 우묵(함몰)이 있는지 관찰
  - 주로 측정하는 부위는 발등, 안쪽복사뼈 뒤쪽, 안쪽복사뼈 위쪽 수준의 장딴지 부위
- 기록: 우묵 등급에 맞추어 결과를 기록
- 해석: 치료 전후 점수변화 비교

우묵 등급 기준

등급	O'Sullivan and T.J. Schmitz(물리치료)	M. Hogan(의학)
1+	압력제거 시 거의 우묵을 관찰할 수 없음	2mm 우묵; 거의 관찰되지 않고 즉시 복원
2+	약간 우묵; 15초 내 복원	4mm 우묵; 수초 내 복원
3+	깊은 우묵; 30초 내 복원	6mm 우묵; 10~12초 내 복원
4+	복원되는데 30초 초과	8mm 우묵; 복원되는데 20초 초과

참고문헌

1. 김성종. 림프부종. 정담미디어. 2002.
2. Trayes KP, Studdiford JS, Pickle S, Tully AS. Edema: diagnosis and management. American family physician. 2013 Jul 15;88(2):102-10.
3. Simon EB. Leg edema assessment and management. Medsurg Nursing. 2014 Jan 1;23(1):44-53.
4. Wendy Huddleston. Lower extremity edema assessment (volumetry).
5. https://physio-pedia.com/Edema_Assessment?utm_source=physiopedia&utm_medium=search&utm_campaign=ongoing_internal

4장 실습. 부종 측정 및 평가 기록

1. 부종 유형(✓하기)

(　　　　　) 국소부종, (　　　　　) 전신부종, (　　　　　) 림프부종

2. 부종 측정(줄자 및 용적계)

	측정부위	측정 결과
줄자(cm)		
용적계(cc)		

3. 우묵부종 등급:

측정부위 (　　　　　　　　　　　　)

등급 (　　　　　　　　　　　　)

05

관절가동범위 측정

개요

1. 인체 움직임이 원활하려면 각 관절의 가동성이 적절하게 확보되어야 함(특정 관절움직임이 제한되면 이를 보상하기 위해 다른 관절의 움직임이 증가해야 하는 부담이 발생)
2. 인체 관절의 움직임 정도를 측정하기 위한 것으로, 환자의 기능 상태에 대한 정보 수집, 치료계획 수립, 치료효과 검증, 그리고 치료계획 변경 등에 활용하기 위한 물리치료사의 필수적인 직무임
3. 관절가동범위 측정을 통해 통증 존재 유무, 끝느낌(end-feel) 확인, 가동범위 각도 확인
4. 관절은 가동범위가 정해져 있음(관절면의 형태학적 요인, 관절주변 인대와 관절주머니, 움직임 반대쪽에 있는 근육 등에 의해 제한이 있음)

관련 지식

1. 측정 종류 및 용어

① 종류

능동가동범위 (active range of motion, AROM)	• 환자 스스로 수의적인 근육수축을 통해 이루어지는 관절 운동범위 • 움직임 시 통증: 주로 수축성 조직(근육, 힘줄, 뼈막)의 문제로 인해 발생하지만 비수축성 조직(인대, 관절주머니, 점액주머니)에 의해 발생할 수 있음 • AROM에서 통증이 없고 가동범위가 정상 각도를 보이면 PROM 검사를 실시할 필요 없음
수동가동범위 (passive range of motion, PROM)	• 평가자(또는 외부의 힘)에 의해 이루어지는 관절 운동범위 • 움직임 시 통증: 비수축성 조직의 문제로 인해 발생 • AROM보다 PROM 시 가동범위가 일반적으로 큼

② 관련 용어

저운동성(hypomobility)	• 해당 나이와 성별에 비해 관절가동범위가 감소된 상태; 가동범위 제한(limits of motion, LOM)
과운동성(hypermobility)	• 해당 나이와 성별에 비해 관절가동범위가 증가된 상태
관절주머니 패턴 (capsular pattern)	• 전체 관절주머니(joint capsule)의 병변으로 인해 가동범위 제한이 있는 것으로 모든 움직임 방향에서 특정 비율로 제한을 보임(예: 오십견)
비관절주머니 패턴 (non–capsular pattern)	• 일부 관절주머니, 관절 내부 병변, 또는 이외의 조직(예: 인대, 힘줄)의 병변으로 가동범위의 제한이 있는 것으로 대개 한 방향에서 제한이 있음
수동불충분 (passive insufficiency)	• 특정 움직임의 대항근에 속하는 두 관절 또는 다관절 근육이 있는 경우, 한 관절이 움직여 근육이 늘어난 위치에 있으면 다른 관절의 움직임이 제한을 받음 • 이러한 제한은 정상적인 상태이지만, 관절가동범위 측정 시 관절 움직임을 제한할 수 있으므로 수동불충분이 발생하지 않는 자세에서 관절가동범위를 측정해야 함(예, 엉덩관절 굽힘 측정 시 무릎이 펴진 상태에서 실시하면 넙다리뒤근의 수동불충분에 위해 엉덩관절 굽힘의 가동범위가 줄어듦)

③ 끝느낌(end-feel): PROM 시 관절움직임 끝부분에서 검사자가 움직임 방향으로 약간의 힘을 가할 때 검사자의 손에 전달되는 느낌으로 종류는 정상 및 비정상 끝느낌(비정상적 끝느낌은 정상 관절에서 나타나지 않아야 하는 느낌이 나타나는 경우를 말함)이 있음

정상적인 끝느낌		
끝느낌	**끝느낌 유발 인체 구조물**	**예시**
부드러움 느낌	물렁 조직 압박	무릎관절 굽힘(관절가동범위 끝부분에서 부가적인 압력을 가할 때 종아리 근육과 허벅지 근육이 맞닿아 유발되는 느낌)
팽팽한 느낌	근육, 인대, 관절주머니의 신장	발목관절 발등쪽 굽힘(관절가동범위 끝부분에서 부가적인 압력을 가할 때 힘줄이 팽팽해져서 유발되는 느낌); 어깨관절 안쪽돌림(관절가동범위 끝부분에서 부가적인 압력을 가할 때 관절주머니가 팽팽해져서 유발되는 느낌)
딱딱한 느낌	뼈 접촉	무릎 폄(관절가동범위 끝부분에서 부가적인 압력을 가할 때 뼈와 뼈가 맞닿아 유발되는 느낌)

측정 및 검사 실습

1. 측정 도구

① 일반각도기(universal goniometer): 팔다리 등 주로 사지에 적용	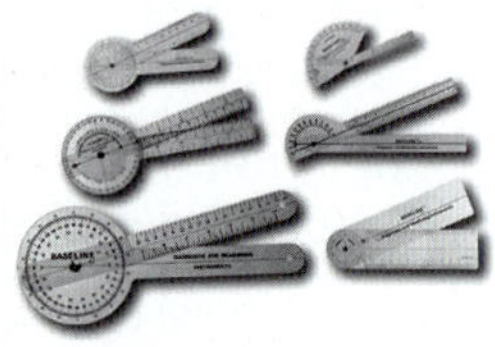
② 손가락 각도기(finger goniometer): 주로 손/발가락에 적용	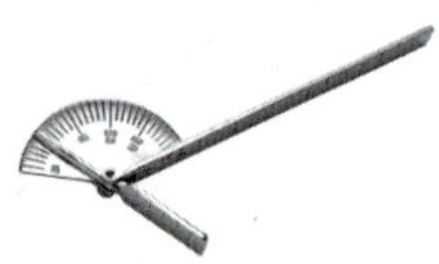
③ 경사계(inclinometer): 몸통 및 머리에 주로 적용	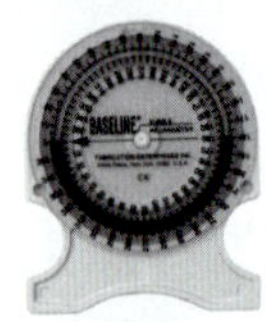
④ 전자각도기(electrogoniometer): 측정한 값을 디지털로 제공하는 도구	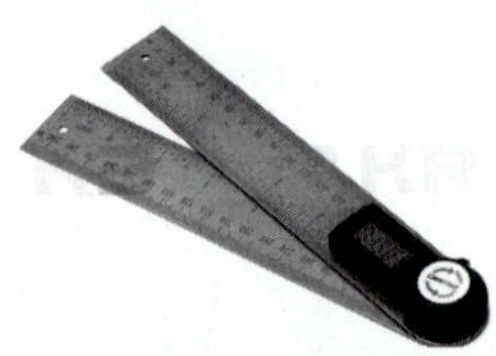 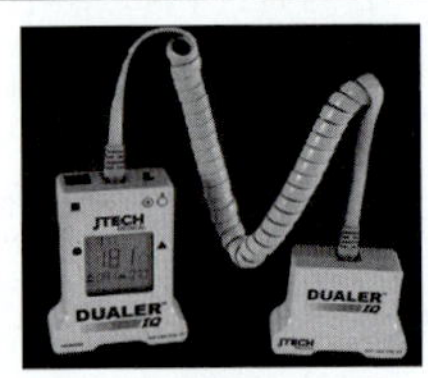
⑤ 줄자(tape): 몸통 및 머리에 주로 적용	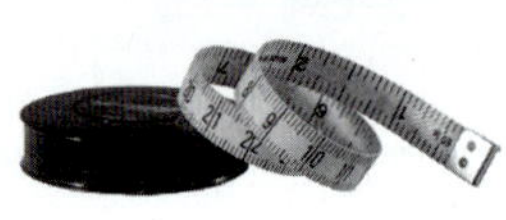

* 스마트폰의 앱을 이용한 경사계 이용가능

2. 측정 방법

① 관절가동범위 측정의 일반적 순서

- 맨 처음 능동관절가동범위를 실시하고 가동범위와 통증유무를 확인

- 이후 수동관절가동범위를 측정하고 통증 유무 및 끝느낌을 확인하고 각을 기록

② 구체적인 각도계 적용방법

- 대상자에게 측정목적과 필요 시 원하는 동작에 대해 설명하고 시범을 보임(특히 대상작용이 일어나지 않도록 교육)
- 측정되는 관절의 몸쪽부분 분절을 고정
- 측정하기를 원하는 관절을 노출시키고 해부학적 위치(일반적인 시작 자세이지만, 어깨, 엉덩 및 아래팔의 돌림움직임은 예외)로 배열
- 측정자는 관절이 비운동성(inactivity)으로 인한 제한을 줄이기 위해 수동적으로 2~3회 관절을 움직여 주고 마지막 움직임 동안 가동범위 끝부분에서 압력을 가하여 끝느낌을 확인
- 측정되는 관절의 가쪽면 중 특정 표시점(landmark)에 각도기의 축을 배치(일반적으로 해부학적 축과 일치시킴)
- 고정자는 측정 관절에서 몸쪽 분절의 특정 표시점을 향하게 하고 움직임자는 먼쪽 분절의 특정 표시점을 향하게 배치(단, 각도기가 대상자의 피부에 밀착되지 않게 각도기를 집게손가락과 엄지손가락으로 잡고 배치)
- 각도를 눈높이에서 읽고 시작 위치의 각도를 확인함
- 이후 각도기를 제거하고(주의: 각도기를 배치하고 관절과 함께 움직이면 관절의 축과 각도기 축의 움직임이 일치하지 않아 각도 측정의 오류가 발생) 가동범위 끝까지 움직인 다음, 다시 각도기를 재배치한 후 각도를 확인함

③ 기록방법

- 일반적으로 0~180° 범위에서 기록 또는 최종 범위만 기록. 예: 어깨굽힘 120°)
- 만약 시작 자세가 0°가 아닌 경우(예: 20° 구축이 있는 경우)는 20~120°로 기록
- 일반적인 특정 방법이 아닌 경우 각도와 함께 명확히 기록해야 함(앉은 자세, 누운 자세 같은 측정자세; 수동가동범위 또는 능동가동범위)
- 측정하지 않은 경우는 NT(not tested) 또는 WNL(within normal limits) 같은 방법으로 표기

3. 관절별 가동범위 측정 실습

어깨

시작위치 / **끝위치** / **각도기 배치** / **주의사항**

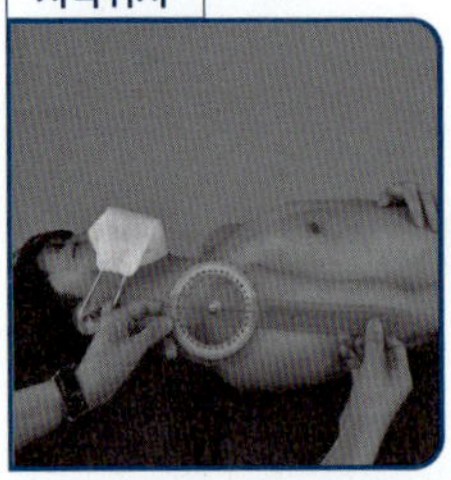
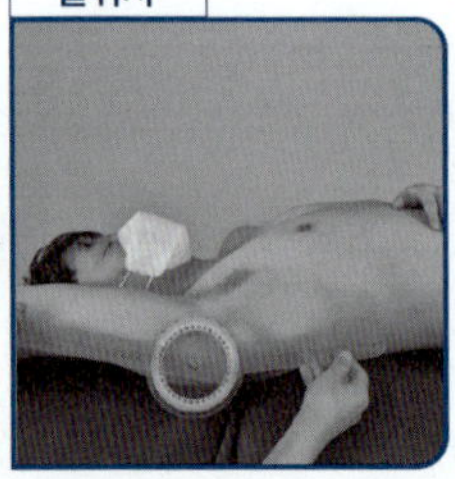

어깨 올림(0~180°) 자세: supine

각도기 배치
- 축: 봉우리돌기 아래 2.5㎝
- 고정 자: 몸통중앙과 평행
- 움직임 자: 위팔뼈 가쪽융기를 향하게

주의사항
- 몸통 기움 및 폄 방지(어깨뼈 과도한 가쪽돌림을 방지하기 위해 어깨뼈가 겨드랑이선을 넘지 않도록 제어해야 함)
- 끝느낌: 팽팽함

- 머리 위로 팔을 드는 동작으로 어깨관절과 어깨뼈 움직임으로 발생

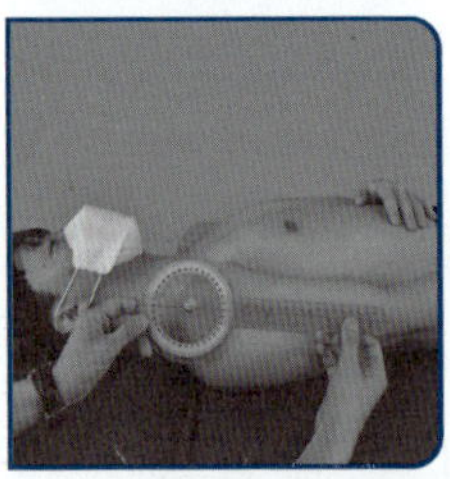
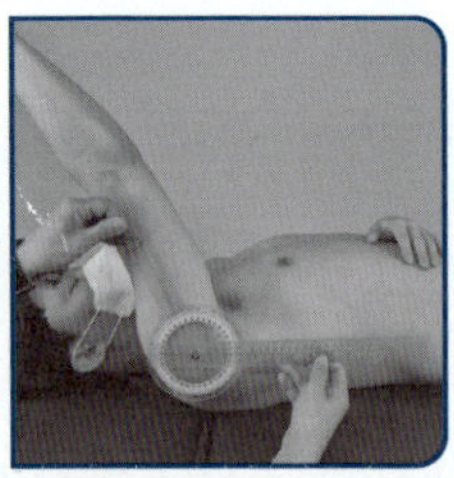

어깨관절 굽힘(0~120°) 자세: supine

각도기 배치
- 축: 봉우리돌기 아래 2.5㎝
- 고정 자: 몸통중앙과 평행
- 움직임 자: 위팔뼈 가쪽융기를 향하게

주의사항
- 몸통 기움 및 폄 방지(어깨뼈 과도한 가쪽돌림을 방지하기 위해 어깨뼈가 겨드랑이선을 넘지 않도록 제어해야 함)
- 끝느낌: 팽팽함

- 어깨뼈 움직임 없이 가능한 범위

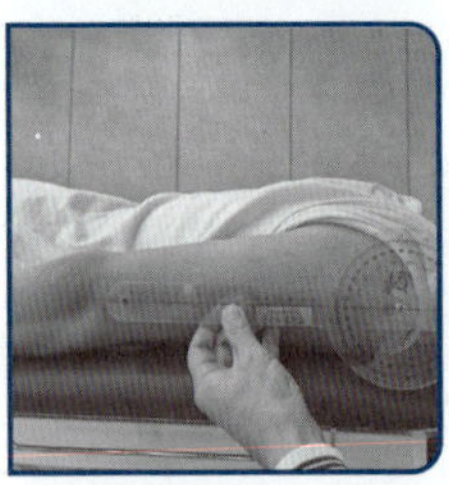
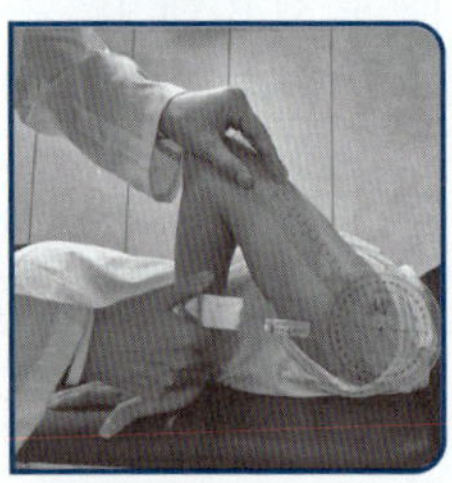

어깨관절 폄(0~70°) 자세: prone

각도기 배치
- 축: 봉우리돌기 아래 2.5㎝
- 고정 자: 몸통중앙과 평행
- 움직임 자: 위팔뼈 가쪽융기를 향하게

주의사항
- 어깨 들림 방지 및 수동불충분 방지 위해 팔꿉관절 굽히기
- 끝느낌: 팽팽함

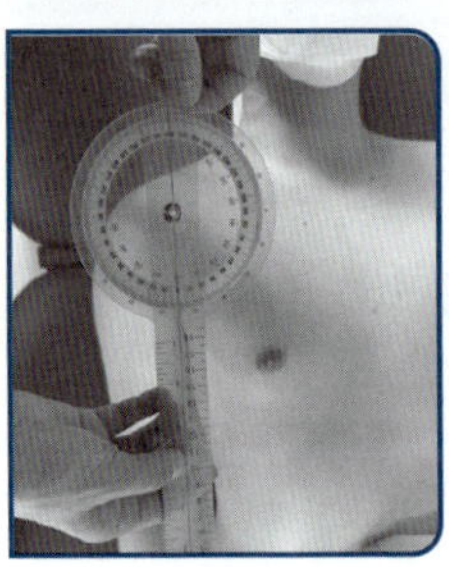
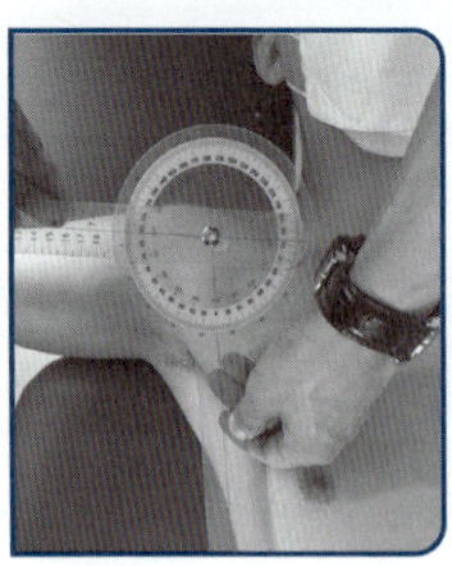

어깨관절 벌림(0~120°) 자세: supine

각도기 배치
- 축: 부리돌기
- 고정 자: 몸통과 평행
- 움직임 자: 위팔뼈 가쪽융기를 향하게

주의사항
- 몸통 기움 방지
- 끝느낌: 팽팽함

- 어깨뼈 움직임 없이 가능한 범위

시작위치	끝위치	각도기 배치	주의사항
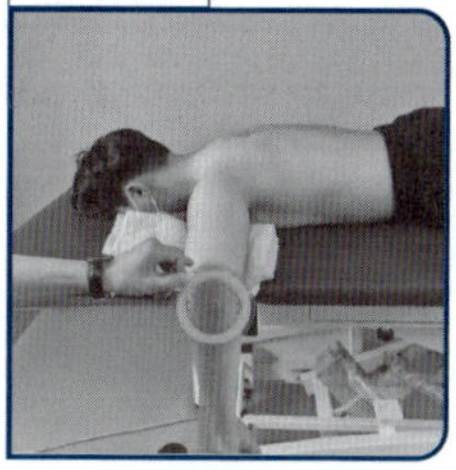	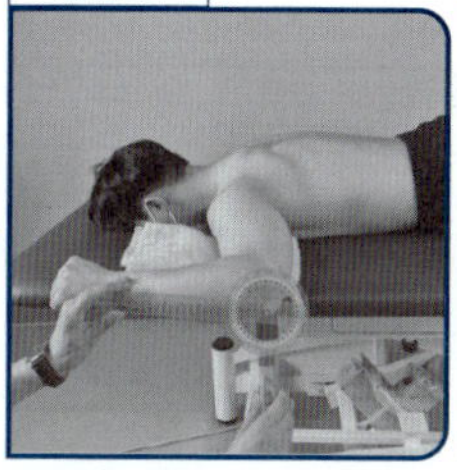	• 축: 팔꿈치뼈머리 • 고정 자: 수직으로 내림 • 움직임 자: 자뼈 붓돌기 향하게	• 시작 자세는 어깨관절 벌림 90° 및 팔꿉관절 굽힘 90° 위치 • 위팔뼈 내림 방지 • 끝느낌: 팽팽함

어깨관절 가쪽돌림(0~90°) 자세: prone

시작위치	끝위치	각도기 배치	주의사항
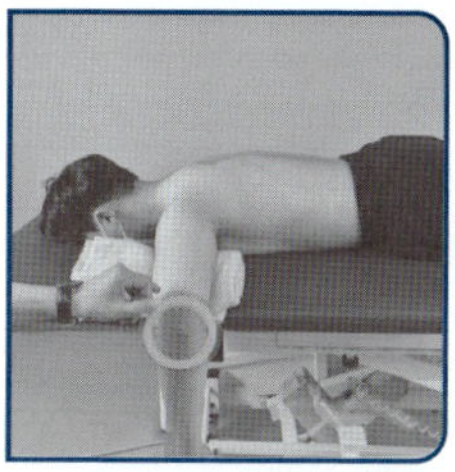	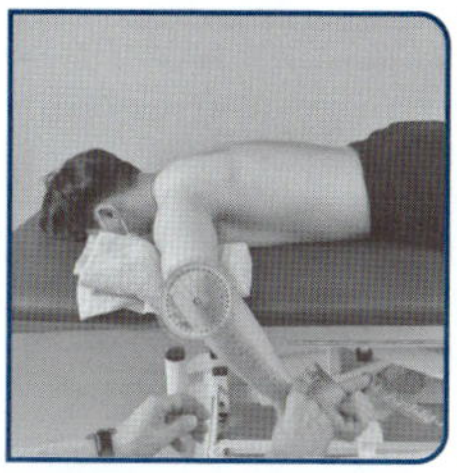	• 축: 팔꿈치뼈머리 • 고정 자: 수직으로 내림 • 움직임 자: 자뼈 붓돌기 향하게	• 시작 자세는 어깨관절 벌림 90° 및 팔꿉관절 굽힘 90° 위치 • 위팔뼈 내림 및 어깨뼈 앞당김 방지 • 끝느낌: 팽팽함

어깨관절 안쪽돌림(0~80°) 자세: prone

시작위치	끝위치	각도기 배치	주의사항
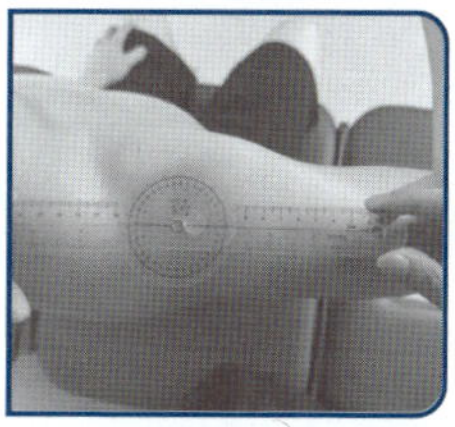	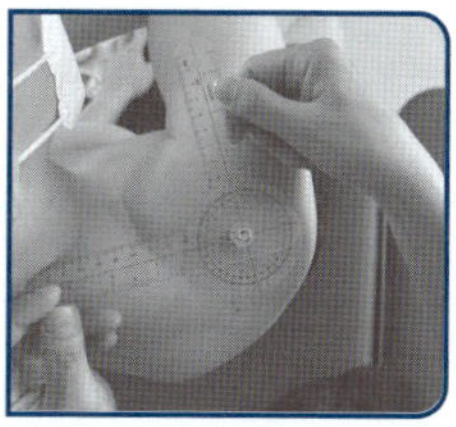	• 축: 봉우리돌기 위 • 고정 자: 가로면과 평행 • 움직임 자: 위팔뼈 가쪽융기를 향하게	• 시작 자세는 어깨관절 벌림 90° 및 팔꿉관절 굽힘 90° 위치 • 몸통돌림 방지 • 끝느낌: 팽팽함

어깨관절 수평모음(0~120°) 자세: sitting

시작위치	끝위치	각도기 배치	주의사항
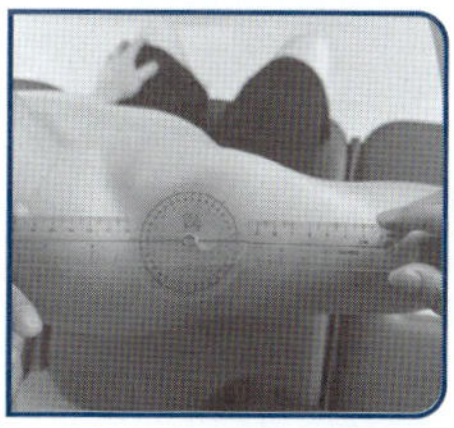	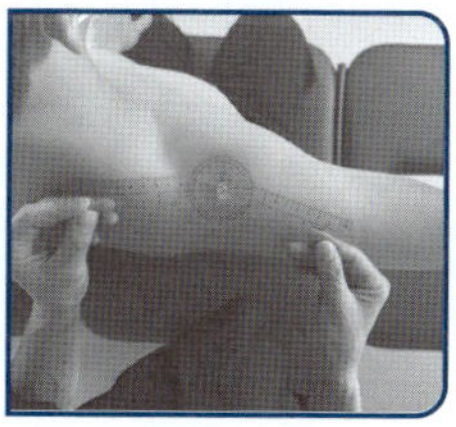	• 축: 봉우리돌기 위 • 고정 자: 가로면과 평행 • 움직임 자: 위팔뼈 가쪽융기를 향하게	• 시작 자세는 어깨관절 벌림 90° 및 팔꿉관절 굽힘 90° 위치 • 몸통돌림 방지 • 끝느낌: 팽팽함

어깨관절 수평벌림(0~20°) 자세: sitting

팔

시작위치	끝위치	각도기 배치	주의사항
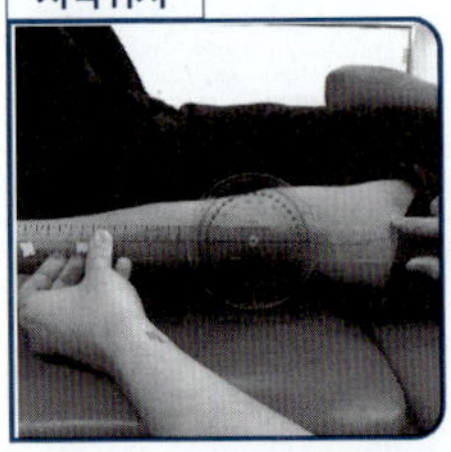	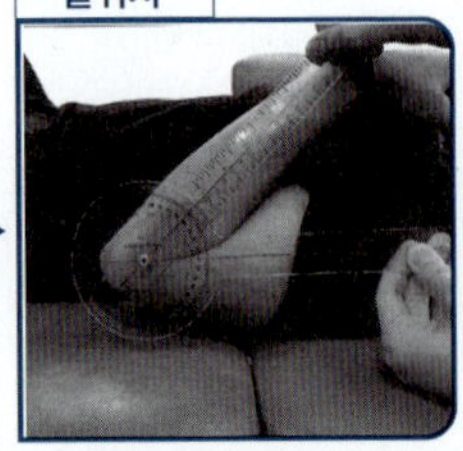	• 축: 위팔뼈가쪽융기 • 고정 자: 봉우리돌기 향하게 • 움직임 자: 노뼈 붓돌기 향하게	• 끝느낌: 부드러움

팔꿉관절 굽힘(0~150°) 자세: supine

시작위치	끝위치	각도기 배치	주의사항
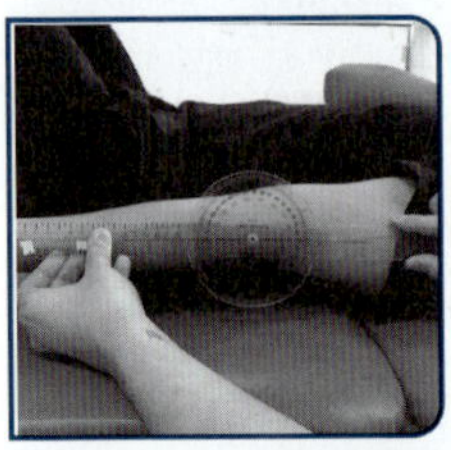	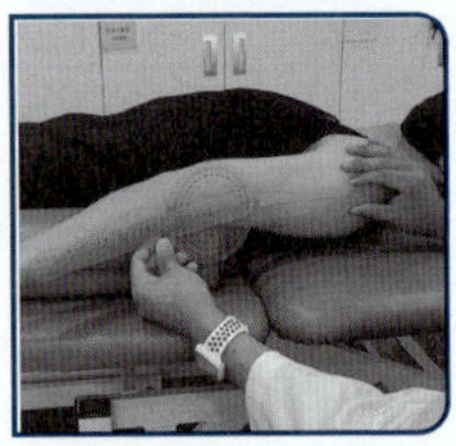	• 축: 위팔뼈 가쪽융기 • 고정 자: 봉우리돌기 향하게 • 움직임 자: 노뼈 붓돌기 향하게	• 0°를 넘는 경우 젖힘(hyperextension) 각도를 기록 • 끝느낌: 단단함

팔꿉관절 폄(0°) 자세: supine

시작위치	끝위치	각도기 배치	주의사항
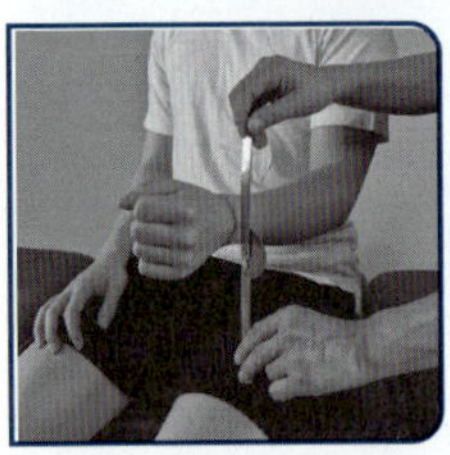	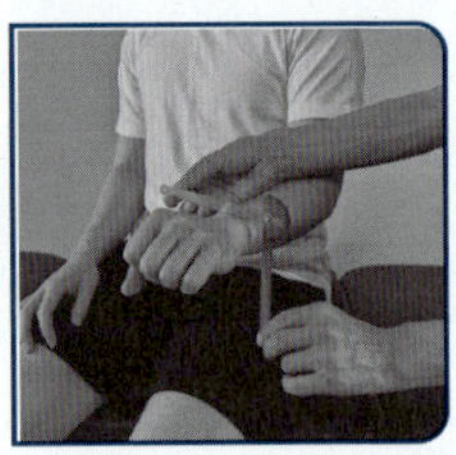	• 축: 자뼈 붓돌기 가쪽면 • 고정 자: 수직으로 내림 • 움직임 자: 손등(양 붓돌기 사이)	• 시작 자세는 아래팔 중립 위치 • 팔꿈치 바깥쪽으로 벌어짐 방지 • 끝느낌: 팽팽함

아래팔 엎침(0~90°) 자세: sitting

시작위치	끝위치	각도기 배치	주의사항
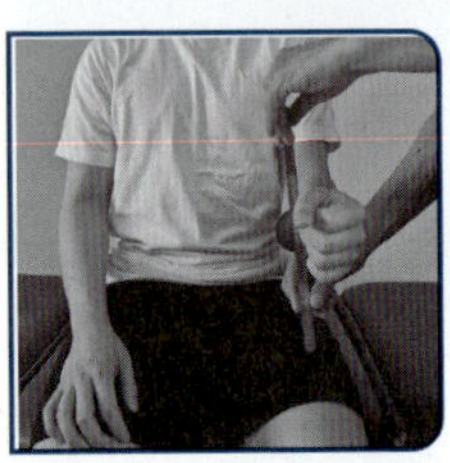	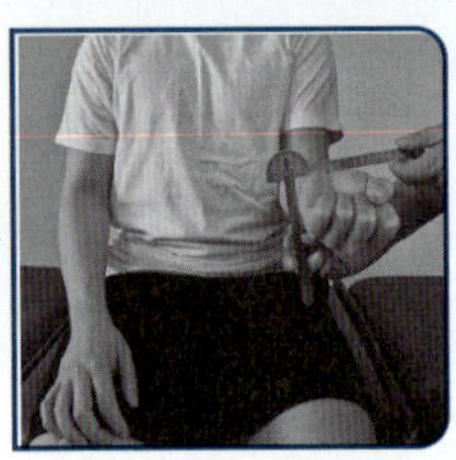	• 축: 자뼈붓돌기 안쪽면 • 고정 자: 수직으로 내림 • 움직임 자: 손바닥쪽(양 붓돌기 사이)	• 시작 자세는 아래팔 중립 위치 • 팔꿈치 안쪽으로 모아짐 방지 • 끝느낌: 팽팽함

아래팔 뒤침(0~90°) 자세: sitting

시작위치	끝위치	각도기 배치	주의사항
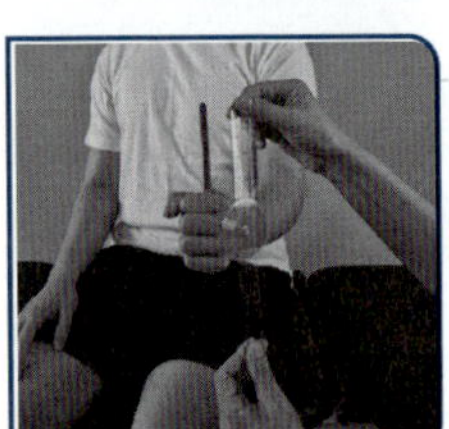	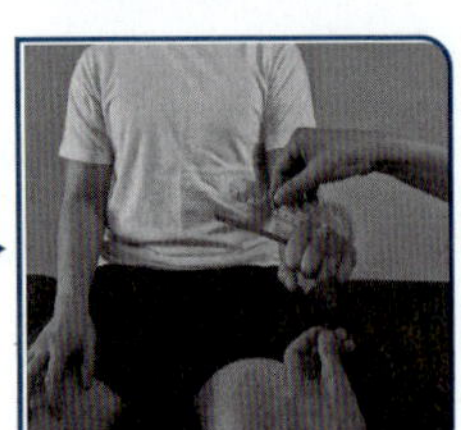	• 축: 3번째 손허리뼈 머리 • 고정 자: 수직으로 내림 • 움직임 자: 연필을 따라 움직임	• 시작 자세는 아래팔 중립 위치 • 연필 느슨하게 잡기 또는 손목 움직임 억제

아래팔관절 엎침/뒤침 대체방법 자세: sitting

시작위치 | 끝위치 | 각도기 배치 | 주의사항

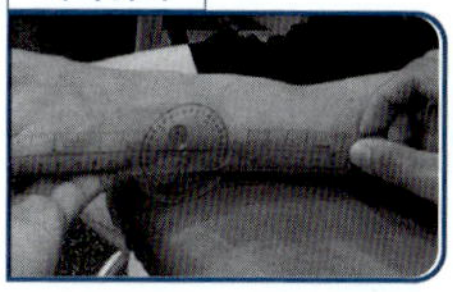
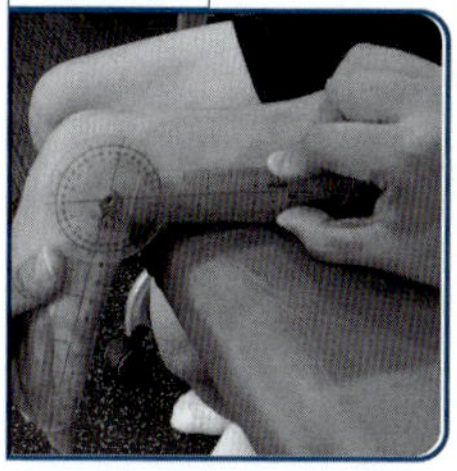

각도기 배치
- 축: 자뼈 붓돌기
- 고정 자: 위팔뼈 가쪽융기를 향하게
- 움직임 자: 5번째 손허리뼈와 평행하게

주의사항
- 손가락관절 폄 유지(수동불충분 억제)
- 끝느낌: 팽팽함

손목관절 굽힘(0~90°) 자세: sitting

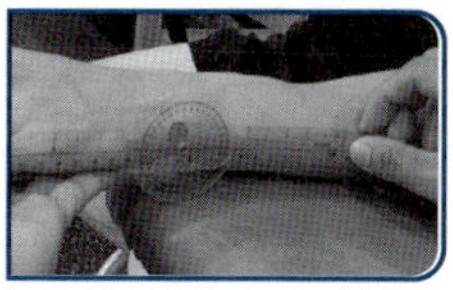
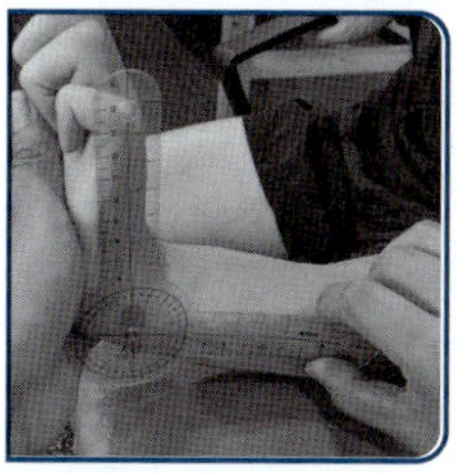

각도기 배치
- 축: 자뼈 붓돌기
- 고정 자: 위팔뼈 가쪽융기를 향하게
- 움직임 자: 5번째 손허리뼈와 평행하게

주의사항
- 손가락관절 느슨하게 굽힘 유지(수동불충분 억제)
- 끝느낌: 팽팽함

손목관절 폄(0~80°) 자세: sitting

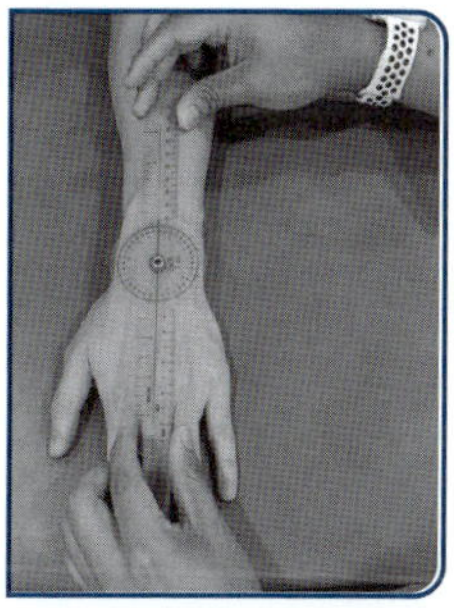
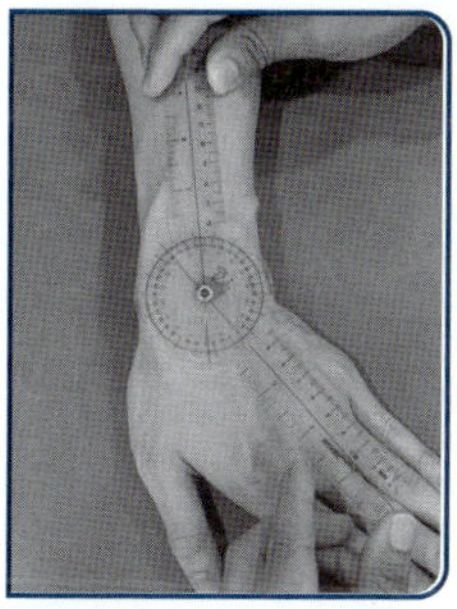

각도기 배치
- 축: 알머리뼈 위
- 고정 자: 아래팔 가운데
- 움직임 자: 3번째 손허리뼈와 평행하게

주의사항
- 시작위치는 아래팔 엎침자세
- 움직임 자는 3번째 손가락이 아니라 3번째 손허리뼈를 향하게 배치
- 끝느낌: 팽팽함

손목관절 자쪽 치우침(0~35°) 자세: sitting

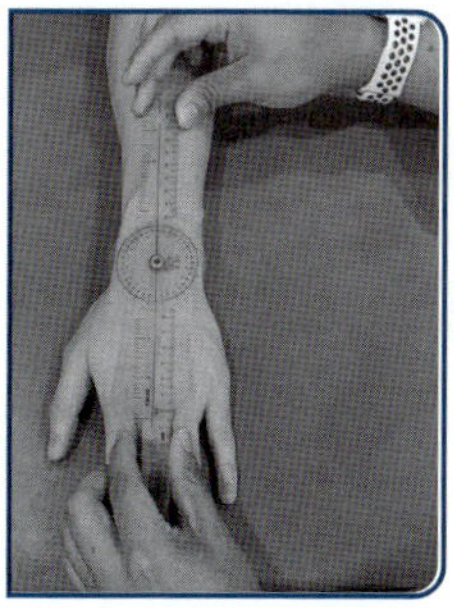
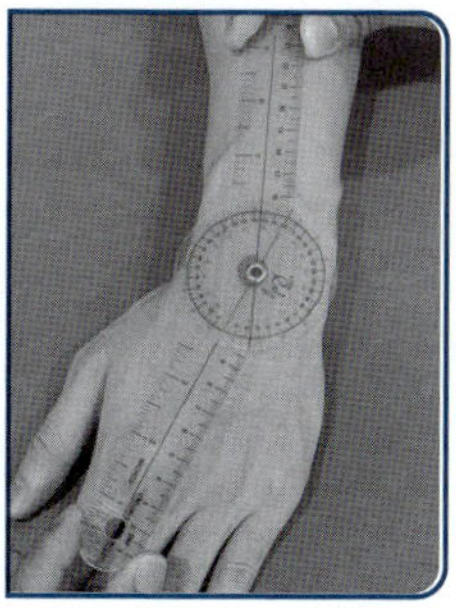

각도기 배치
- 축: 알머리뼈 위
- 고정 자: 아래팔 가운데
- 움직임 자: 3번째 손허리뼈와 평행하게

주의사항
- 시작위치는 아래팔 엎침자세
- 움직임 자는 3번째 손가락이 아니라 3번째 손허리뼈를 향하게 배치
- 끝느낌: 팽팽함

손목관절 노쪽 치우침(0~20°) 자세: sitting

손허리손가락

시작위치 / 끝위치 / 각도기 배치 / 주의사항

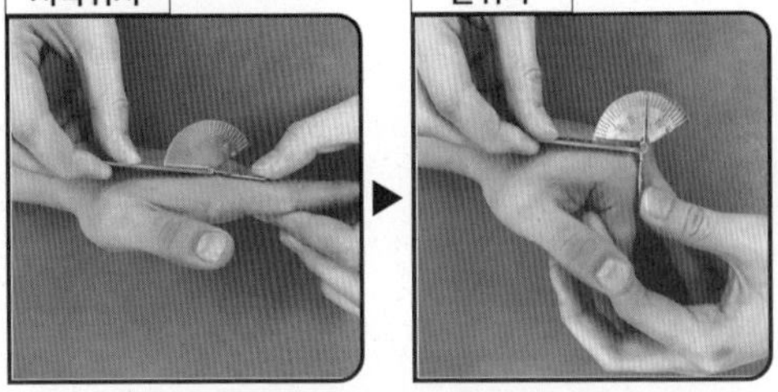

손허리손가락관절 굽힘(0~90°) 자세: sitting

각도기 배치	주의사항
• 축: 손허리손가락관절 • 고정 자: 손허리뼈와 평행하게 • 움직임 자: 몸쪽 손가락뼈와 평행하게	• 시작위치는 아래팔 엎침 자세 • 2~5번째 관절마다 측정 • 손가락관절 폄 유지하여 수동불충분 억제 • 끝느낌: 팽팽함

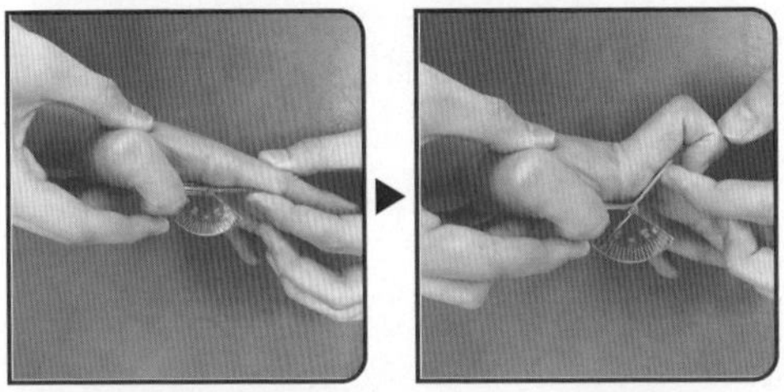

손허리손가락관절 폄(0~45°) 자세: sitting

각도기 배치	주의사항
• 축: 손허리손가락관절 • 고정 자: 손허리뼈와 평행하게 • 움직임 자: 몸쪽 손가락뼈와 평행하게	• 시작위치는 아래팔 엎침 자세 • 2~5번째 관절마다 측정 • 손가락관절 굽힘 유지하여 수동불충분 억제 • 끝느낌: 팽팽함

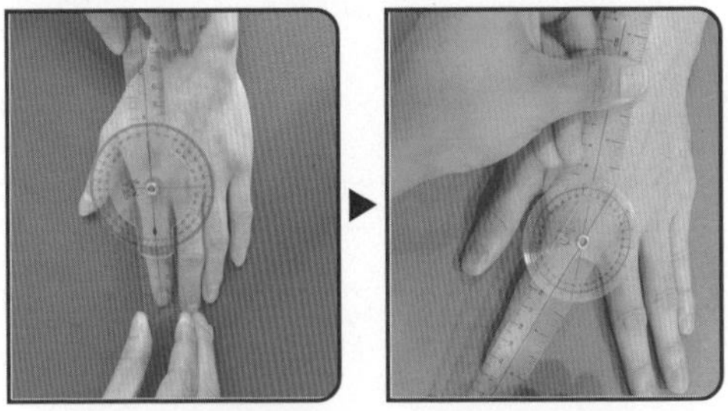

손허리손가락관절 벌림(0~25°) 자세: sitting

각도기 배치	주의사항
• 축: 손허리손가락관절 • 고정 자: 각각 손허리뼈와 평행하게 • 움직임 자: 몸쪽 손가락뼈와 평행하게	• 시작위치는 아래팔 엎침 자세 • 2, 4, 5번째 관절마다 측정 • 끝느낌: 팽팽함

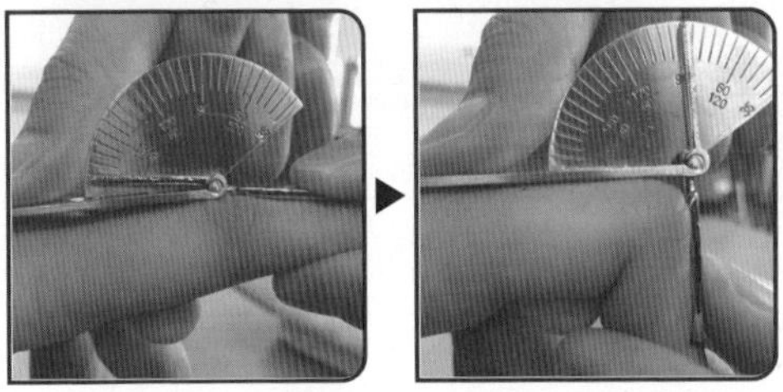

몸쪽 및 먼쪽 손가락관절 굽힘(0~90°) 자세: supine

각도기 배치	주의사항
• 축: 몸쪽 및 먼쪽 손가락관절 • 고정 자: 각 관절에서 몸쪽 손가락뼈와 평행하게 • 움직임 자: 각 관절에서 먼쪽 손가락뼈와 평행하게	• 시작위치는 아래팔 엎침 자세 • 끝느낌: 팽팽함

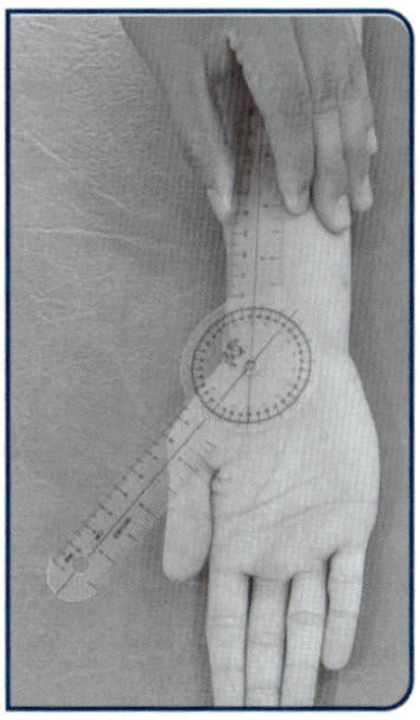

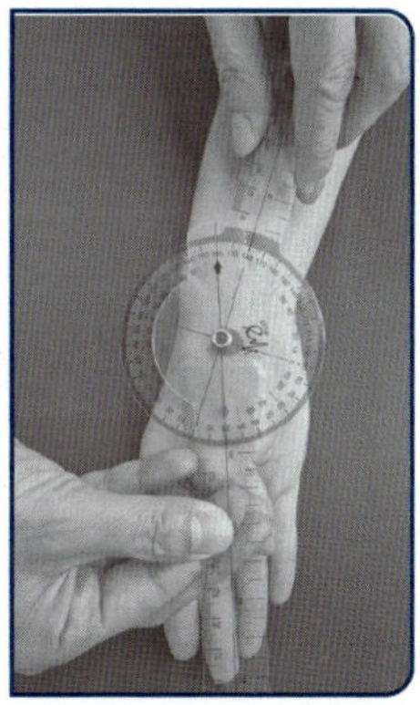

- 축: 엄지손목손허리관절의 축과 일치
- 고정 자: 노뼈의 긴 축과 평행하게
- 움직임 자: 엄지손허리뼈의 긴 축과 평행하게
- 각도기에서 시작 자세가 0° 가 아니지만 이 지점을 0°로 설정하고 각도 측정
- 끝느낌: 팽팽함

엄지손목손허리관절 굽힘(0~15°) 자세: sitting

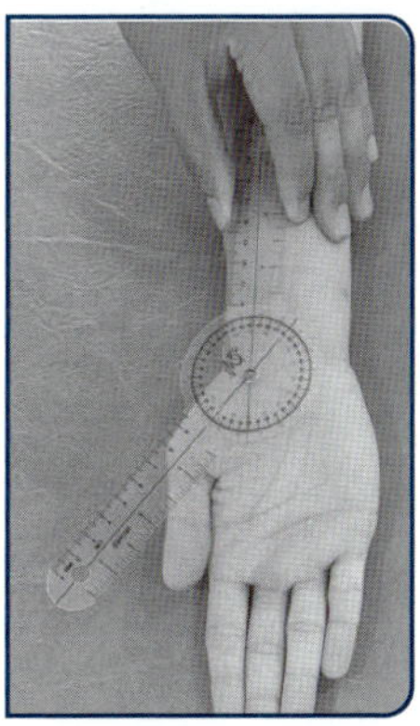

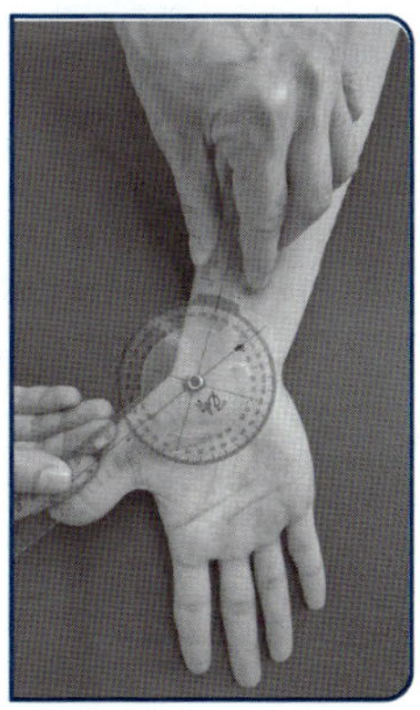

- 축: 엄지손목손허리관절의 축과 일치
- 고정 자: 노뼈의 긴 축과 평행하게
- 움직임 자: 엄지손허리뼈의 긴 축과 평행하게
- 각도기에서 시작 자세가 0° 가 아니지만 이 지점을 0°로 설정하고 각도 측정
- 끝느낌: 팽팽함

엄지손목손허리관절 폄(0~20°) 자세: sitting

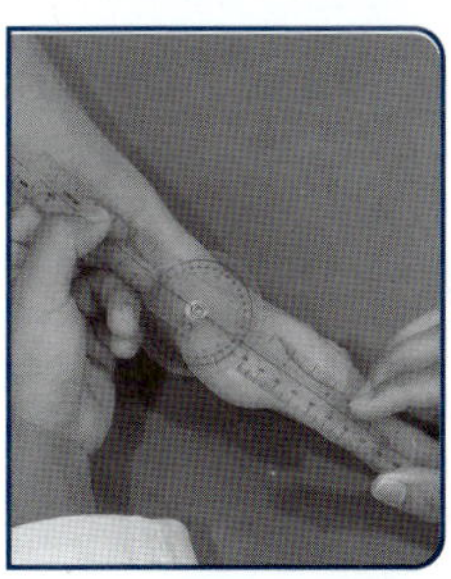

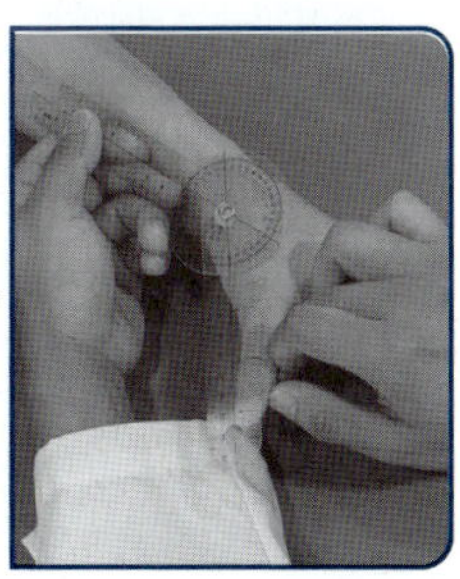

- 축: 엄지손목손허리관절의 축과 일치
- 고정 자: 노뼈의 긴 축과 평행하게
- 움직임 자: 엄지손허리뼈의 긴 축과 평행하게
- 시작 자세는 아래팔 중립 위치와 엄지손가락을 모은 이 지점을 0°로 설정하고 각도 측정
- 끝느낌: 팽팽함

엄지손목손허리관절 벌림(0~70°) 자세: sitting

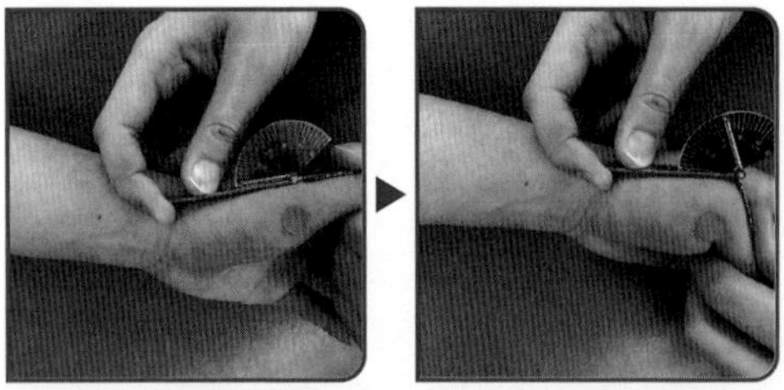

- 축: 손허리손가락관절의 축과 일치
- 고정 자: 손허리뼈와 평행하게
- 움직임 자: 엄지손가락뼈와 평행하게

- 시작위치는 아래팔 중립위치
- 끝느낌: 팽팽함

엄지손허리손가락관절 굽힘/폄(0~50°) 자세: sitting

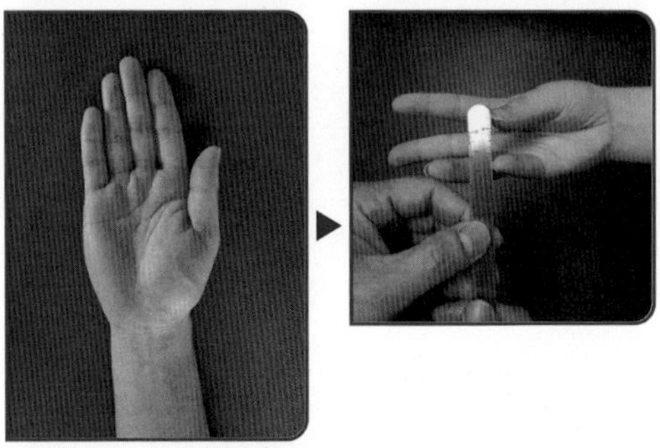

- 맞섬 후 엄지와 5번째 손가락 사이 거리 측정

- 손가락관절이 굽혀지지 않도록 함
- 끝느낌: 팽팽함

맞섬 자세: sitting

엉덩관절

시작위치	끝위치	각도기 배치	주의사항

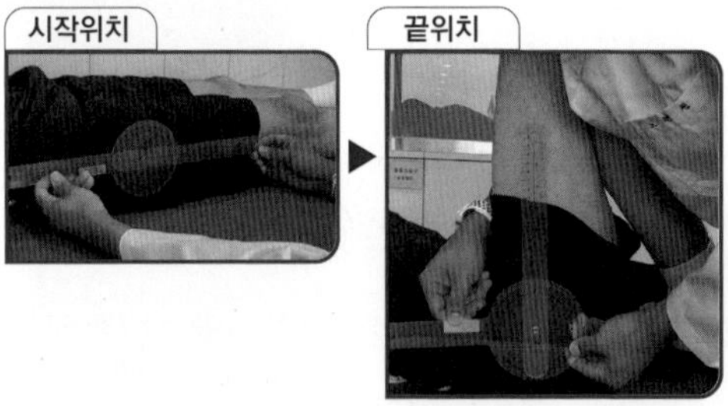

- 축: 큰돌기
- 고정 자: 몸통과 평행하게
- 움직임 자: 넙다리뼈 융기를 향하게

- 무릎관절 굽힘 유지(수동불충분 제거)
- 끝느낌: 팽팽함

엉덩관절 굽힘(0~120°) 자세: supine

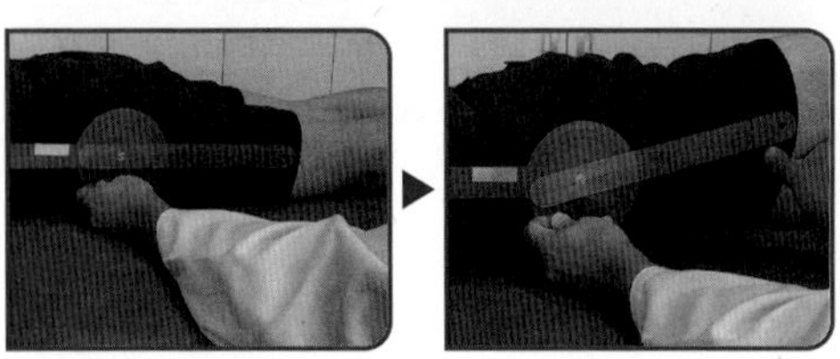

- 축: 큰돌기
- 고정 자: 몸통과 평행하게
- 움직임 자: 넙다리뼈 융기를 향하게

- 무릎 폄 유지(수동불충분 제거)
- 끝느낌: 팽팽함

엉덩관절 폄(0~20°) 자세: prone

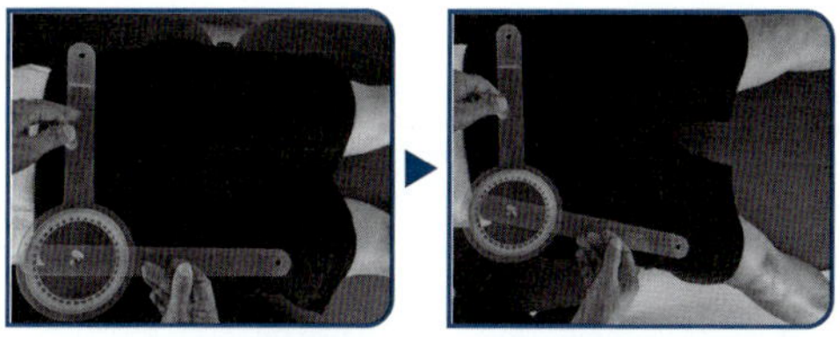

엉덩관절 벌림(0~45°) 자세: supine

- 축: 위앞엉덩뼈가시
- 고정 자: 양 위앞엉덩뼈가시 연결한 가상의 선과 평행하게
- 움직임 자: 무릎뼈 가운데 향하게

- 골반 움직임 및 엉덩관절 가쪽돌림 방지
- 끝느낌: 팽팽함

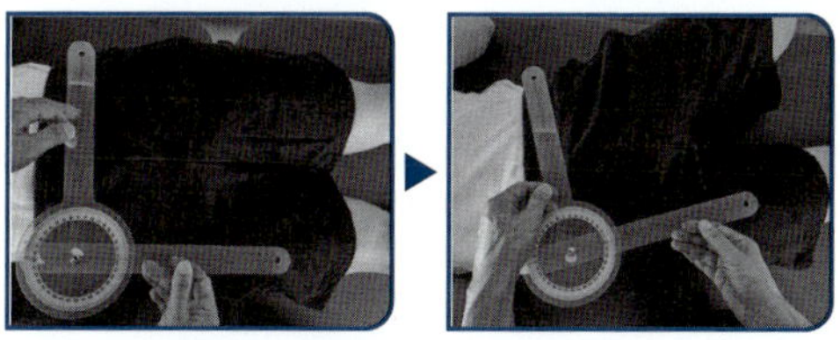

엉덩관절 모음(0~30°) 자세: supine

- 축: 위앞엉덩뼈가시
- 고정 자: 양 위앞엉덩뼈가시 연결한 가상의 선과 평행하게
- 움직임 자: 무릎뼈 가운데 향하게

- 골반 움직임 및 엉덩관절 안쪽돌림 방지
- 끝느낌: 팽팽함

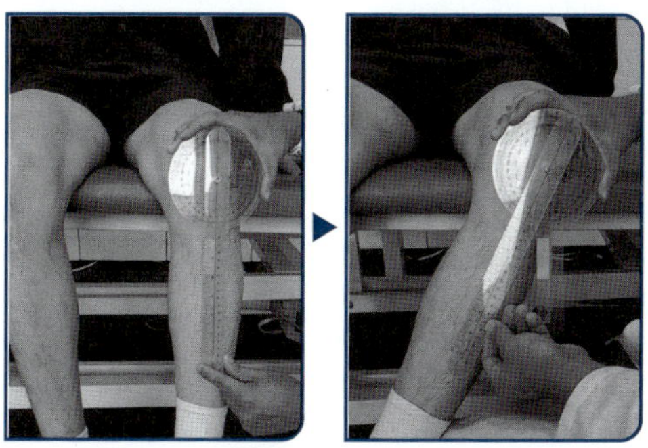

엉덩관절 가쪽돌림(0~45°) 자세: sitting

- 축: 무릎뼈 가운데
- 고정 자: 수직으로 내림
- 움직임 자: 정강뼈 능선을 향하게

- 시작 자세는 엉덩관절 및 무릎관절 90°/90° 굽힘 위치
- 골반 움직임 방지
- 끝느낌: 팽팽함

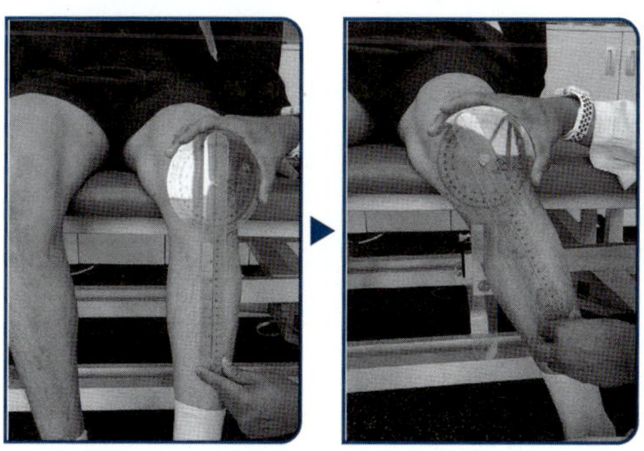

엉덩관절 안쪽돌림(0~45°) 자세: sitting

- 축: 무릎뼈 가운데
- 고정 자: 수직으로 내림
- 움직임 자: 정강뼈 능선을 향하게

- 시작 자세는 엉덩관절 및 무릎관절 90°/90° 굽힘 위치
- 골반 움직임 방지
- 끝느낌: 팽팽함

무릎관절

시작위치 **끝위치** **각도기 배치** **주의사항**

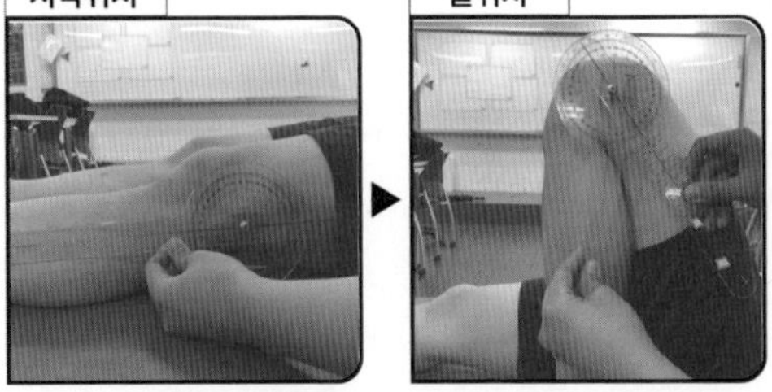

무릎관절 굽힘(0~135°) 자세: sitting

- 축: 넙다리뼈 가쪽융기
- 고정 자: 큰돌기 향하게
- 움직임 자: 가쪽복사뼈 향하게

- 엉덩관절 굽힘 유지(수동불충분 제거)
- 끝느낌: 부드러움

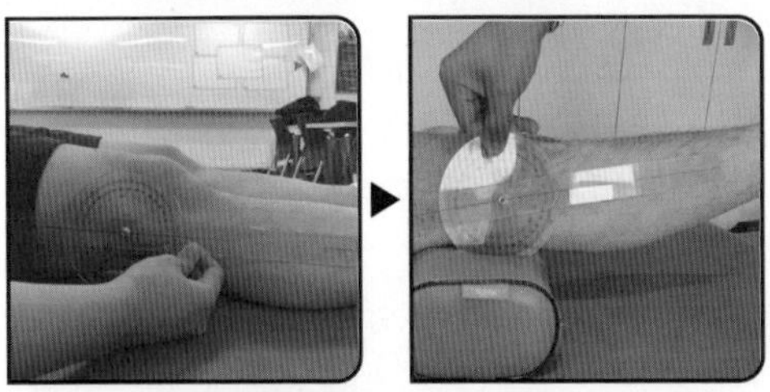

무릎관절 젖힘(0°) 자세: supine

- 축: 넙다리뼈 가쪽융기
- 고정 자: 큰돌기 향하게
- 움직임 자: 가쪽복사뼈 향하게

- 무릎 젖힘(back knee)이 있는 경우 시행
- 끝느낌: 단단함

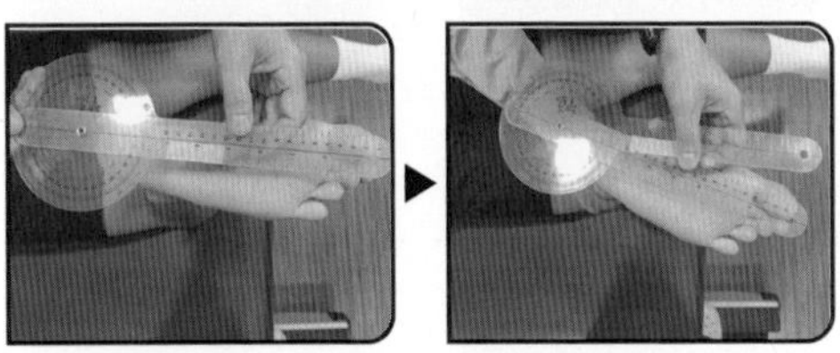

무릎관절 가쪽돌림(30~40°) 자세: prone

- 축: 발뒤꿈치
- 고정 자: 2번째 발가락 향하게
- 움직임 자: 2번째 발가락 향하게

- 무릎을 90° 굽힌채 엎드린 자세로 시작
- 넙다리뼈 고정하고 정강뼈를 돌림(발이 움직이지 않게 주의)
- 끝느낌: 단단함

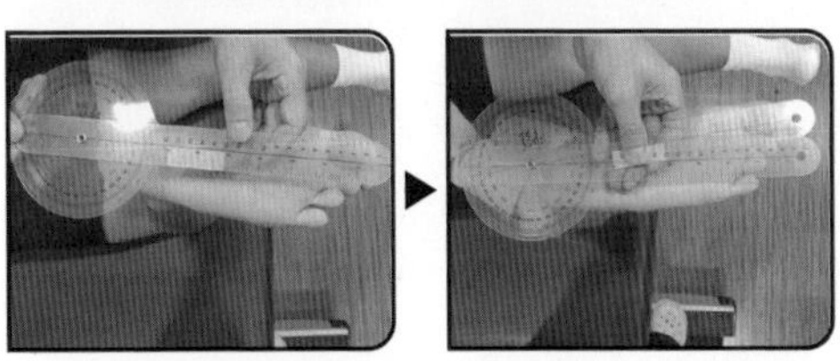

무릎관절 안쪽돌림(20~30°) 자세: prone

- 축: 발뒤꿈치
- 고정 자: 2번째 발가락 향하게
- 움직임 자: 2번째 발가락 향하게

- 무릎을 90° 굽힌채 엎드린 자세로 시작
- 넙다리뼈 고정하고 정강뼈를 돌림(발이 움직이지 않게 주의)
- 끝느낌: 단단함

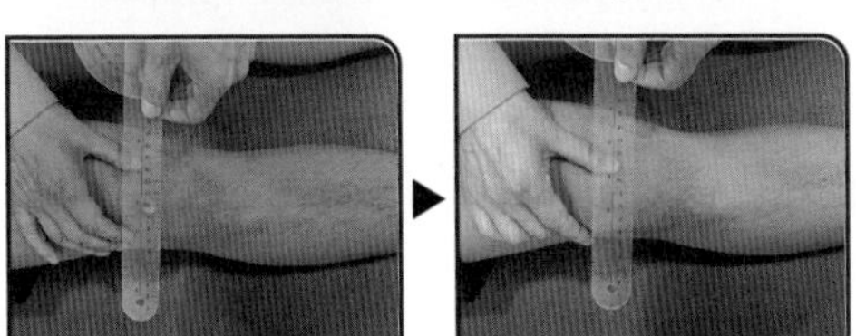

무릎뼈 움직임
(안쪽 및 가쪽과 위아래는 1~1.5 cm) 자세: supine

- 축: 무릎뼈 가운데
- 고정 자: 무릎뼈 가운데 위에 자를 배치한 후 무릎뼈를 좌 · 우 및 위 · 아래 움직임

- 넙다리근 이완 후 실시

발목관절

시작위치

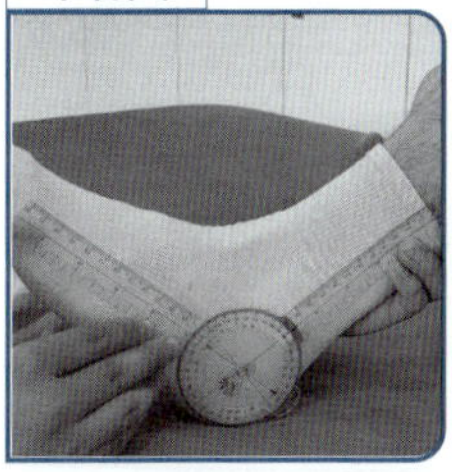

끝위치

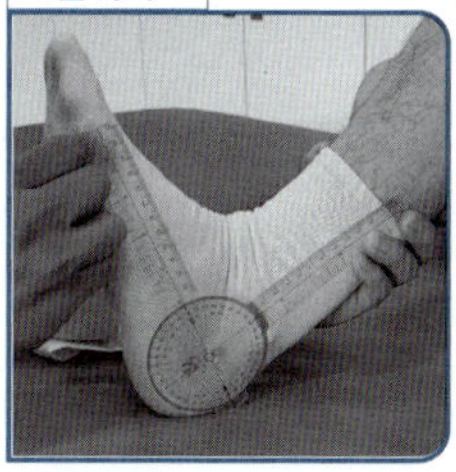

각도기 배치

- 축: 가쪽복사뼈 아래
- 고정자: 종아리뼈 머리 향하게
- 움직임자: 5번째 발허리뼈와 평행하게

주의사항

- 무릎관절 굽힘 유지(수동불충분 제거)
- 끝느낌: 팽팽함

발목관절 발등 굽힘(0~20°) 자세: sitting

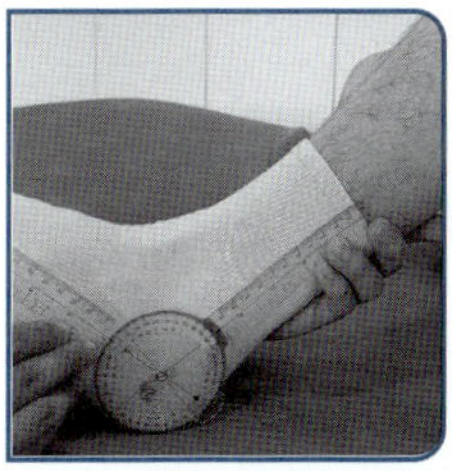

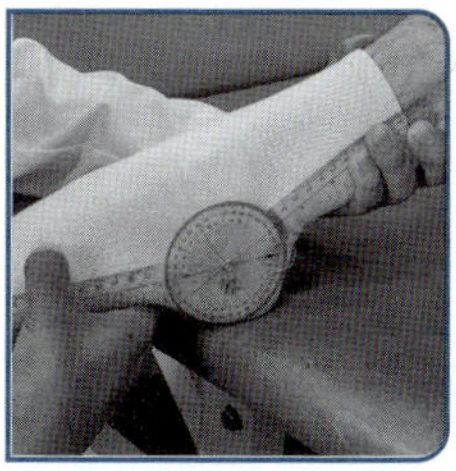

- 축: 가쪽복사뼈 아래
- 고정자: 종아리뼈 머리 향하게
- 움직임자: 5번째 발허리뼈와 평행하게

- 끝느낌: 팽팽함

발목관절 발바닥 굽힘(0~60°) 자세: sitting

시작위치

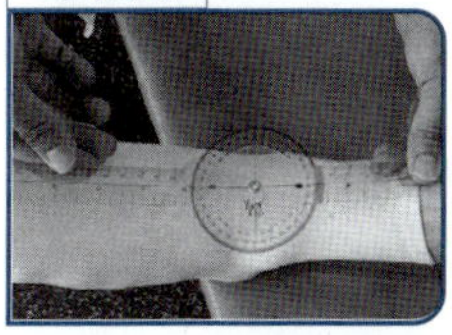

모음(안쪽번짐) 사진

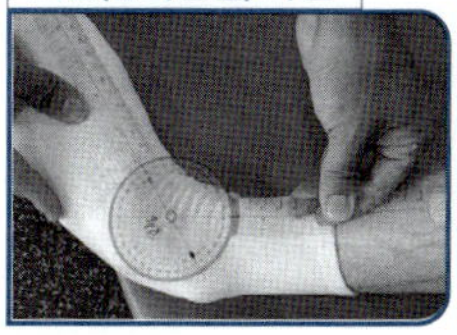

벌림(가쪽번짐) 사진

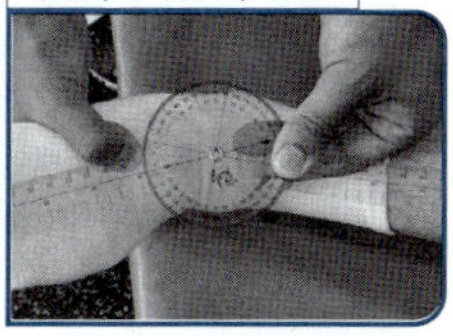

각도기 배치

- 축: 목말밑관절
- 고정 자: 정강 가운데와 평행하게
- 움직임 자: 2번째 발허리뼈와 평행하게

안쪽/가쪽번짐 자세: supine

- 발목관절 모음과 벌림을 이용한 측정

시작위치

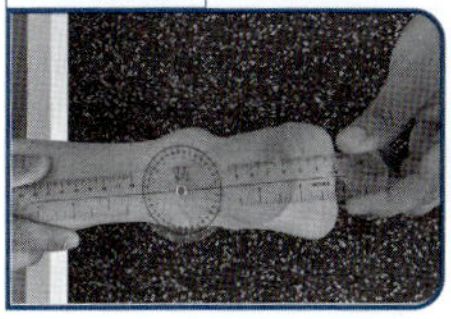

발뒤꿈치뼈 엎침사진

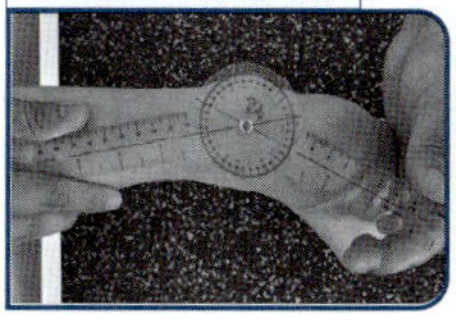

발뒤꿈치뼈 뒤침사진

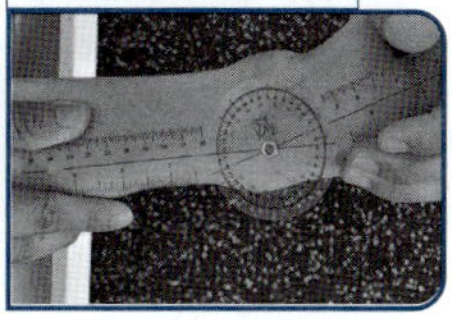

각도기 배치

- 축: 목말밑관절
- 고정 자: 장딴지 가운데와 평행하게
- 움직임 자: 발뒤꿈치뼈 가운데와 평행하게

안쪽/가쪽번짐 자세: prone

- 발뒤꿈치뼈 엎침과 뒤침을 이용한 측정

직선을 긋고 있는 모습

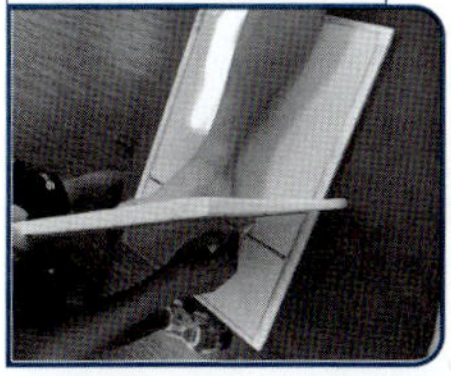

직선을 그은 후 모습

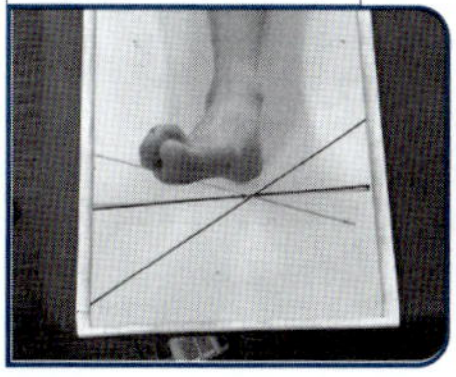

안쪽/가쪽번짐 사진

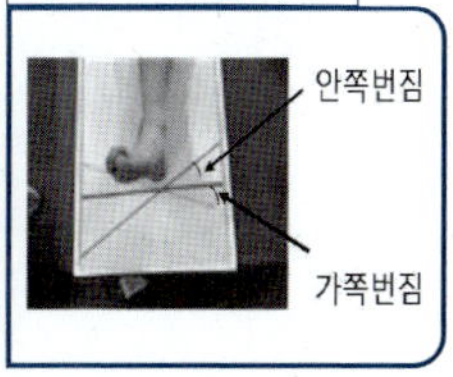

수행방법

- 종이 위에 발을 해부학적 위치로 배치하고 널빤지를 밀착시킨 후 직선을 긋고, 이후 안쪽번짐과 가쪽번짐을 각각 만든 후 직선을 긋고 형성된 각을 측정

발과 발목 안쪽번짐 및 가쪽번짐 자세: supine

목

경사계(2개) 이용 | **측정 사진** | **줄자 이용** | **측정 사진**

- 기준: 정수리와 C7에 경사계 배치(시상면 방향으로) 한 후 0°로 설정
- 측정: 목 굽힘 후 2개 경사계의 차이값을 기록

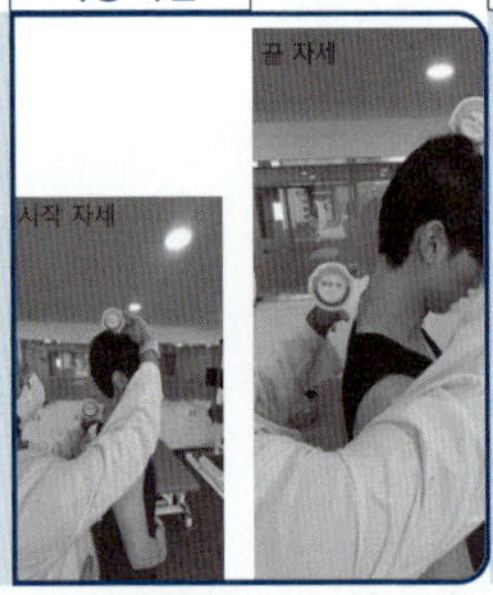

- 기준: 목 굽힘 후 턱끝과 복장뼈 패임 사이 길이 측정

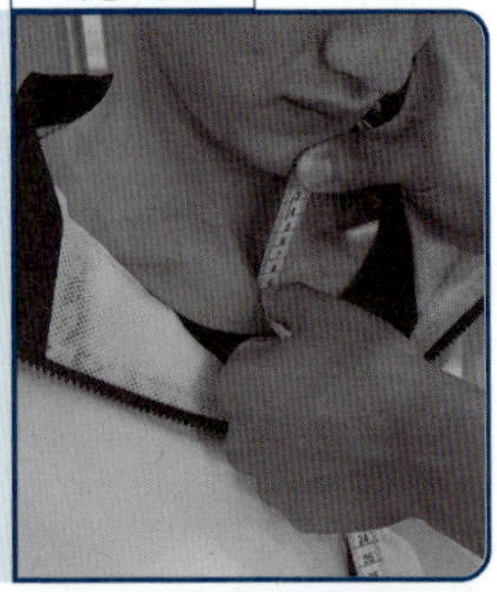

목 굽힘(0~45°) 자세: sitting

- 기준: 정수리와 C7에 경사계 배치(시상면 방향으로) 한 후 0°로 설정
- 측정: 목 폄 후 2개 경사계의 차이값을 기록

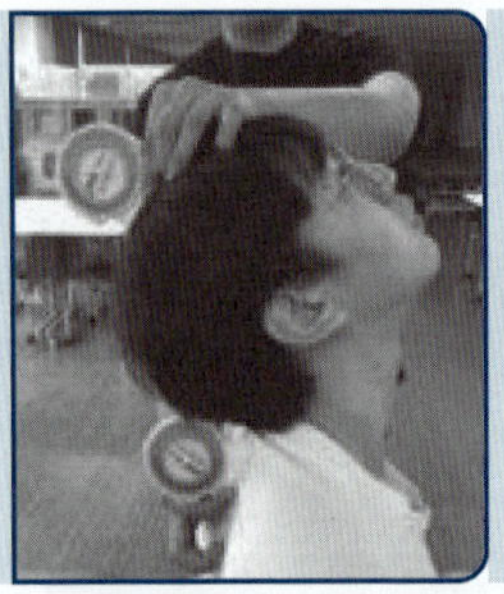

- 기준: 목 폄 후 턱끝과 복장뼈 패임 사이 길이 측정

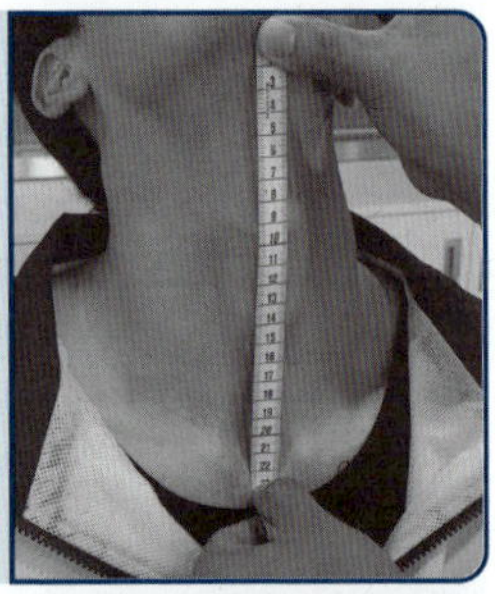

목 폄(0~45°) 자세: sitting

- 기준: 정수리와 C7에 경사계 배치(이마면 방향으로) 한 후 0°로 설정
- 측정: 목 가쪽굽힘 후 2개 경사계의 차이값을 기록

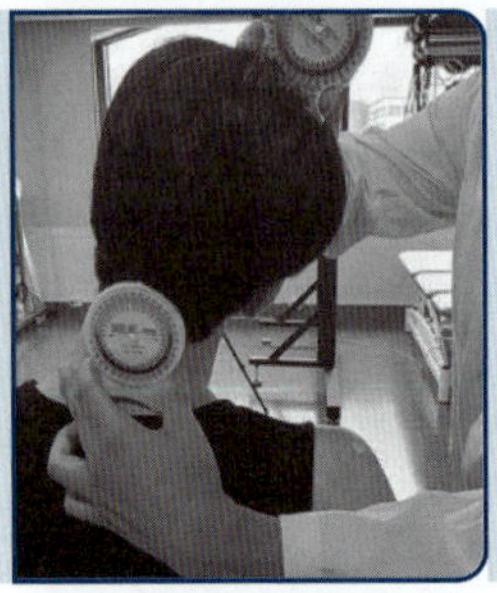

- 기준: 목 가쪽굽힘 후 꼭지돌기와 봉우리돌기 사이 길이 측정

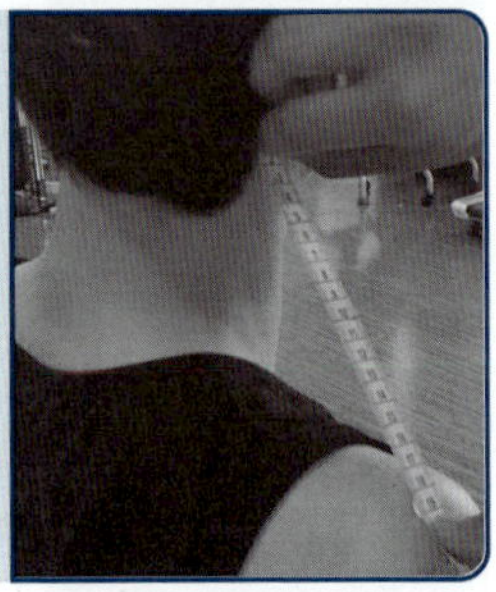

목 가쪽굽힘(0~45°) 자세: sitting

경사계(1개) 이용 | **측정 사진** | **줄자 이용** | **측정 사진**

- 기준: 이마 정면(가로면 방향으로)에 경사계 배치한 후 0°로 설정
- 측정: 목 돌림 후 경사계의 값을 기록

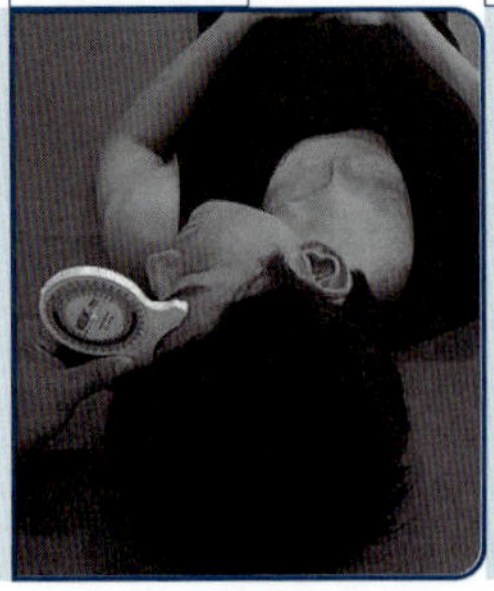

- 기준: 목 돌림 후 턱끝과 봉우리돌기 사이 길이 측정

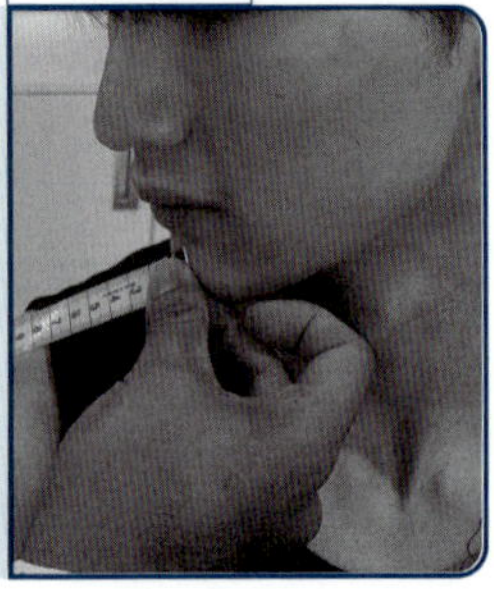

목 돌림(0~60°) 자세: supine 또는 sitting

경사계(2개) 이용	측정 사진	줄자 이용	측정 사진
• 기준: 바로 선 자세에서 C7과 S2(시상면 방향으로)에 경사계 배치한 후 0°로 설정 • 측정: 몸통 굽힘 후 2개 경사계의 차이값을 기록	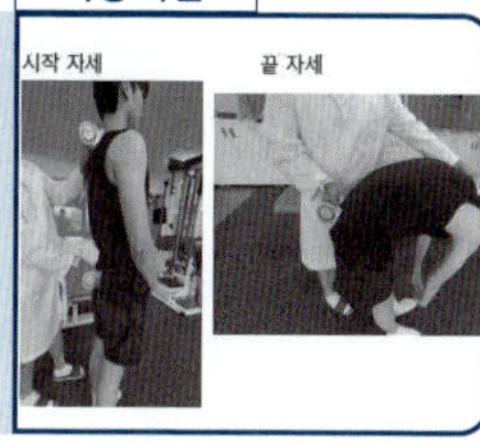	• 기준: C7에서 S2까지 길이를 바로 선 자세와 굽힘 자세에서 각각 측정한 후 길이변화 기록	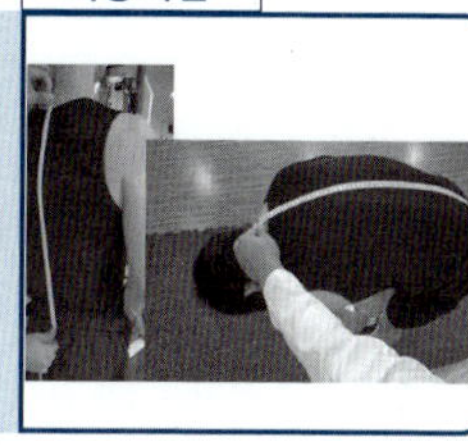

몸통 굽힘(0~80°) 자세: standing

경사계(2개) 이용	측정 사진	줄자 이용	측정 사진
• 기준: 바로 선 자세에서 C7과 S2(시상면 방향으로)에 경사계 배치한 후 0°로 설정 • 측정: 몸통 폄 후 2개 경사계의 차이값을 기록	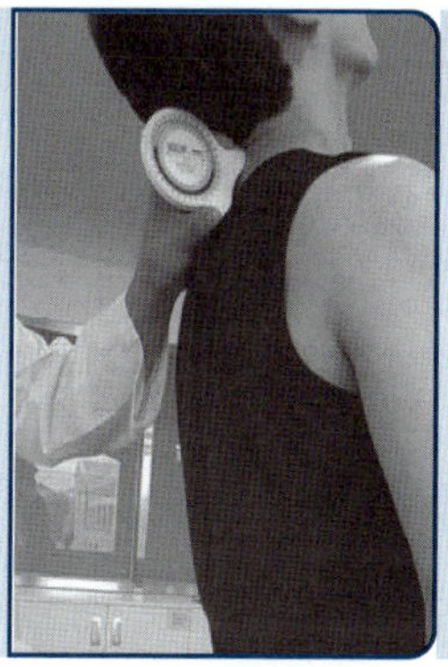	• C7에서 S2까지 길이를 바로 선 자세와 폄 자세에서 각각 측정한 후 길이변화 기록	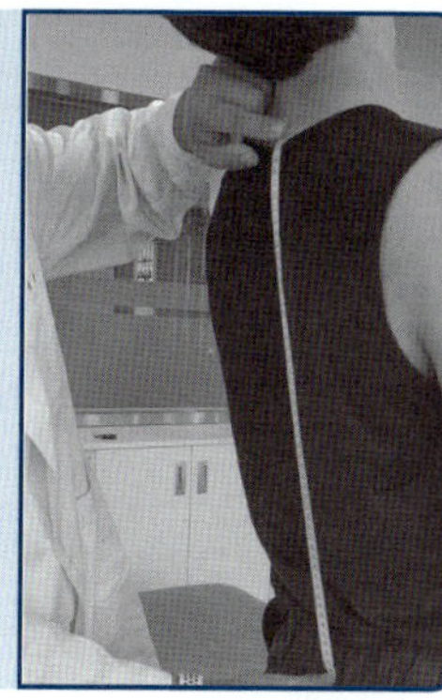

몸통 폄(0~20°) 자세: standing

경사계(2개) 이용	측정 사진	줄자 이용	측정 사진
• 기준: 바로 선 자세에서 C7과 S2(이마면 방향으로)에 경사계 배치한 후 0°로 설정 • 측정: 몸통 폄 후 2개 경사계의 차이값을 기록	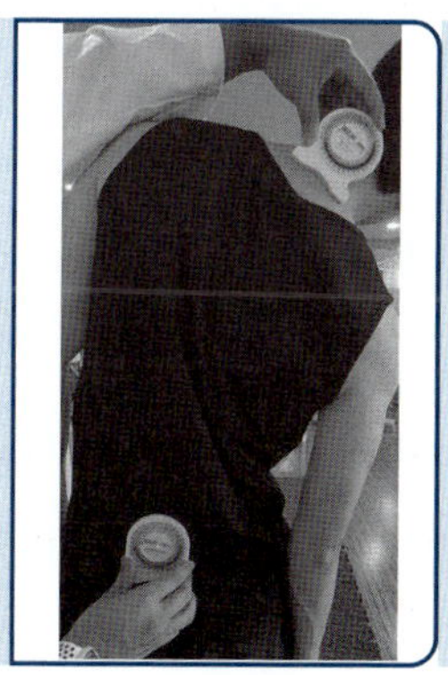	• 바로 선 위치에서 가쪽 굽힘을 수행한 후 바닥과 3번째 손가락 사이 거리를 기록	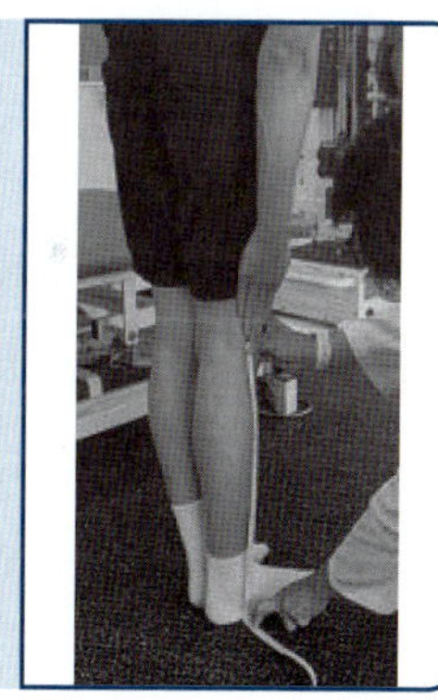

몸통 가쪽굽힘(0~35°) 자세: standing

- 기준: 앞으로 숙인 자세에서 T1과 T12(가로면 방향으로)에 경사계 배치한 후 0°로 설정
- 측정: 몸통 돌림 후 2개 경사계의 차이값을 기록

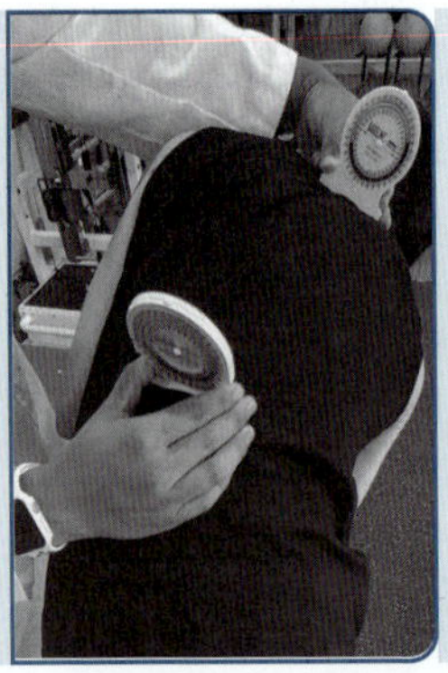

- 기준: 바로 앉은 자세에서 앞위엉덩뼈가시부터 반대쪽 봉우리돌기까지 길이를 확인하고 몸통 돌림 동작 후 길이변화를 기록

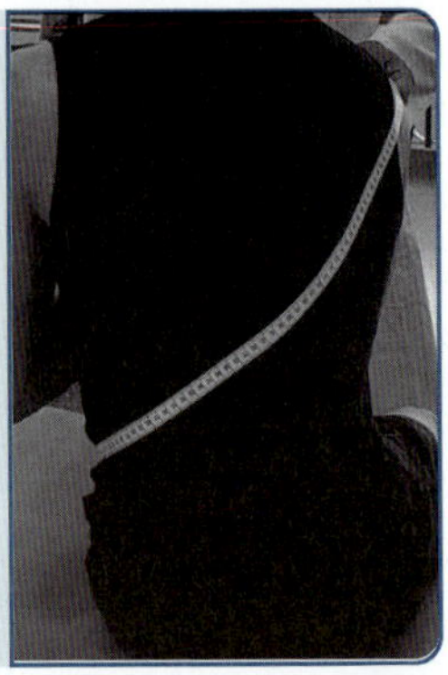

몸통 돌림(0~45°) 자세: standing

참고문헌

1. 장수경 등. 근골격계의 평가: 관절가동범위와 근력검사. 영문출판사, 2014.
2. 최원제. 측정 및 평가. 범문에듀케이션, 2013.
3. 김동대 등. 측정 및 평가. 현문사, 2009.
4. https://physio-pedia.com/Range_of_Motion?utm_source=physiopedia&utm_medium=search&utm_campaign=ongoing_internal
5. Abu El Kasem ST, Aly SM, Kamel EM, Hussein HM. Normal active range of motion of lower extremity joints of the healthy young adults in Cairo, Egypt. Bulletin of Faculty of Physical Therapy. 2020 Dec;25(1):1-7.
6. https://www.physio-pedia.com/Range_of_Motion

5장 실습. 관절가동범위 측정 기록

date:　　　　　　　　　　　　　involved side:

Left side	Measure values		Right side
	Joint	Motion	
	shoulder	elevation	
		flexion	
		extension	
		abduction	
		external rotation	
		internal rotation	
		horizontal abduction	
	elbow	flexion	
		extension	
	forearm	pronation	
		supination	
	wrist	flexion	
		extension	
		ulnar deviation	
		radial deviation	
	thumb	CM flexion	
		CM extension	
		CM abduction	
		MCP flexion	
		IP flexion	
		opposition	
	finger	MCP flexion	
		extension	
		abduction	
		adduction	
		PIP flexion	
		DIP flexion	

	hip	flexion	
		extension	
		abduction	
		external rotation	
		internal rotation	
	knee	flexion	
		extension	
		tibia external rotation	
		tibia internal rotation	
	patella	lateral glide	
		medial glide	
		superior glide	
		inferior glide	
	ankle	plantar flexion	
		dorsi flexion	
		inversion	
		eversion	
	neck	flexion	
		extension	
		rotation	
		lateral flexion	
	trunk	flexion	
		extension	
		rotation	
		lateral flexion	
comments			

06

근력검사

개요

1. 인체 관절을 움직이는 근육의 힘을 측정하기 위한 것으로 환자의 기능 상태에 대한 정보 수집, 치료계획 수립, 치료효과 검증, 그리고 치료계획 변경 등에 활용하기 위한 물리치료사의 필수적인 직무
2. 근육 자체의 질병(예: 근육퇴행위축)이나 외상(예: 좌상) 또는 신경계 질병(예: 뇌졸중)이나 손상(예: 신경뿌리병증)이 있는 경우 근력이 떨어지는 현상을 보임
3. 근력은 근육길이, 수축 형태, 수축속도, 역학적 관계, 나이, 성별 등 다양한 요인에 의해 영향을 받음

1. 측정 방법 및 용어

① 용어

근력(muscle strength)	• 근육이 1회 수축으로 형성되는 최대 힘 • 근력 측정 시 최대값을 기록
근지구력 (muscle endurance)	• 근육이 일정한 힘(최대하 근력)을 오랫동안 유지할 수 있는 능력
근파워(muscle power)	• 단위시간당 근육이 한 일(일=힘×거리) • 근파워는 일상활동능력과 밀접한 상관이 있음
근피로(muscle fatigue)	• 절대근력이 50% 이하로 떨어지는 경우 • 근육이 피로해지면 빠른 수축섬유보다 느린 수축섬유의 동원이 많아지면서 주파수 변화가 생김(근전도를 이용한 경우 중앙주파수의 변화율을 반영하여 피로지수를 계산할 수 있음)
능동불충분 (active insufficiency)	• 특정 움직임을 유발하는 근육이 두 관절 또는 다관절에 걸쳐 있어 근육이 수축하거나 짧아진 위치에 있을 때 충분한 힘을 내지 못하는 경우 • 이러한 제한은 정상적인 상태이지만, 근력검사 시 능동불충분이 발생하지 않도록 해야 함(예: 악력 측정 시 손목관절이 굽혀진 상태에서는 근력이 약하게 나오는데 손가락 굽힘근의 능동불충분이 발생되었기 때문임)

② 손상 조직 감별

근력 감소 또는 통증 있을 시	
근력 정상과 통증 없음	조직 손상 없음
근력 감소와 통증 없음	신경계 손상이 있는 경우
근력 감소와 통증 있음	근육 파열이 있는 경우
근력 정상과 통증 있음	근육 부분파열 또는 힘줄염

③ 근수축 형태에 따른 측정 방법

등척성 수축을 이용한 방법	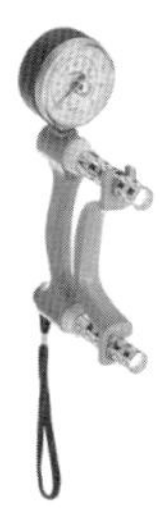	• 근력이 가장 크게 나오는 근육길이 위치(가동범위 중 특정 지점)에서 5초 동안 최대 근육 수축 시 형성되는 근력을 기구(주로 hand dynamometer를 사용)를 이용하여 측정하는 방법(예: 악력, 가쪽집기근력 측정 등에서 주로 사용) • 정확하고 일정한 근력을 측정할 수 있으며, 비교적 기구의 가격이 싸고 이동이 편리하기 때문에 연구에서 많이 적용
등장성 수축을 이용한 방법	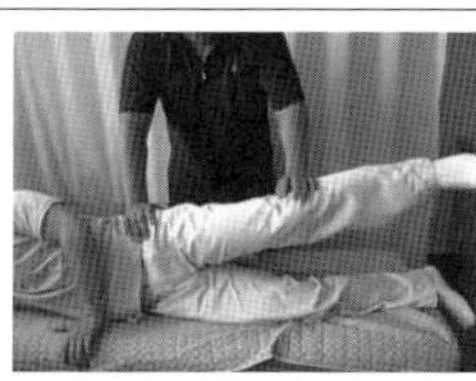	• 가동범위 전체를 움직이면서 근력을 측정하기 때문에 등척성 및 등속성보다 근력이 작게 나옴 • 측정 방법 - 1RM 측정 방법: 1회 들 수 있는 최대 무게 측정 - 도수근력검사: 치료사에 의해 가해진 저항, 중력 등을 반영하여 근력을 등급화한 것으로 임상에서 흔히 사용
등속성 수축을 이용한 방법	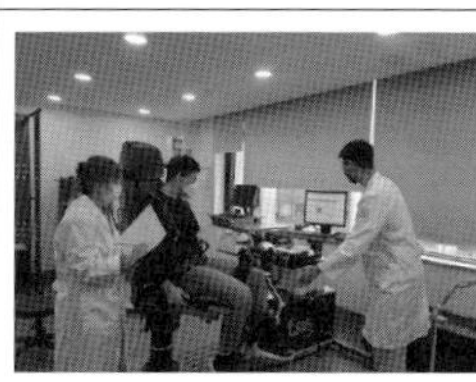	• 근육 수축 동안 등속성 기구를 이용하여 근력을 객관적으로 정량화하는 방법 • 다양한 각속도에서 근력을 측정할 수 있지만, 일반적으로 각속도 30~60°/sec에서 근력을 측정함

측정 및 검사 실습

1. 측정 방법

여기에서는 임상에서 흔히 사용되는 도수근력검사만 설명

① 도수근력검사 절차 및 주의사항

- 대상자에게 측정목적과 필요 시 원하는 동작에 대해 설명하고 시범을 보임(특히, 대상작용이 일어나지 않도록 교육)
- 측정하기를 원하는 부위를 노출시키고 먼저 양(fair)을 검사하는 자세를 취하게 함(만일 양 이상의 근력이면 우(good)와 정상(normal)을 위한 자세를 취하고, 양 이하의 근력이면 가(poor) 이하의 검사를 위한 자세로 변경)
- 측정자는 관절의 비운동성(inactivity)으로 인한 제한여부를 알아보기 위해 수동적으로 2~3회 관절을 움직여서 확인(도수근력검사는 가동범위 중 어느 지점까지 움직임이 일어나는지가 중요하기 때문에)
- 움직임이 일어나는 관절의 몸쪽부분 분절을 고정한 후 관절 먼쪽 분절의 움직임 유도
- 각 근육에 대한 도수근력검사 시작 시 관절 움직임은 바깥범위(out range)에서 시작하여 안쪽범위(inner range)에서 끝나도록 지시

도수근력검사

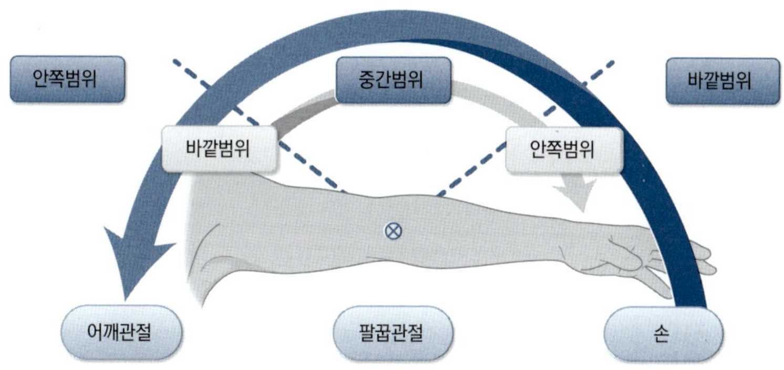

• 파란색은 위팔두갈래근 수축 시, 회색은 위팔세갈래근 수축 시 움직임 범위에 대한 정의

- 도수근력검사는 건강한 쪽부터 먼저 실시하고 이후 손상된 쪽을 실시
- 도수근력검사 등급체계에 따라 등급을 부여

② 도수근력검사 등급체계 및 기록

- 총 6가지 등급으로 된 순서척도로서 저항정도(normal 또는 good), 중력작용 유무(fair 또는 poor), 근수축 유무(trace 또는 zero)에 따라 등급이 부여됨
- + 또는 -를 등급체계에 추가하여 사용
  - +: 전체 가동범위 중 1/2 미만에서 움직임이 있는 경우 검사하고 있는 등급보다 한 등급 낮은 등급에 +를 부여(예: F+, P+)
  - -: 전체 가동범위 중 1/2 이상에서 움직임이 있지만 완전 가동범위를 움직이지 못한 경우 검사하고 있는 등급에 -를 부여(예: P-, F-)
- 도수근력검사는 움직임을 만드는 근육 집단 또는 개별 근육별로 검사를 실시할 수 있음
- 측정하지 않은 경우는 NT(not tested) 같은 방법으로 표기
- 만약 가동범위에 제한이 있다면, 검사결과와 가동범위를 함께 기록(예: 어깨굽힘근육 F, 0~60°)
- 얼굴근육인 경우, 가(poor)와 우(good) 등급이 없음

<table>
<tr><th colspan="5">도수근력검사 등급체계</th></tr>
<tr><td rowspan="3">중력 대항 자세</td><td>정상(5)</td><td>Normal (N)</td><td>최대 저항과 중력에 대항하여 완전 가동범위를 움직임</td><td rowspan="6">참조:
• 약간의 저항과 중력이 있는 상태에서 전체 가동범위의 1/2 미만에서 움직임이 있는 경우 F+임
• '+', '-'는 G에서 P까지 사용가능하지만 일반적으로 P-와 F+가 많이 사용됨</td></tr>
<tr><td>우(4)</td><td>Good (G)</td><td>약한 저항과 중력에 대항하여 완전 가동범위를 움직임</td></tr>
<tr><td>양(3)</td><td>Fair (F)</td><td>저항 없이 중력에만 대항하여 완전 가동범위를 움직임</td></tr>
<tr><td rowspan="3">중력 제거 자세</td><td>가(2)</td><td>Poor (P)</td><td>중력이 배제된 상황에서 완전 가동범위를 움직임</td></tr>
<tr><td>불가(1)</td><td>Trace (T)</td><td>중력이 배제된 상태에서 관절의 움직임이 없지만, 근육수축이 관찰되거나 느껴지는 경우</td></tr>
<tr><td>영(0)</td><td>Zero (Z)</td><td>관절의 움직임과 근수축이 일어나지 않는 경우</td></tr>
</table>

③ 도수근력검사 관련 주의사항

- 저항: '정상'과 '우'를 구분하기 위해 저항 적용 시 움직임이 일어나는 관절의 먼쪽 뼈 끝에 벌레근 잡기(lumbrical grip) 모양으로 수직방향의 저항을 가함. 또한 전체 가동범위에 따라 생성되는 근력이 다르므로 같은 등급의 검사에서도 전체 가동범위 동안 저항강도를 달리 적용(예: 움직임을 시작하는 바깥범위는 약하게, 중간범위는 좀 더 강하게, 안쪽범위는 다시 약하게 저항을 가함)
- 중력과 자세: 특히 '가' 등급을 검사하기 위해서는 중력제거자세를 취하는데, 시상면에서 움직임을 만드는 근육들의 중력제거자세는 옆으로 누운 자세이고, 이마면에서 움직임을 만드는 근육들의 중력제거자세는 바로 누운 자세임
- 촉지: '불가'와 '영'을 구분하기 위해 근수축 유무를 확인해야 하는 경우, 근육힘줄에 손가락을 배치하여 확인하거나 눈으로 근육 수축 확인(촉진 자세는 보통 '가' 등급 자세에서 실시하지만, 이 책에서는 촉진 위치를 잘 보여주기 위해 임의로 자세를 취함)
- 고정: 근력검사 시 움직임이 일어나는 관절에서 몸쪽 부분의 뼈를 고정
- 대상작용: 검사 시 대상작용이 발생(근육약화가 있을 시 원하지 않는 근육이나 움직임을 이용)하지 않도록 해야 함

④ 흔한 보상작용

약화 근육	보상작용
위쪽등세모근(upper trapezius)	• 어깨뼈올림근(levetor scapulae)이 작용하면 어깨뼈 올림과 어깨뼈 안쪽모음이 발생
중간등세모근(middle trapezius)	• 마름근이 보상작용하면 어깨뼈 모음과 어깨뼈 아래 각 안쪽돌림 발생
앞톱니근(serratus anterior)	• 가슴근과 부리위팔근이 보상작용하면 어깨 날개현상이 발생
배근육(위쪽)	• 머리와 목 굽힘근, 가슴근과 앞톱니근을 이용한 보상작용
엉덩관절 굽힘근(hip flexor)	• 아래쪽 배근육을 이용하여 보상작용하면 골반이 뒤로 기울어 짐 • 엉덩관절 모음근, 넙다리빗근, 엉덩정강띠 등이 보상작용하면 넙다리가 돌림 또는 벌어짐이 동반되면서 올라감
엉덩관절 폄근(hip extensor)	• 허리 등근육을 이용하여 보상작용하면 골반이 앞쪽으로 기울어짐

2. 관절별 도수근력검사 실습

어깨관절 굽힘근

어깨세모근 앞쪽섬유 (deltoid anterior fiber) 부리위팔근 (coracobrachialis) 가동범위: 120°(근력검사에서는 90°까지를 완전 가동범위로 인정) 지시: "팔을 90°도까지 올려주세요"	양(fair) 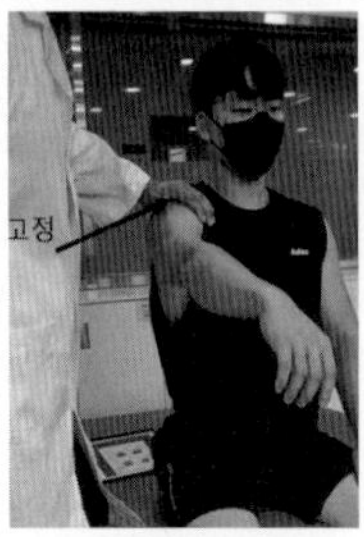	시작 자세: 앉은 자세(아래팔 엎침 상태에서 팔을 자연스럽게 약간 구부리고 몸통 옆에 붙임) 고정: 어깨뼈가 약한 경우 고정, 그렇지 않은 경우 몸통을 고정	정상(normal) 및 우(good) 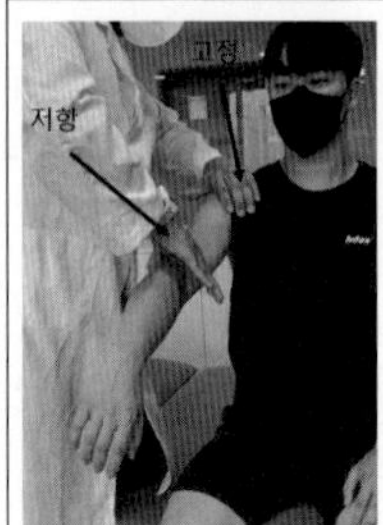	저항위치: 위팔뼈의 먼쪽 부위에 벌레근잡기(lumbrical grip) 모양으로 수직저항을 가함
대상작용 및 주의사항: • 굽힘 시 바깥돌림이 일어나면 위팔두갈래근의 보상작용이 발생함 • 몸통을 뒤로 기울이거나 등세모근을 사용하여 어깨 전체를 올리는 대상작용	가(poor) 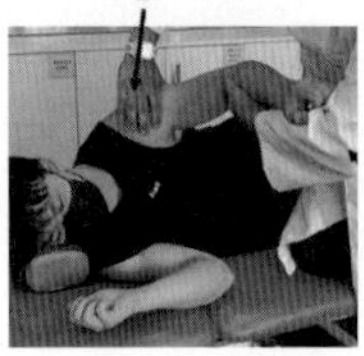	자세: 옆으로 누운 자세에서 치료사는 검사받는 환자 팔을 지지 고정: 어깨뼈 또는 몸통 • 참조: 양의 자세에서 가동범위 중 일부만 움직인 경우 '가'로 판정할 수 있음	불가(trace) 및 영(zero) 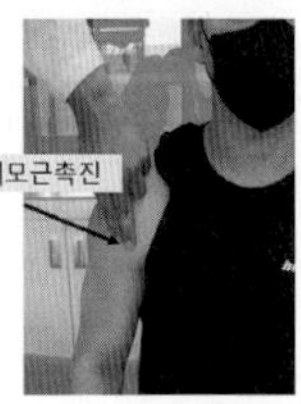	촉진위치: • 어깨세모근은 위팔뼈 앞쪽 1/3 지점 • 부리위팔근은 위팔의 위쪽 1/3 지점에서 안쪽 부분 • 촉진 자세는 보통 '가' 등급 자세에서 실시하지만 여기에서는 촉진위치를 보여주기 위해 임의로 자세를 취함

어깨관절 폄근

넓은등근 (latissimus dorsi) 큰원근 (teres major) 가동범위: 60° 지시: "팔을 뒤쪽으로 올려주세요"	양(fair) 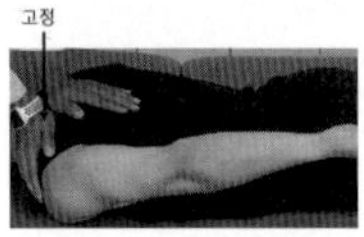	시작 자세: 엎드린 자세에서 손바닥이 위로 가게 배치(긴위팔두갈래근의 수동불충분 제거 위해) 고정: 어깨뼈가 약한 경우 고정, 그렇지 않은 경우 몸통을 고정	정상(normal) 및 우(good) 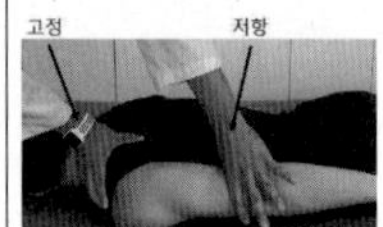	저항위치: 위팔뼈 먼쪽 부위
대상작용 및 주의사항 • 몸통이 들리지 않게	가(poor) 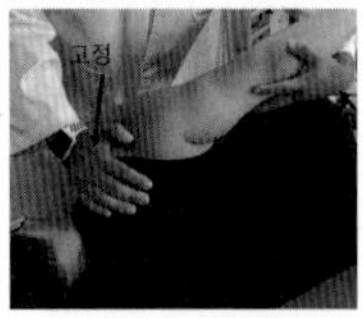	자세: 옆으로 누운 자세에서 치료사는 검사받는 환자 팔을 지지 고정: 어깨뼈 또는 몸통 • 참조: '양'의 자세에서 가동범위 중 일부만 움직인 경우 '가'로 판정할 수 있음	불가(trace) 및 영(zero) 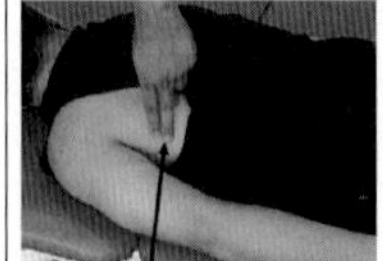	촉진위치: • 큰원근은 어깨뼈의 아래쪽 경계부분 • 넓은등근은 큰원근 아래 또는 가쪽 몸통 • 촉진 자세는 보통 '가' 등급 자세에서 실시하지만 여기에서는 촉진위치를 보여주기 위해 임의로 자세를 취함

어깨관절 벌림근

<table>
<tr>
<td rowspan="4">어깨세모근 중간섬유
(deltoid middle fiber)
가시위근
(supraspinatus)

가동범위: 180°(근력검사에서는 90°까지만 움직임)

지시: "팔을 90°도까지 벌려주세요"

대상작용 및 주의사항:
• 몸통기울임, 어깨올림, 위팔 가쪽돌림 방지</td>
<td>양(fair)</td>
<td rowspan="2">시작 자세:
앉은 자세에서 손바닥이 아래로 가게 배치(위팔두갈래근 작용 억제 위해)
고정: 어깨뼈가 약한 경우 고정, 그렇지 않은 경우 몸통을 고정</td>
<td>정상(normal) 및 우(good)</td>
<td rowspan="2">저항위치:
위팔뼈 먼쪽 부위</td>
</tr>
<tr>
<td>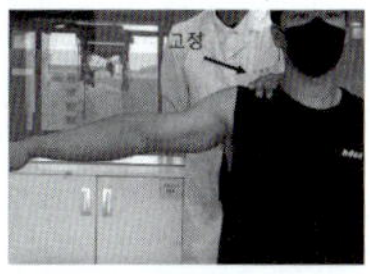</td>
<td>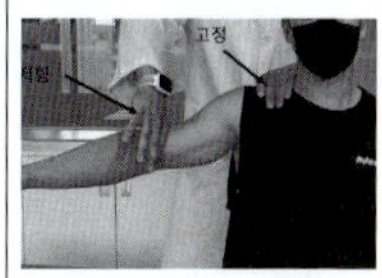</td>
</tr>
<tr>
<td>가(poor)</td>
<td rowspan="2">자세: 바로 누운 자세
고정: 어깨뼈 또는 몸통</td>
<td>불가(trace) 및 영(zero)</td>
<td rowspan="2">촉진위치:
• 어깨세모근(중간)은 위팔뼈 1/3 지점(어깨세모근 결절부위)
• 위가시근은 등세모근 아래에 있어 촉지 어려움</td>
</tr>
<tr>
<td>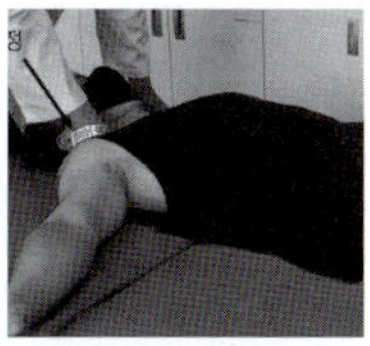</td>
<td>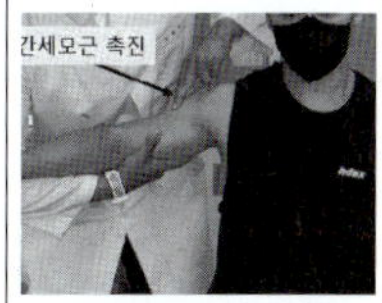</td>
</tr>
</table>

어깨관절 수평벌림근

<table>
<tr>
<td rowspan="4">어깨세모근 뒤쪽섬유
(deltoid posterior fiber)

가동범위: 20°

지시: "팔을 뒤로 올려 주세요"

대상작용 및 주의사항
• 몸통 및 어깨 들림, 팔꿉관절 폄 방지</td>
<td>양(fair)</td>
<td rowspan="2">시작 자세:
엎드린 자세에서 어깨관절 90° 벌림 및 팔꿉관절 90° 굽힌 위치에 배치(위팔세갈래근 작용 억제 위해)
고정: 어깨뼈가 약한 경우 고정, 그렇지 않은 경우 몸통을 고정</td>
<td>정상(normal) 및 우(good)</td>
<td rowspan="2">저항위치:
위팔뼈 먼쪽 부위</td>
</tr>
<tr>
<td>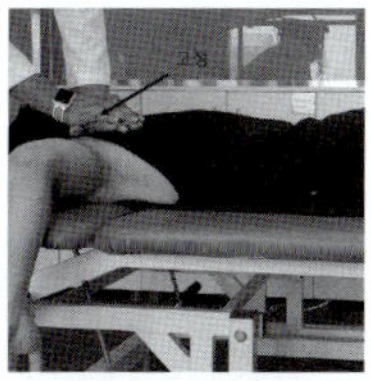</td>
<td>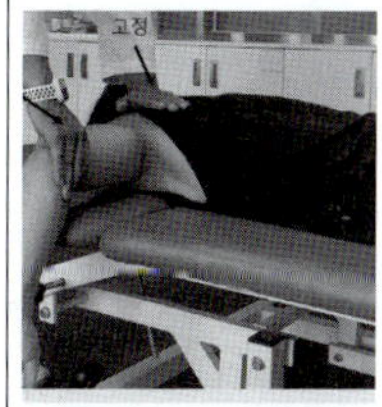</td>
</tr>
<tr>
<td>가(poor)</td>
<td rowspan="2">자세:
앉은 자세에서 어깨관절 90° 벌림 및 팔꿉관절 90° 굽힌 자세(책상에 팔을 올려놓거나 치료사가 환자의 팔을 지지 후 수평벌림 실시)
고정: 어깨뼈 또는 몸통</td>
<td>불가(trace) 및 영(zero)</td>
<td rowspan="2">촉진위치:
• 어깨세모근(뒤쪽)은 어깨뼈가시의 아래 가쪽부위와 위팔뼈 뒤 1/3 지점</td>
</tr>
<tr>
<td>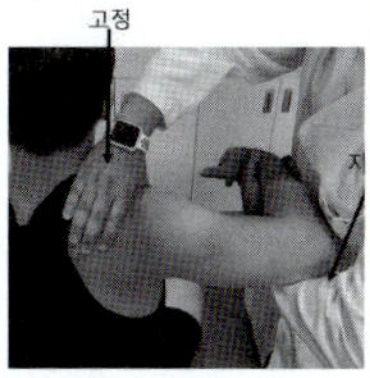</td>
<td>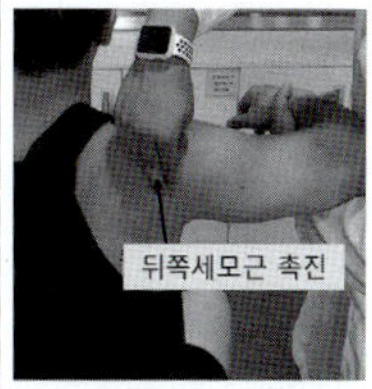</td>
</tr>
</table>

어깨관절 수평모음근

큰가슴근 (pectoralis major) 가동범위: 120° 지시: "팔을 가슴쪽으로 모아주세요" 대상작용 및 주의사항 • 몸통돌림 방지	**양(fair)** 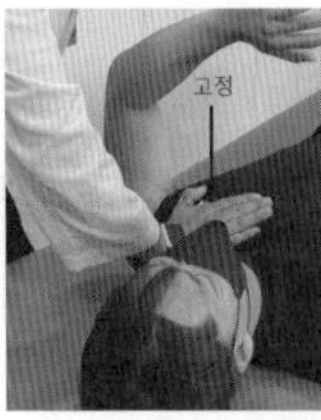	시작 자세: 바로 누운 자세에서 어깨관절 90° 벌림 및 팔꿉관절 90° 굽힘 위치에 배치 고정: 어깨뼈가 약한 경우 고정, 그렇지 않은 경우 몸통 고정	**정상(normal) 및 우(good)** 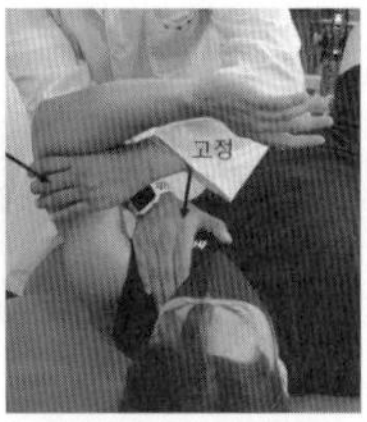	저항위치: 위팔뼈 먼쪽 부위(단, 큰가슴근의 복장뼈 섬유부분과 빗장뼈 섬유부분을 구분하여 저항을 줄 때는 섬유 방향을 고려)
	가(poor) 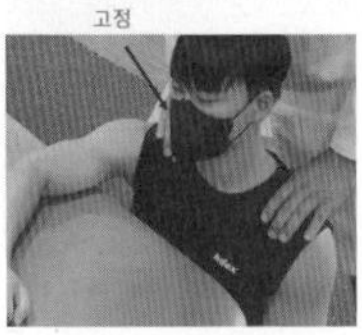	자세: 앉은 자세에서 팔꿉관절 약간 굽힌 위치에서 시작(책상에 팔을 올려놓거나 치료사가 환자의 팔을 지지 후 수평모음 실시) 고정: 어깨뼈 또는 몸통	**불가(trace) 및 영(zero)** 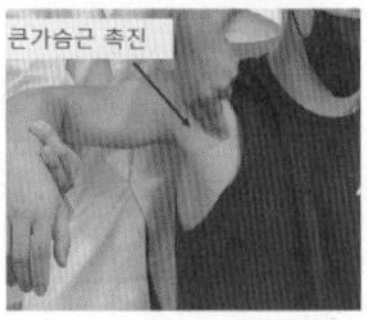	촉진위치: 큰가슴근은 위팔뼈 앞쪽면에 있는 큰가슴근 닿는 곳 부위

어깨관절 바깥돌림근

가시아래근 (infraspinatus) 작은원근 (teres minor) 가동범위: 90° 지시: "손이 머리쪽으로 가게 돌려주세요" 대상작용 및 주의사항 • 어깨 들림 방지	**양(fair)** 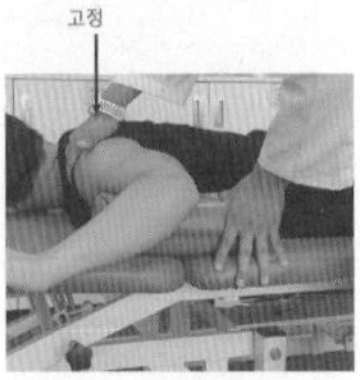	시작 자세: 엎드린 자세에서 어깨관절 90° 벌림 및 팔꿉관절 90° 굽힘 위치에 배치 고정: 어깨뼈근육이 약한 경우 고정	**정상(normal) 및 우(good)** 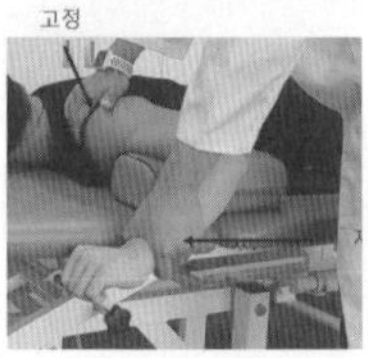	저항위치: 손목에 저항을 가함
	가(poor) 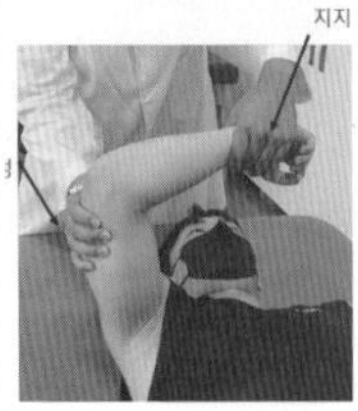	자세: 침상 옆으로 팔을 늘어뜨리고 엎드린 자세에서 완전 안쪽돌림된 위치에서 바깥돌림 실시하거나 또는 바로 누운 자세에서 어깨와 팔꿉관절 90° 굽힌 위치에 팔을 배치하고 바깥돌림 실시 고정: 위팔뼈 대상작용: 아래팔 뒤침근의 작용 방지	**불가(trace) 및 영(zero)** 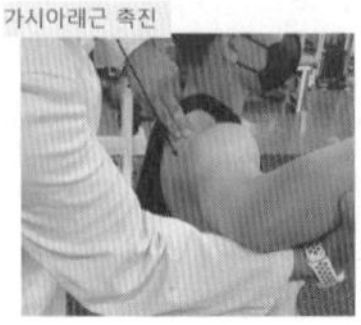	촉진위치: • 작은원근은 어깨뼈의 겨드랑이 측면 • 가시아래근은 어깨가시 아래쪽 부분

어깨관절 안쪽 돌림근

<table>
<tr>
<td rowspan="4">어깨밑근
(subscapularis)

가동범위: 80°

지시: “손이 다리쪽으로 향하게 돌려주세요”

대상작용 및 주의사항:
• 위팔 내림 밑 어깨 내림 방지</td>
<th>양(fair)</th>
<td rowspan="2">시작 자세:
엎드린 자세에서 어깨관절 90° 벌림 및 팔꿉관절 90° 굽힘 위치에 배치
고정: 어깨뼈근육이 약한 경우 고정하거나 위팔뼈 고정</td>
<th>정상(normal) 및 우(good)</th>
<td rowspan="2">저항위치: 손목에 저항을 적용</td>
</tr>
<tr>
<td>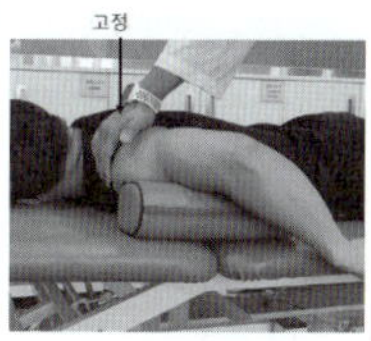</td>
<td>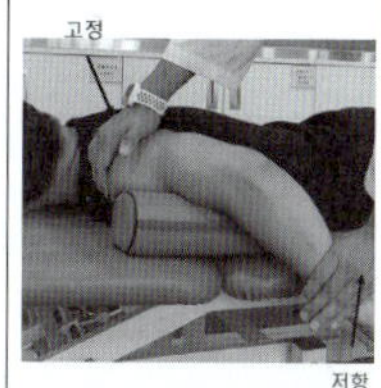</td>
</tr>
<tr>
<th>가(poor)</th>
<td rowspan="2">자세:
침상 옆으로 팔을 늘어뜨리고 엎드린 자세에서 완전 바깥돌림된 위치에서 안쪽돌림 실시하거나 또는 바로 누운 자세에서 어깨와 팔꿉관절 90° 굽힌 위치에 팔을 배치하고 안쪽돌림 실시
고정: 어깨뼈 또는 위팔뼈 고정
대상작용: 아래팔 엎침근의 작용 방지</td>
<th>불가(trace) 및 영(zero)</th>
<td rowspan="2">촉진위치:
• 어깨밑근은 겨드랑이 근처 어깨밑근의 닿는곳 위치에서 촉진</td>
</tr>
<tr>
<td>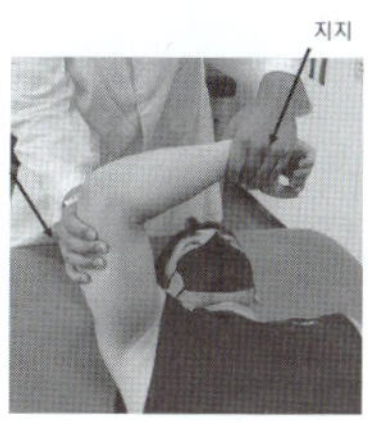</td>
<td>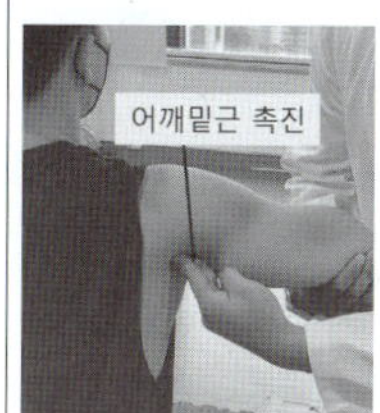</td>
</tr>
</table>

팔꿉관절 굽힘근

<table>
<tr>
<td rowspan="4">위팔두갈래근
(biceps brachii)
위팔근
(brachialis)
위팔노근
(brachioradialis)

가동범위: 150°

지시: “아래팔을 굽혀주세요”

대상작용 및 주의사항:
• 몸통 뒤로 기움 방지
• 손목 굽힘근의 작용 방지 위해 손목 이완된 채 유지</td>
<th>양(fair)</th>
<td rowspan="2">시작 자세:
앉은 자세에서 팔을 몸통에 붙임
근육별 자세:
위팔두갈래근은 아래팔 뒤침 위치, 위팔근은 엎침 위치, 위팔노근은 중립위치
고정: 위팔뼈</td>
<th>정상(normal) 및 우(good)</th>
<td rowspan="2">저항위치: 손목에 저항을 적용</td>
</tr>
<tr>
<td>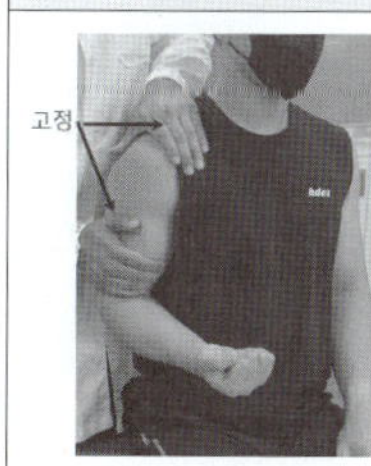</td>
<td>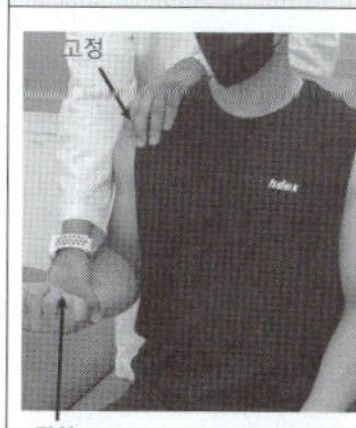</td>
</tr>
<tr>
<th>가(poor)</th>
<td rowspan="2">자세: 바로 누운 자세에서 어깨관절 90° 벌림 위치에 배치
고정: 위팔뼈
대상작용: 위팔뼈 모음 방지</td>
<th>불가(trace) 및 영(zero)</th>
<td rowspan="2">촉진위치:
• 위팔두갈래근: 팔꿈치 앞쪽면 또는 근육 가운데 부분에서 촉진
• 위팔노근: 아래팔 앞 · 가쪽에서 촉진
• 위팔근: 위팔두갈래근 아래 끝부분의 안쪽부위</td>
</tr>
<tr>
<td>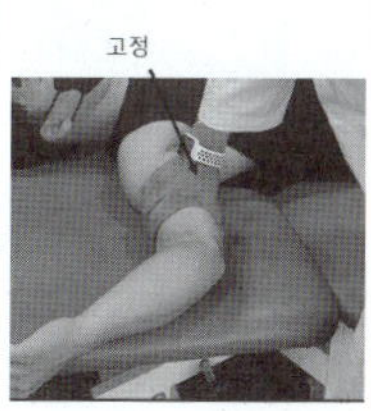</td>
<td>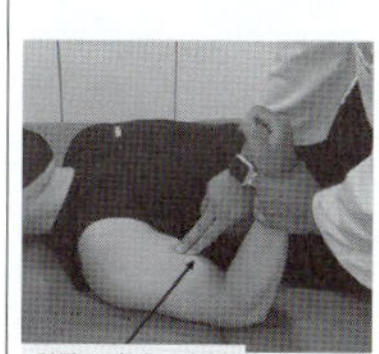</td>
</tr>
</table>

팔꿉관절 폄근

<table>
<tr>
<td rowspan="2">위팔세갈래근
(triceps brachii)

가동범위: 150°

지시: “이래팔을 펴주세요”

대상작용 및 주의사항:
• 위팔뼈 내림 방지
• 손목 폄근의 작용 방지 위해 손목 이완된 채 유지</td>
<td>양(fair)
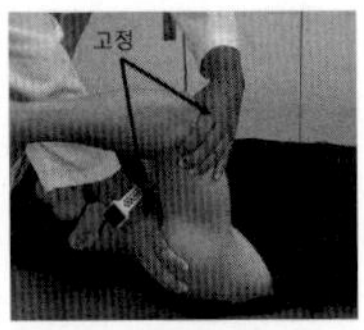</td>
<td>시작 자세:
바로 누운 자세에서 어깨관절 90° 굽히고 팔꿉관절을 구부린 위치에 배치

고정: 위팔뼈</td>
<td>정상(normal) 및 우(good)
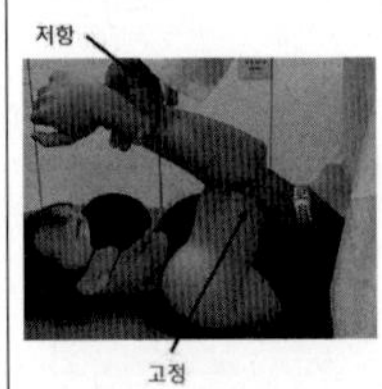</td>
<td>저항위치: 손목에 저항을 적용

• 참조: 가동범위 끝부분에서 잠김현상(관절손상 유발)이 일어나지 않게 주의</td>
</tr>
<tr>
<td>가(poor)
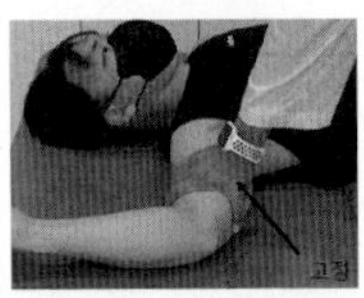</td>
<td>자세: 바로 누운 자세에서 어깨관절 90° 벌림 위치에 배치

고정: 위팔뼈

대상작용: 위팔뼈 벌림 방지</td>
<td>불가(trace) 및 영(zero)
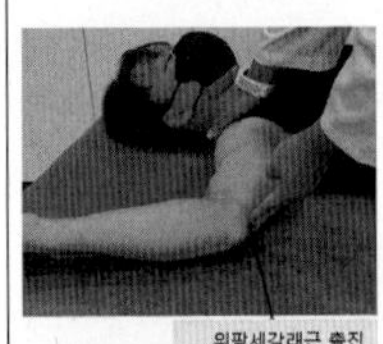</td>
<td>촉진위치:
• 위팔세갈래근은 팔꿈치 머리에서 촉진</td>
</tr>
</table>

팔꿉관절 뒤침근

<table>
<tr>
<td rowspan="2">위팔두갈래근
(biceps brachii)
뒤침근
(supinator)

가동범위: 90°

지시: “아래팔을 바깥쪽으로 돌려주세요”

대상작용 및 주의사항:
• 어깨관절 바깥돌림 및 팔꿈치 안쪽 이동 방지
• 손목 및 손가락 이완 유지</td>
<td>양(fair)
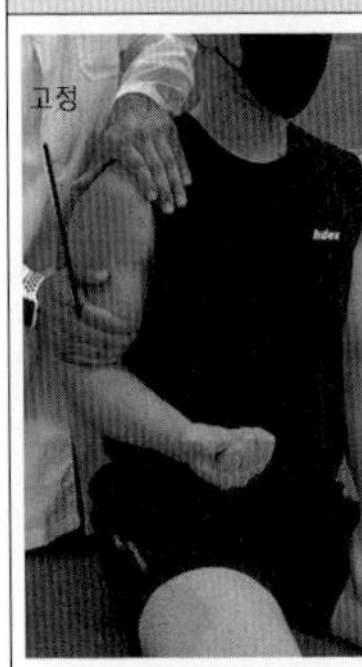</td>
<td>시작 자세:
앉은 자세에서 팔을 몸통에 붙이고 팔꿉관절을 90° 굽힘 및 완전 엎침 위치에 배치
고정: 위팔뼈</td>
<td>정상(normal) 및 우(good)
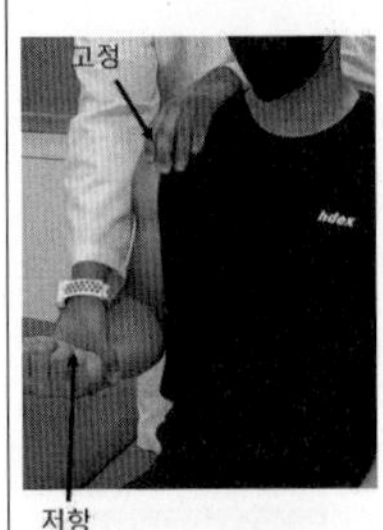</td>
<td>저항위치: 손목에 저항을 적용</td>
</tr>
<tr>
<td>가(poor)
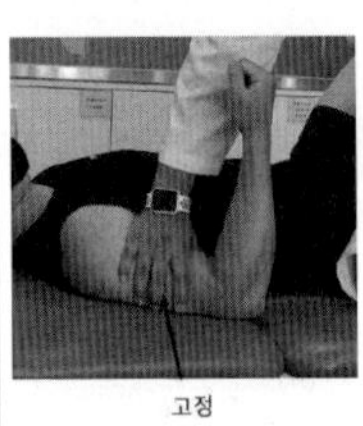</td>
<td>자세:
누운 자세에서 팔꿉관절을 90° 굽힘 위치에 배치(‘양’ 자세에서 일부 움직이는 경우 ‘가’로 판정할 수 있음)
고정: 위팔뼈</td>
<td>불가(trace) 및 영(zero)
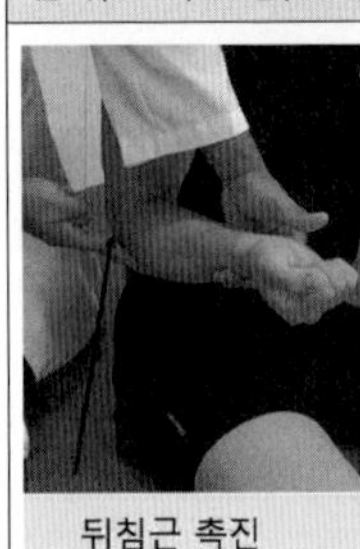</td>
<td>촉진위치:
• 위팔두갈래근은 팔꿈치 앞쪽면에서 촉진
• 뒤침근은 노뼈머리에서 촉진</td>
</tr>
</table>

팔꿉관절 엎침근

근육	등급	설명	등급	설명
원엎침근 (pronator teres) 네모엎침근 (pronator quadratus) 가동범위: 0~90° 지시: "아래팔을 안쪽으로 돌려주세요" 대상작용 및 주의사항: • 어깨관절 안쪽돌림 및 팔꿈치바깥쪽이동 방지 • 손목 및 손가락 이완 유지	**양(fair)** 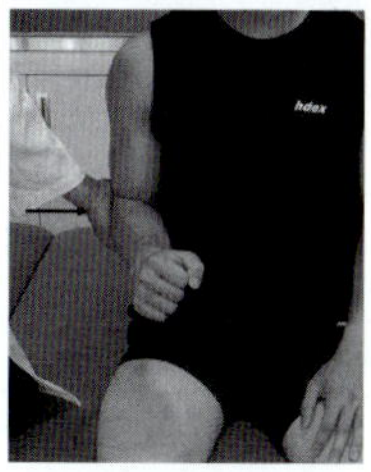	시작 자세: 앉은 자세에서 팔을 몸통에 붙이고 팔꿉관절 90° 굽힘 및 완전 뒤침 위치에서 시작 고정: 위팔뼈	**정상(normal) 및 우(good)** 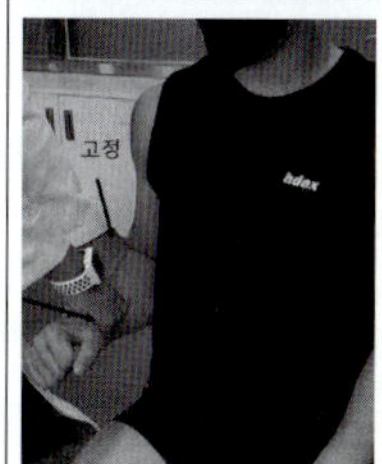	저항위치: 손목에 저항을 적용
	가(poor) 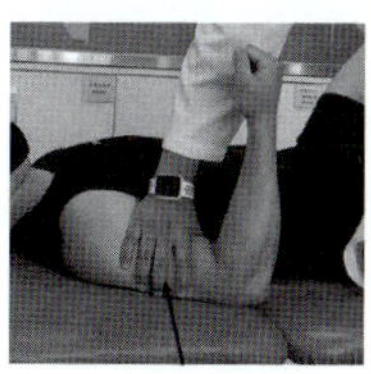 고정	자세: 누운 자세에서 팔꿉관절을 90° 굽힘 위치에 배치('양' 자세에서 일부 움직이는 경우 '가'로 판정할 수 있음) 고정: 위팔뼈	**불가(trace) 및 영(zero)** 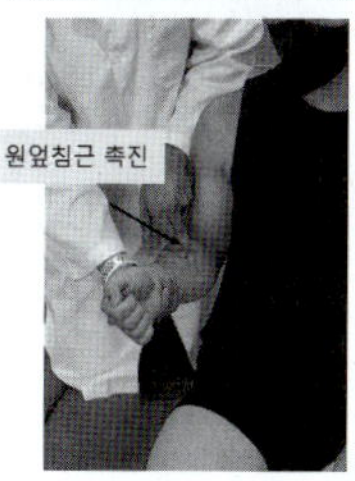	촉진위치: • 원엎침근은 아래팔 앞쪽면 1/3 부위 • 네모엎침근은 촉진이 어려움

손목관절 굽힘근

근육	등급	설명	등급	설명
손목노쪽굽힘근 (flexor carpi radialis) 손목자쪽굽힘근 (flexor carpi ulnaris) 가동범위: 90° 지시: "손을 손바닥쪽으로 올려주세요" 대상작용 및 주의사항: • 손가락 이완 유지	**양(fair)** 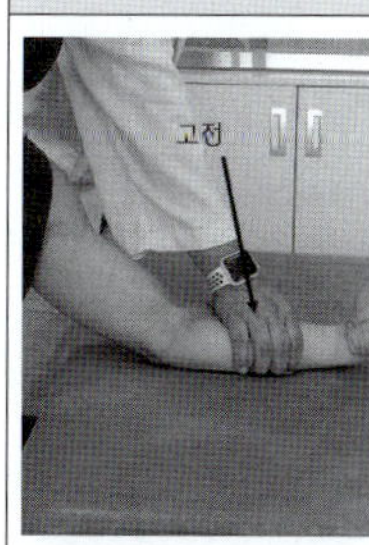	시작 자세: 앉은 자세에서 아래팔이 뒤침된 위치에 배치 근육별 자세: • 손목자쪽굽힘근은 자쪽으로 치우치게 굽힘 • 손목노쪽굽힘근은 노쪽으로 치우치게 굽힘 고정: 아래팔뼈	**정상(normal) 및 우(good)** 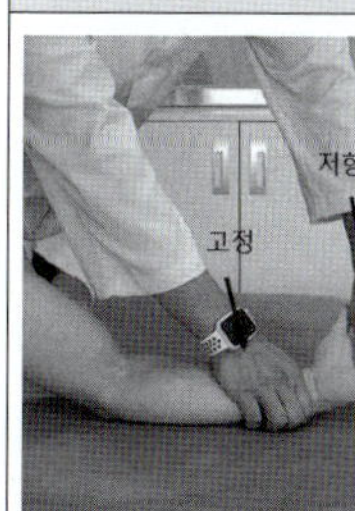	저항위치: 손허리뼈에 저항을 적용(단, 손목자쪽굽힘근은 5번째 손허리뼈에 저항을 주고 손목노쪽굽힘근은 2번째 손허리뼈에 저항)
	가(poor) 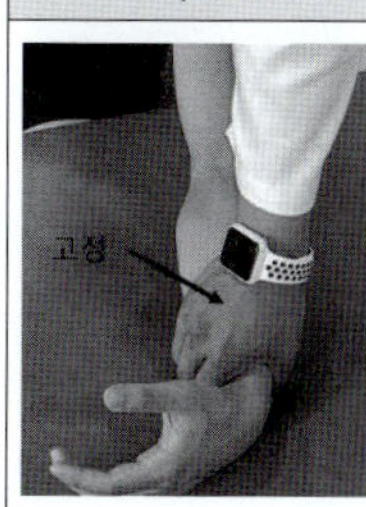	자세: 아래팔 중립위치 고정: 아래팔뼈	**불가(trace) 및 영(zero)** 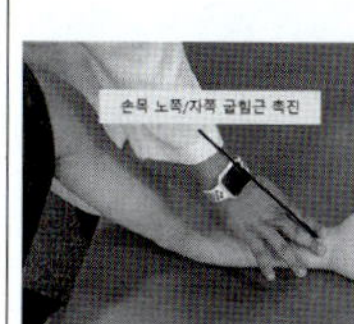	촉진위치: • 손목노쪽굽힘근은 손목 가쪽 부위 힘줄 • 손목자쪽굽힘근은 손목 안쪽 부위 힘줄

손목관절 폄근

긴손목노쪽폄근 (extensor carpi radialis longus) 짧은손목노쪽폄근 (extensor carpi radialis brevis) 손목자쪽폄근 (extensor carpi ulnaris) 가동범위: 80°	**양(fair)** 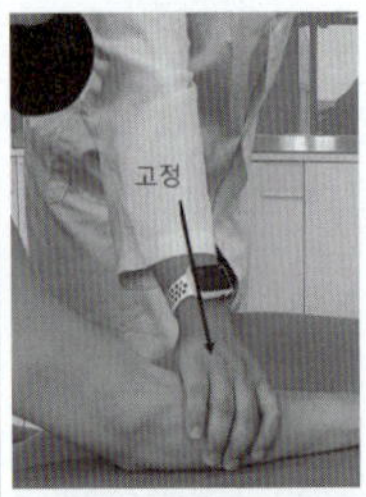 	시작 자세: 앉은 자세에서 아래팔이 엎침 위치에 배치 근육별 자세: • 손목자쪽폄근은 자쪽으로 치우치게 폄 • 손목노쪽폄근은 노쪽으로 치우치게 폄 고정: 아래팔뼈	**정상(normal) 및 우(good)** 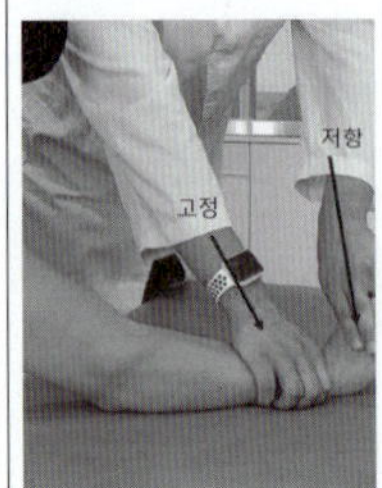 	저항위치: 손허리뼈에 저항을 적용(단, 손목자쪽폄근은 5번째 손허리뼈에 저항을 주고 손목노쪽폄근은 2, 3번째 손허리뼈에 저항)
지시: "손을 손등쪽으로 올려주세요" 대상작용 및 주의사항: • 손가락 이완 유지	**가(poor)** 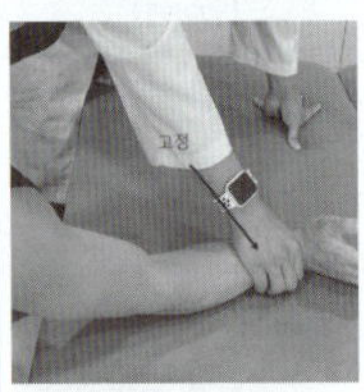 	자세: 아래팔 중립위치 고정: 아래팔뼈	**불가(trace) 및 영(zero)** 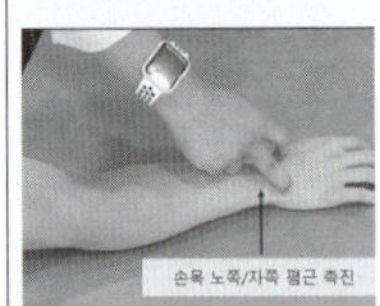 	촉진위치: • 손목노쪽폄근은 2, 3번째 손허리뼈에서 손목뼈 위 힘줄 • 손목자쪽폄근은 5번째 손허리뼈에서 손목뼈 위 힘줄

손허리관절 굽힘근

벌레근 (lumbricals) 가동범위: 90° 지시: "손가락을 편 채로 손가락을 올려주세요" 대상작용 및 주의사항: • 손가락이 펴진 상태 유지	**양(fair)** 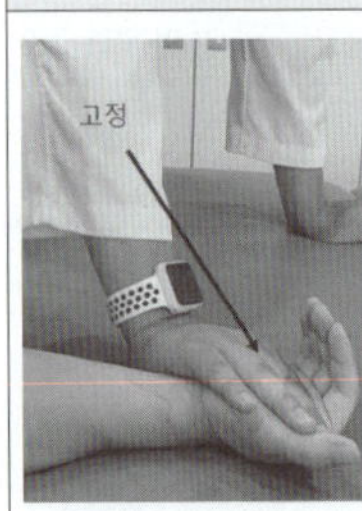 	시작 자세: 앉은 자세에서 아래팔이 뒤침 위치에서 시작 근육별 자세: • 필요한 경우 각각의 벌레근별로 실시 고정: 손허리뼈	**정상(normal) 및 우(good)** 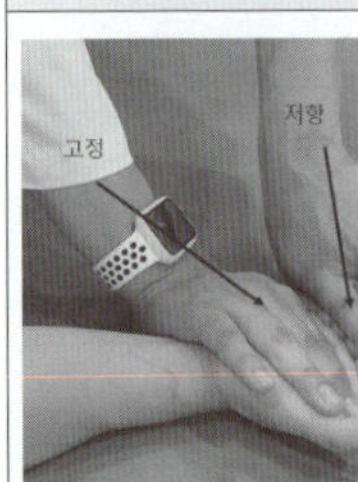 	저항위치: 몸쪽 손가락뼈에 저항을 적용(단, 필요 시 각 손가락뼈에 저항 적용)
	가(poor) 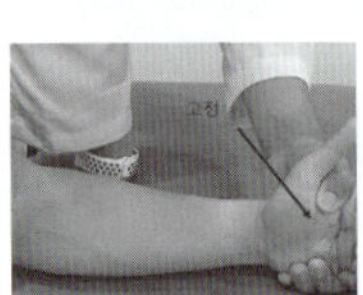	자세: 아래팔 중립위치 고정: 손허리뼈	**불가(trace) 및 영(zero)** 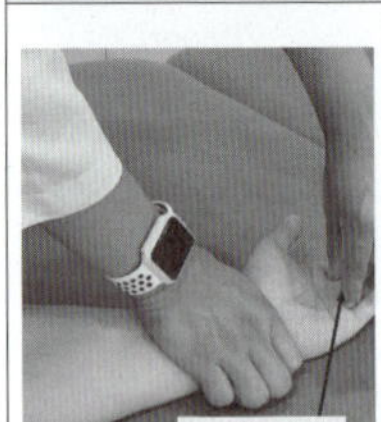 	촉진위치: • 벌레근은 몸쪽 손가락뼈의 손바닥면 촉진

몸쪽 및 먼쪽 손가락관절 굽힘근

<table>
<tr>
<td rowspan="2">얕은손가락굽힘근
(flexor digitorum superficialis)
깊은손가락굽힘근
(flexor digitorum profundus)

가동범위: 90°

지시:
"손가락 2번째 마디를 굽혀주세요"
"손가락 3번째 마디를 굽혀주세요"

대상작용 및 주의사항:
• 검사받는 손가락 이외 움직임 제한
• 수동불충분 및 능동불충분 방지</td>
<td>양(fair)
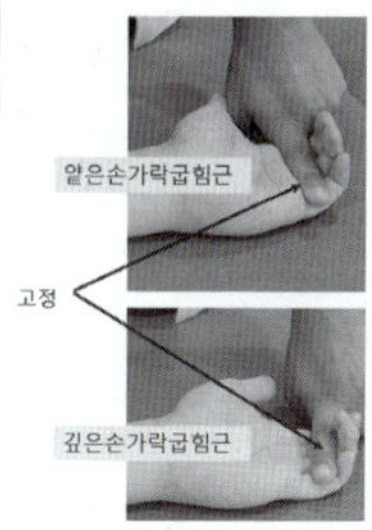
</td>
<td>시작 자세:
앉은 자세에서 아래팔이 뒤침 위치에 배치
근육별 자세:
• 필요한 경우 각각의 근육별로 실시
고정: 얕은손가락굽힘근 경우, 몸쪽 손가락뼈; 깊은손가락굽힘근 경우, 중간손가락뼈 고정</td>
<td>정상(normal) 및 우(good)
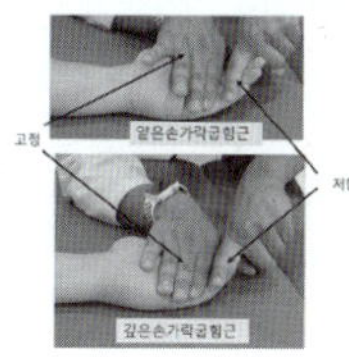
</td>
<td>저항위치: 얕은손가락굽힘근인 경우 중간손가락뼈에 저항; 깊은손가락굽힘근인 경우 먼쪽 손가락뼈에 저항을 적용(단, 필요 시 각 손가락뼈에 저항 적용)</td>
</tr>
<tr>
<td>가(poor)
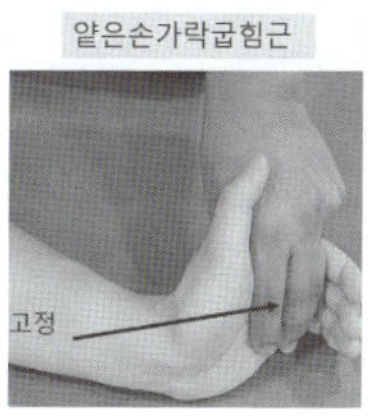
</td>
<td>자세:
아래팔 중립위치
고정: 얕은손가락굽힘근인 경우 몸쪽 손가락뼈; 깊은손가락굽힘근인 경우 중간손가락뼈</td>
<td>불가(trace) 및 영(zero)
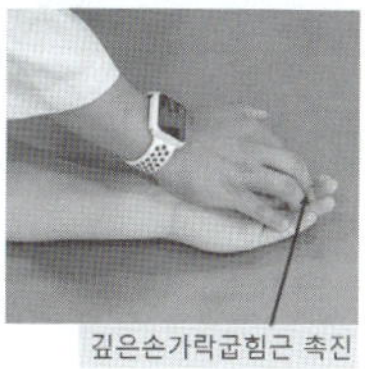
</td>
<td>촉진위치:
• 얕은손가락굽힘근은 몸쪽 손가락뼈관절의 손바닥면 촉진
• 깊은손가락굽힘근은 먼쪽 손가락뼈관절의 손바닥면 촉진</td>
</tr>
</table>

손허리관절 폄근

<table>
<tr>
<td rowspan="2">손가락폄근
(extensor digitorum)
집게폄근
(extensor indicis)
새끼손가락폄근
(extensor digiti minimi)

가동범위: 20도

지시: "손가락을 손등쪽으로 올려주세요"

대상작용 및 주의사항:
• 손가락관절 약간 굽힘 유지
• 수동불충분 및 능동불충분 방지</td>
<td>양(fair)
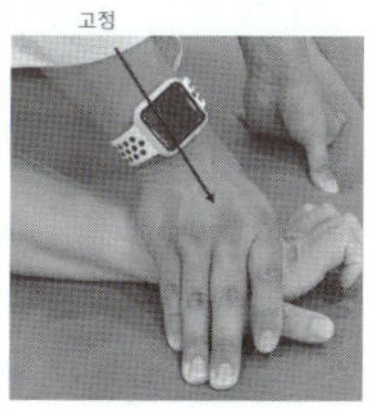
</td>
<td>시작 자세:
앉은 자세에서 아래팔이 엎침 위치에 배치
근육별 자세:
• 필요한 경우 각각의 근육별로 실시
고정: 손허리뼈 고정</td>
<td>정상(normal) 및 우(good)
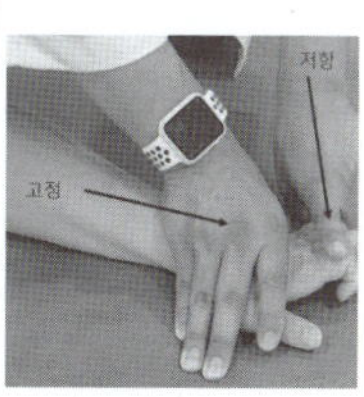
</td>
<td>저항위치: 몸쪽 손가락뼈에 저항을 적용(단, 필요 시 각 손가락뼈에 저항 적용)</td>
</tr>
<tr>
<td>가(poor)
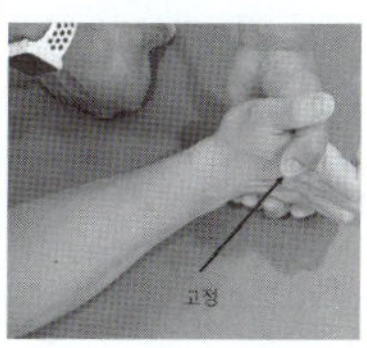
</td>
<td>자세: 아래팔 중립위치
고정: 손허리뼈</td>
<td>불가(trace) 및 영(zero)
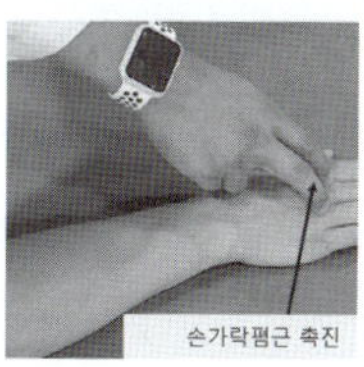
</td>
<td>촉진위치:
• 손허리뼈의 손등면에서 촉진</td>
</tr>
</table>

손허리관절 벌림근

근육	등급	방법	등급	저항·촉진
뒤쪽뼈사이근 (dorsal interosseous) 새끼손가락벌림근 (abductor digiti minimi) 가동범위: 25° 지시: "손가락을 벌려주세요"	양(fair) 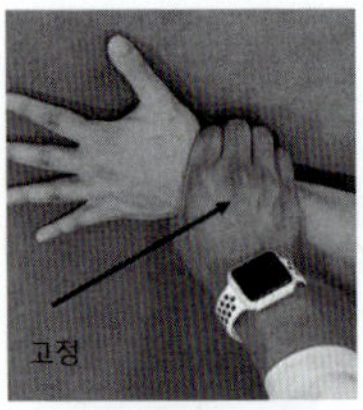	시작 자세: 앉은 자세에서 아래팔이 엎침 위치에 배치 근육별 자세: • 필요한 경우 각각의 근육별로 실시 고정: 손목 및 손허리뼈 고정	정상(normal) 및 우(good) 저항 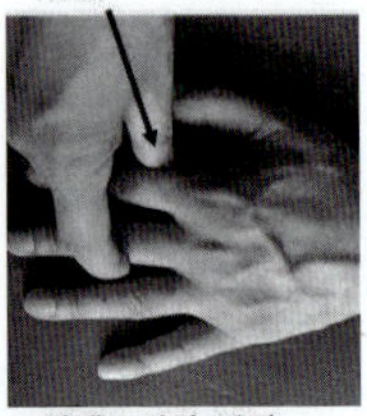 집게손가락 벌림	저항위치: 몸쪽 손가락뼈의 가쪽면에 저항을 적용(각 손가락뼈에 저항 적용)
	가(poor) 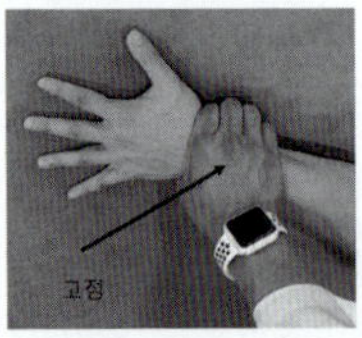	자세: 아래팔 엎침 위치 고정: 손허리뼈 '양' 검사 시 부분적으로 움직이는 경우 '가'로 판정가능	불가(trace) 및 영(zero) 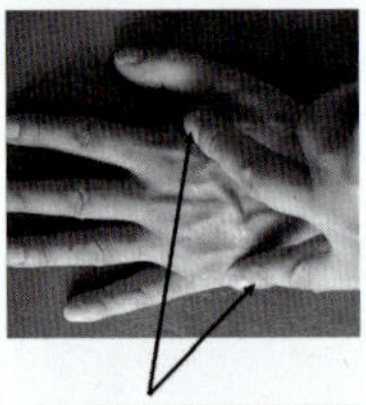 2, 5번째 손가락벌림근 촉진	촉진위치: • 손허리뼈의 손등면에서 촉진

손허리관절 모음근

근육	등급	방법	등급	저항·촉진
손바닥뼈사이근 (palmar interosseous) 가동범위: 25° 지시: "손가락을 모아주세요"	양(fair) 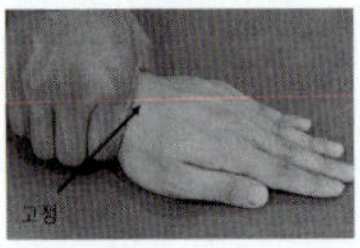	시작 자세: 앉은 자세에서 아래팔이 엎침 위치에 배치 근육별 자세: • 필요한 경우 각각의 근육별로 실시 고정: 손목 및 손허리뼈 고정	정상(normal) 및 우(good) 2번째 손가락모음근 저항 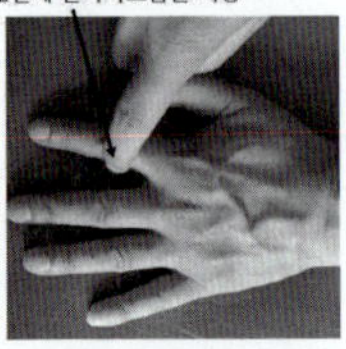	저항위치: 몸쪽 손가락뼈의 안쪽면에 저항을 적용(각 손가락뼈에 저항 적용)
	가(poor) 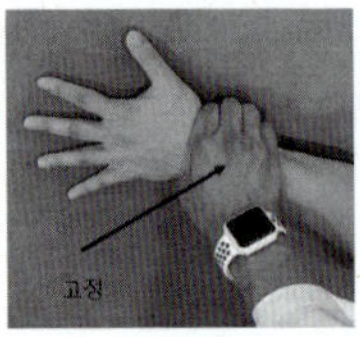	자세: 아래팔 엎침 위치 고정: 손목 및 손허리뼈 고정 '양' 검사 시 부분적으로 움직이는 경우 '가'로 판정가능	불가(trace) 및 영(zero) 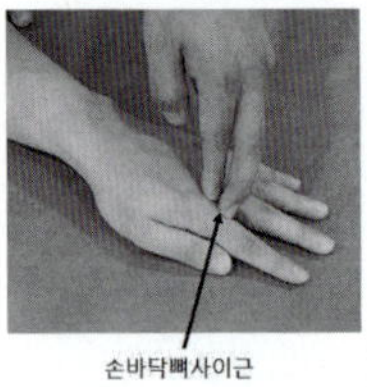 손바닥뼈사이근	촉진위치: • 몸쪽 손가락뼈에 있는 근육 닿는 부위(촉지가 어려움)

엄지손가락의 손허리관절과 손가락관절 굽힘근

근육	양(fair)	자세 및 고정	정상(normal) 및 우(good)	위치
긴엄지굽힘근 (flexor pollicis longus) 짧은엄지굽힘근 (flexor pollicis brevis) 가동범위: MCP: 70° IP: 90° 지시: "엄지손가락을 굽혀주세요"	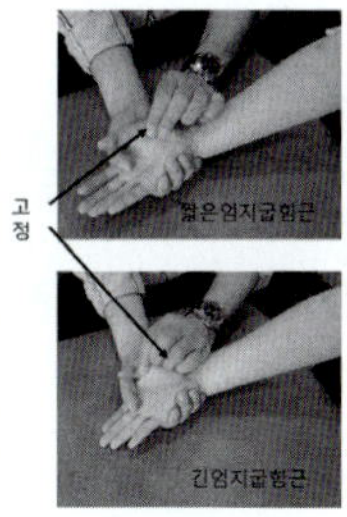	시작 자세: 앉은 자세에서 아래팔이 뒤침 위치에 배치 고정: 짧은엄지굽힘근은 손허리뼈; 긴엄지굽힘근은 몸쪽 손가락뼈	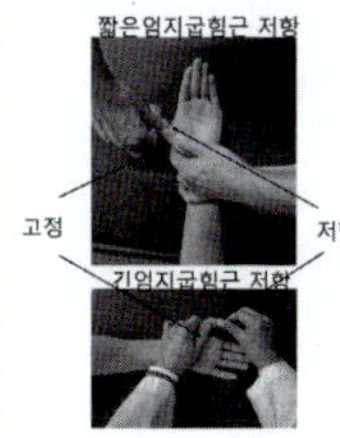	저항위치: 짧은엄지굽힘근은 몸쪽 손가락뼈; 긴엄지굽힘근은 먼쪽 손가락뼈
	가(poor)		**불가(trace) 및 영(zero)**	
	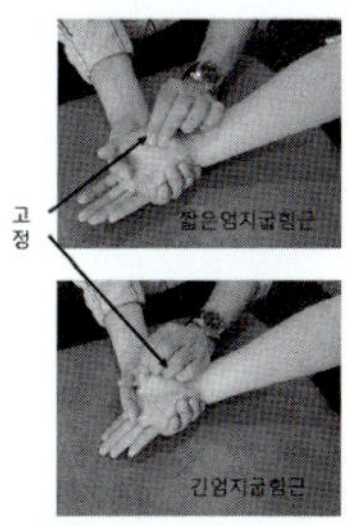	자세: 아래팔 뒤침 위치에 배치('양' 검사 시 부분적으로 움직이는 경우 '가'로 판정) 고정: 짧은엄지굽힘근은 손허리뼈; 긴엄지굽힘근은 몸쪽 손가락뼈	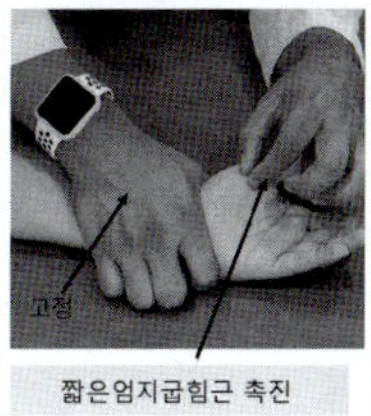	촉진위치: • 짧은엄지굽힘근은 손허리뼈 손바닥 면에서 촉진 • 긴엄지굽힘근은 엄지의 몸쪽 손가락 손바닥 면에서 촉진

엄지손가락의 손허리관절과 손가락관절 폄근

근육	양(fair)	자세 및 고정	정상(normal) 및 우(good)	위치
긴엄지폄근 (extensor pollicis longus) 짧은엄지폄근 (extensor pollicis brevis) 가동범위: MCP: 70° IP: 90° 지시: "엄지손가락을 펴주세요"	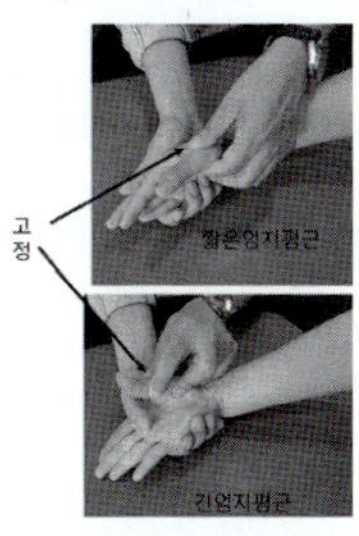	시작 자세: 앉은 자세에서 아래팔 중립위치에 배치 고정: 짧은엄지폄근은 손허리뼈; 긴엄지폄근은 몸쪽 손가락뼈	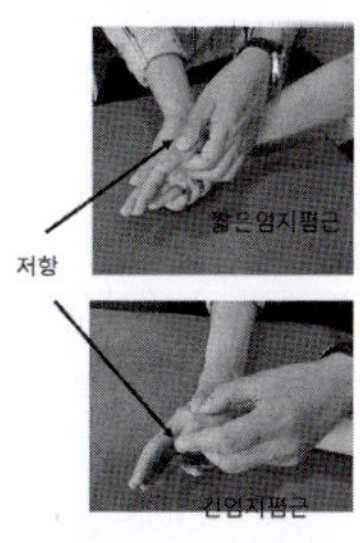	저항위치: 짧은엄지폄근은 몸쪽 손가락뼈; 긴엄지폄근은 먼쪽 손가락뼈
	가(poor)		**불가(trace) 및 영(zero)**	
	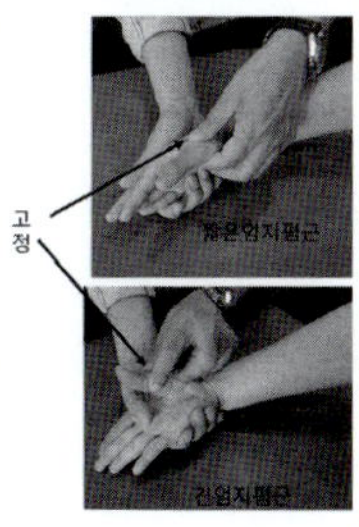	자세: 아래팔 중립위치에 배치('양' 검사 시 부분적으로 움직이는 경우 '가'로 판정) 고정: 짧은엄지폄근은 손허리뼈; 긴엄지폄근은 몸쪽 손가락뼈	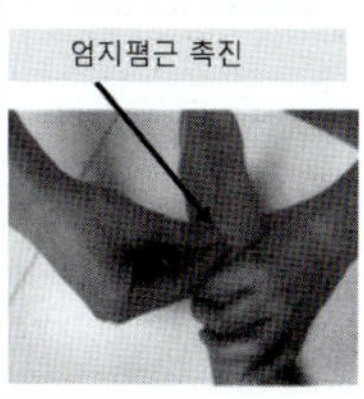	촉진위치: • 짧은엄지폄근은 손허리뼈 손등면에서 촉진 • 긴엄지폄근은 몸쪽 손가락뼈 손등면에서 촉진

엄지손가락 벌림근

근육	검사	자세 및 고정	검사	위치
긴엄지벌림근 (abductor pollicis longus) 짧은엄지벌림근 (abductor pollicis brevis) 가동범위: 80° 지시: "엄지손가락을 벌려주세요"	**양(fair)** 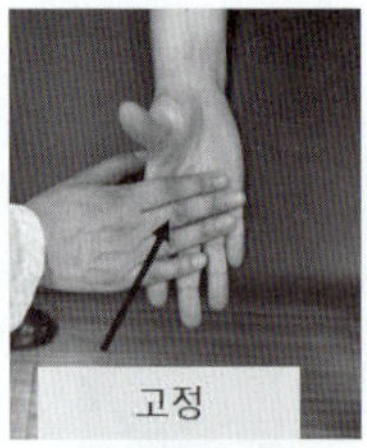	시작 자세: 앉은 자세에서 아래팔이 뒤침위치에 배치 고정: 2~5번째 손허리뼈	**정상(normal) 및 우(good)** 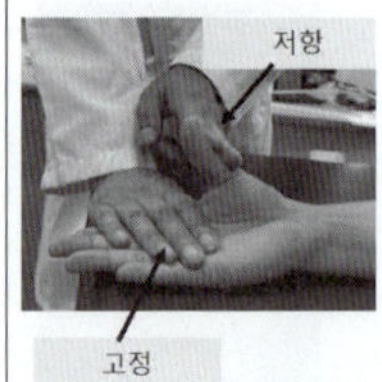	저항위치: 긴엄지벌림근은 손허리뼈; 짧은엄지벌림근은 몸쪽 손가락뼈
	가(poor) 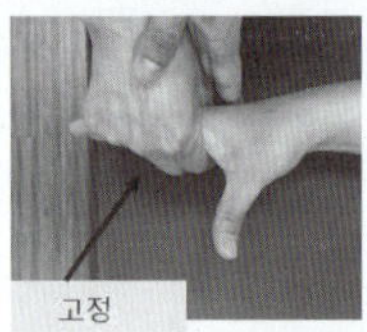	자세: 아래팔 중립위치에 배치('양' 검사 시 부분적으로 움직이는 경우 '가'로 판정가능) 고정: 2~5번째 손허리뼈	**불가(trace) 및 영(zero)** 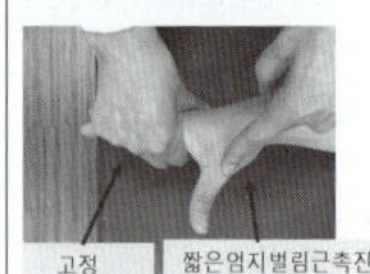	촉진위치: • 긴엄지벌림근은 엄지손허리뼈와 몸쪽 손가락뼈의 손등면에서 각각 촉진 • 짧은 엄지벌림근은 엄지두덕(짧은엄지굽힘근)의 가쪽면에서 촉진

엄지손가락 모음근

근육	검사	자세 및 고정	검사	위치
엄지모음근: 가로근과 빗근(adductor pollicis : transverse and oblique) 가동범위: 80° 지시: "엄지손가락을 모아주세요"	**양(fair)** 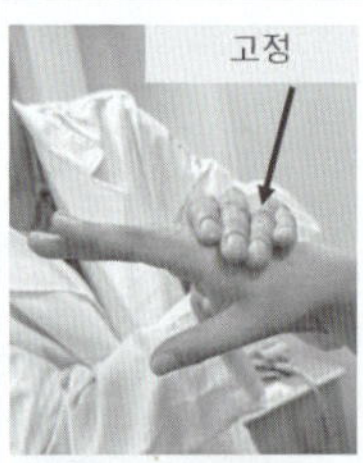	시작 자세: 앉은 자세에서 아래팔이 엎침위치에 배치 고정: 2~5번째 손허리뼈	**정상(normal) 및 우(good)** 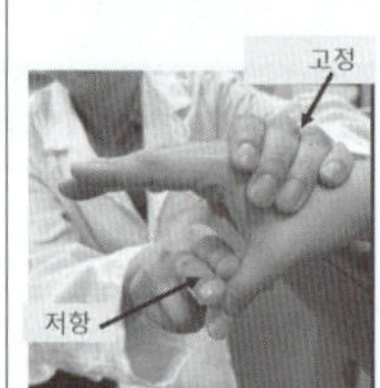	저항위치: 몸쪽 엄지손가락뼈
	가(poor) 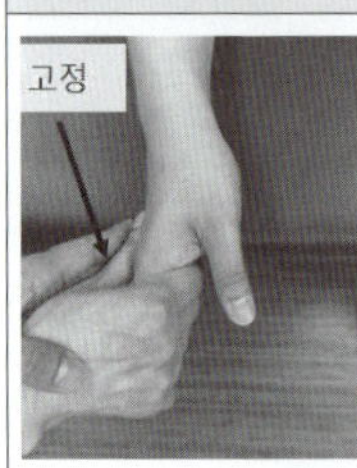	자세: 아래팔 중립위치에 배치('양' 검사 시 부분적으로 움직이는 경우 '가'로 판정가능) 고정: 2~5번째 손허리뼈	**불가(trace) 및 영(zero)** 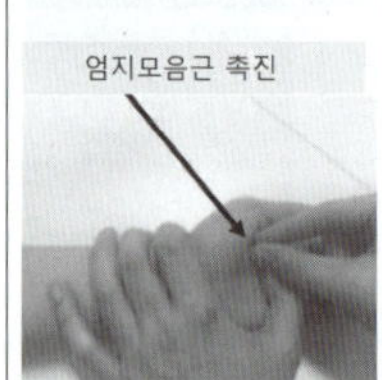	촉진위치: • 엄지손가락 손바닥면에서 촉진

엄지와 새끼손가락 대립

<table>
<tr>
<td rowspan="2">엄지대립근
(opponens pollicis)
새끼손가락대립근
(opponens digiti minimi)

지시: "엄지손가락과 새끼손가락이 마주 닿게 해 주세요"

대상작용 및 주의사항:
• 엄지 굽힘근 사용 방지</td>
<td>양(fair)
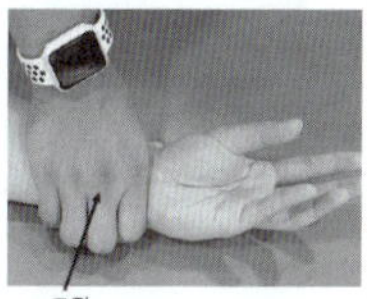</td>
<td>시작 자세:
앉은 자세에서 아래팔이 뒤침된 위치에 배치
고정: 손목</td>
<td>정상(normal) 및 우(good)
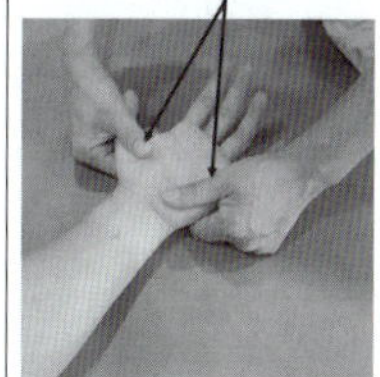</td>
<td>저항위치:
엄지와 5번째 손허리뼈</td>
</tr>
<tr>
<td>가(poor)
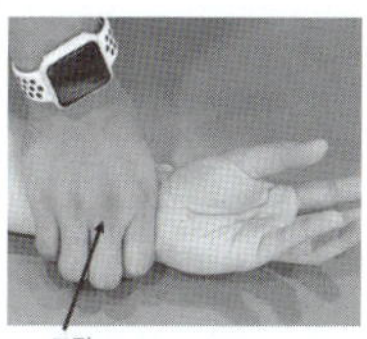</td>
<td>자세:
아래팔 뒤침 위치에 배치('양' 검사 시 부분적으로 움직이는 경우 '가'로 판정가능)
고정: 손목</td>
<td>불가(trace) 및 영(zero)
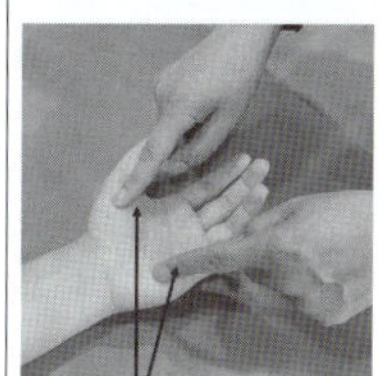</td>
<td>촉진위치:
• 엄지 및 새끼손허리뼈 부위</td>
</tr>
</table>

엉덩관절 굽힘

<table>
<tr>
<td rowspan="2">허리근
(psoas major)
엉덩근(iliacus)

가동범위: 120°

지시: "넙다리를 올려 주세요"

대상작용 및 주의사항:
• 몸통 뒤로 기움
• 엉덩관절 가쪽돌림과 벌림(넙다리빗근) 방지
• 안쪽돌림과 벌림(넙다리근막긴장근) 방지
• 무릎관절 굽힘을 통해 수동불충분 방지</td>
<td>양(fair)
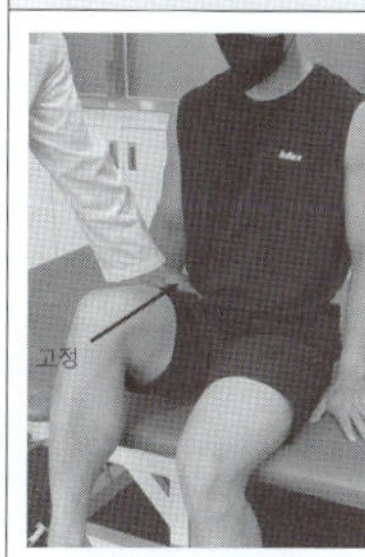</td>
<td>시작 자세:
앉은 자세에서 골반이 뒤쪽기울된 위치에 배치
고정: 골반</td>
<td>정상(normal) 및 우(good)
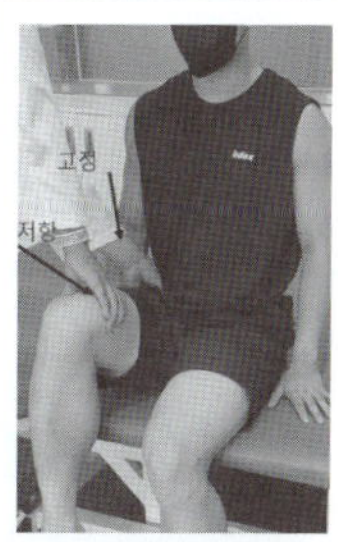</td>
<td>저항위치:
넙다리뼈 먼쪽 부위</td>
</tr>
<tr>
<td>가(poor)
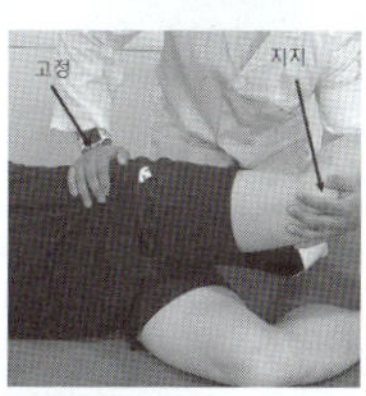</td>
<td>자세:
옆으로 누운 위치(위쪽 다리가 검사받는 다리임)
고정: 골반 고정하면서 위쪽다리 지지/무릎관절 굽힘 유지</td>
<td>불가(trace) 및 영(zero)
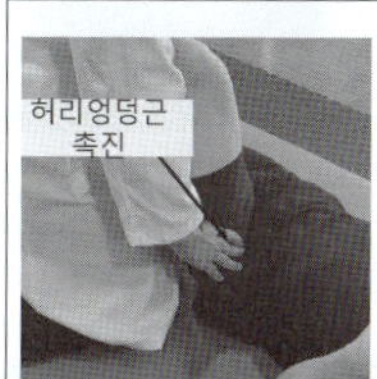</td>
<td>촉진위치:
• 사타구니 깊은 부분</td>
</tr>
</table>

엉덩관절 굽힘, 벌림, 가쪽돌림 및 무릎관절 굽힘

넙다리빗근(sartorius) 가동범위: 반대쪽 정강뼈를 따라 수직으로 이동 지시: "뒤꿈치로 반대쪽 정강이를 따라 무릎까지 올려주세요" 대상작용 및 주의사항 • 엉덩관절 똑바로 굽혀지는 동작(허리근과 넙다리곧은근 작용) 방지 • 몸통 뒤로 기움 방지	양(fair) 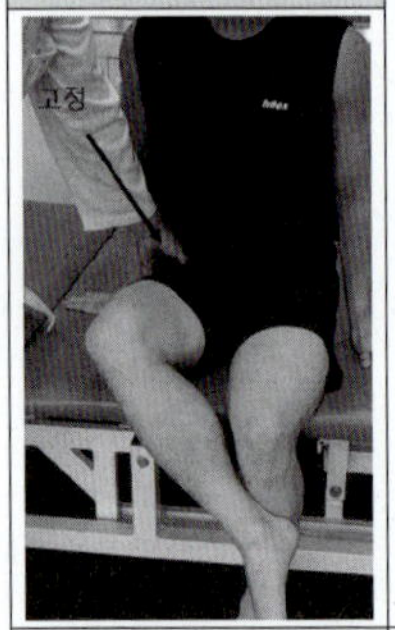	시작 자세: 앉은 자세에서 골반이 뒤쪽기울된 위치에 배치 고정: 골반	정상(normal) 및 우(good) 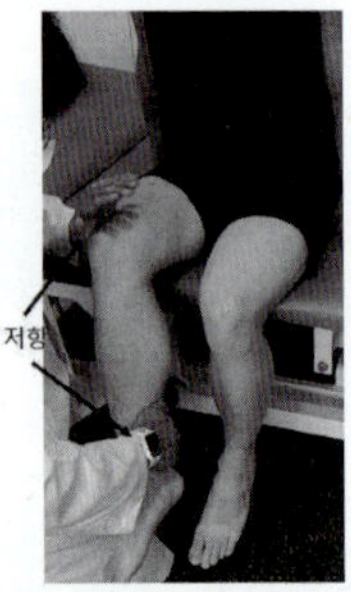	저항위치: 넙다리뼈 먼쪽 부위와 발목에 적용(엉덩관절 굽힘, 벌림, 가쪽돌림 및 무릎관절 굽힘을 억제하는 방향으로 저항 가함)
	가(poor) 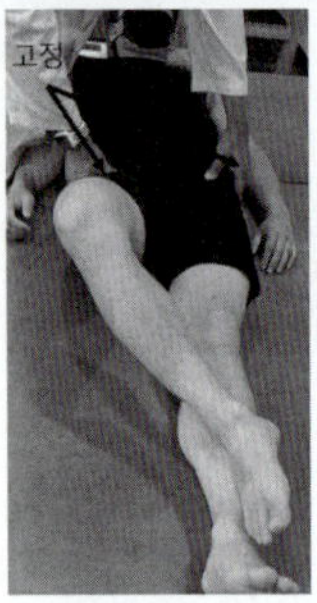	자세: 바로 누운 위치 고정: 골반	불가(trace) 및 영(zero) 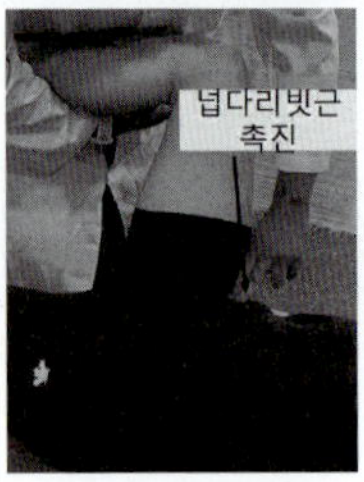	촉진위치: • 앞 위 엉 덩 뼈 가 시 (ASIS) 부위에서 촉진

엉덩관절 폄

| 큰볼기근
(gluteus maximus)
반힘줄근
(semitendinosus)
반막근
(semimembranosus)
긴넙다리두갈래근
(biceps femoris long head)

가동범위: 20°

지시: "무릎을 펴거나 굽힌 채 넓다리를 뒤로 올려주세요"

대상작용 및 주의사항:
• 골반 들림 방지 | 양(fair)
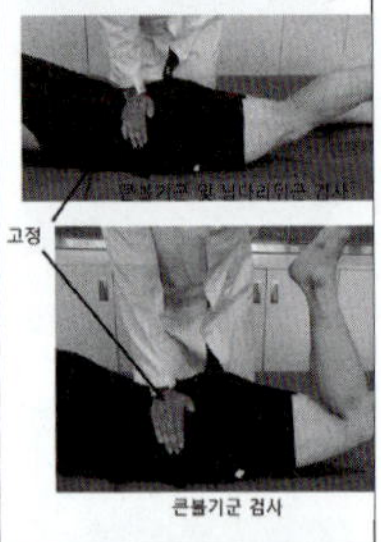 | 시작 자세:
엎드린 자세(큰볼기근만 검사하는 경우 엎드린 자세에서 무릎관절 굽힘 위치에 배치)
고정: 골반 | 정상(normal) 및 우(good)
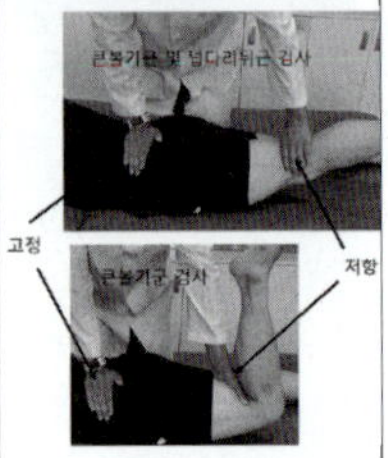 | 저항위치:
넙다리뼈 먼쪽 부위 |
| | 가(poor)
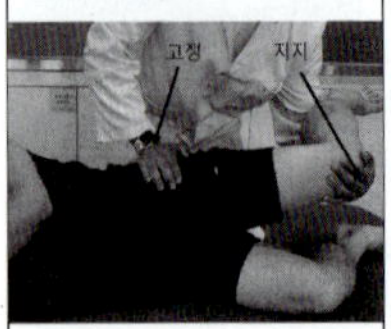 | 자세: 옆으로 누운 자세(위쪽다리가 검사받는 다리임)
고정: 골반 | 불가(trace) 및 영(zero)
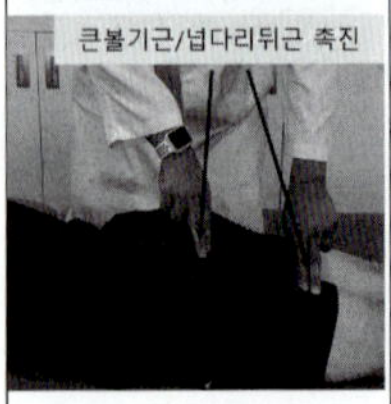 | 촉진위치:
• 큰볼기근은 엉덩선 부위
• 넙다리뒤근은 무릎뒤쪽 힘줄 부위 |

엉덩관절 벌림

중간볼기근 (gluteus medius) 가동범위: 45° 지시: "무릎을 펴고 넓다리를 벌려주세요" 대상작용 및 주의사항: • 검사시 골반 돌림(앞 또는 뒤) 방지(엉덩관절 굽힘근과 넙다리근막긴장근의 보상수축 방지) • 골반 올림 방지(허리네모근 보상수축 방지) • 하지 돌림 방지	양(fair)	시작 자세: 옆으로 누운 자세(다리가 골반보다 약간 뒤쪽에 위치하게 배치) 고정: 골반	정상(normal) 및 우(good)	저항위치: 넙다리뼈 먼쪽 부위
	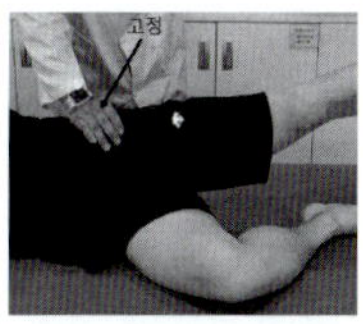		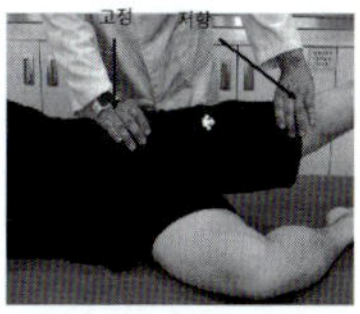	
	가(poor)	자세: 바로 누운 위치 고정: 골반 및 반대쪽 다리	불가(trace) 및 영(zero)	촉진위치: • 엉덩능선과 큰돌기(넙다리뼈) 사이 중간부위
	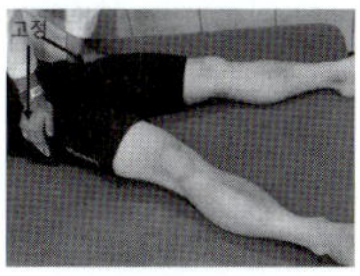		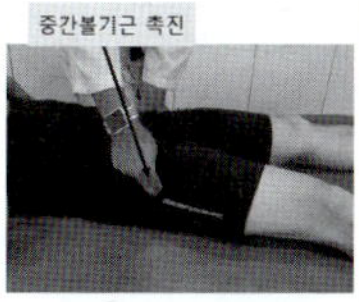	

엉덩관절 굽힌 자세에서 엉덩관절 벌림

넙다리근막긴장근 (tensor fascia latae) 가동범위: 30° 지시: "무릎을 편 채 넓다리를 벌려주세요" 대상작용 및 주의사항: • 엉덩관절 굽힌 위치 유지 • 하지 돌림 방지	양(fair)	시작 자세: 옆으로 누운 위치(엉덩관절 45° 굽힌 위치로 다리 배치) 고정: 골반	정상(normal) 및 우(good)	저항위치: 넙다리뼈 먼쪽 부위
	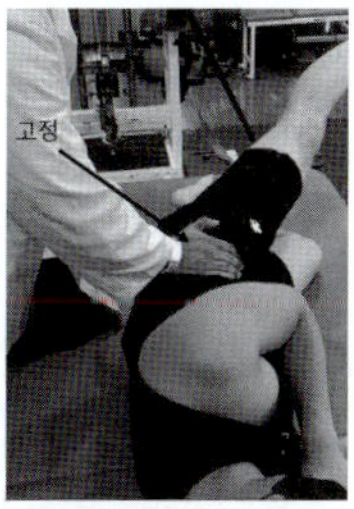		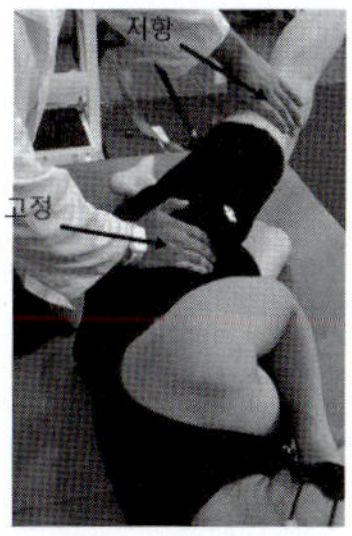	
	가(poor)	자세: 바로 누운 위치에서 몸통을 올려 바닥과 몸통이 45° 각을 이룬 위치 고정: 골반	불가(trace) 및 영(zero)	촉진위치: • 무릎관절 옆부분에 있는 넙다리근막긴장근 닿는 곳 부위
	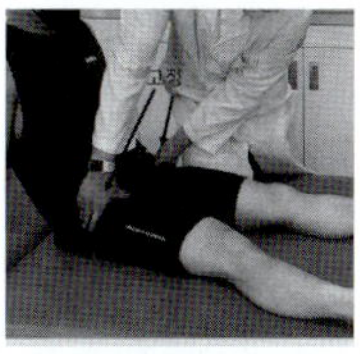		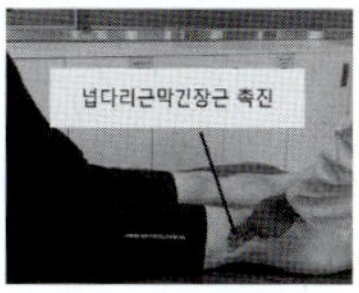	

엉덩관절 모음

근육	양(fair) / 가(poor)	자세	정상(normal) 및 우(good) / 불가(trace) 및 영(zero)	위치
큰모음근 (adductor magnus) 짧은모음근 (adductor brevis) 긴모음근 (adductor longus) 두덩근(pectineus) 두덩정강근(gracilis) 가동범위: 30° 지시: "무릎을 편 채 넓다리를 모아주세요"	**양(fair)** 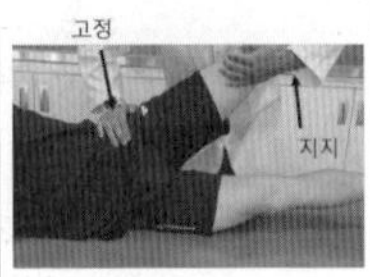	시작 자세: 옆으로 누운 위치(위쪽 다리를 지지하여 25° 벌림 유지) 고정: 골반	**정상(normal) 및 우(good)** 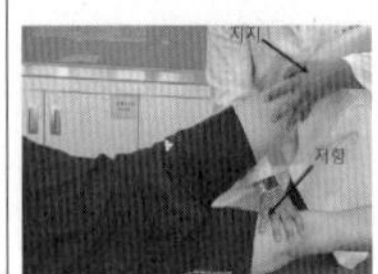	저항위치: 넙다리뼈 먼쪽 부위
대상작용 및 주의사항: • 몸통 돌림 방지(앞으로 돌림 시 넙다리뒤근, 뒤로 돌림 시 엉덩굽힘근 보상작용) • 하지 돌림 방지	**가(poor)** 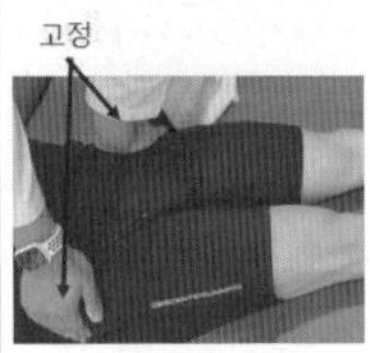	자세: 바로 누운 위치(반대쪽 다리 25° 벌림 위치에 배치) 고정: 골반	**불가(trace) 및 영(zero)** 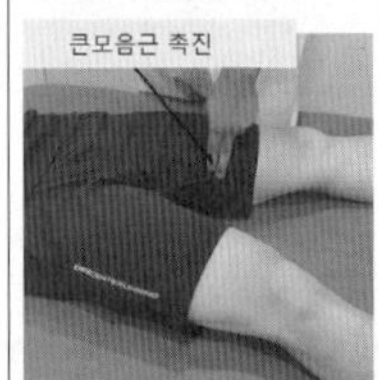	촉진위치: • 허벅지 안쪽과 두덩의 모음근 이는 곳 부위

엉덩관절 바깥돌림

근육	양(fair) / 가(poor)	자세	정상(normal) 및 우(good) / 불가(trace) 및 영(zero)	위치
바깥폐쇄근 (obturator externus) 안쪽폐쇄근 (obturator internus) 넙다리네모근 (quadratus femoris) 엉덩구멍근 (piriformis) 위쌍둥이근 및 아래쌍둥이근 (gemellus sup. & inf.) 큰볼기근 (gluteus maximus)	**양(fair)** 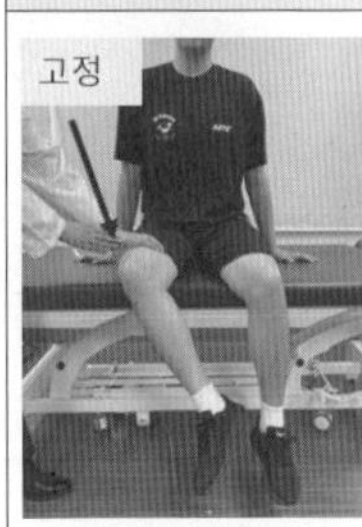	시작 자세: 침상에 걸쳐 앉은 자세 고정: 무릎관절의 바깥 부분(엉덩관절 굽힘 및 벌림 방지)	**정상(normal) 및 우(good)** 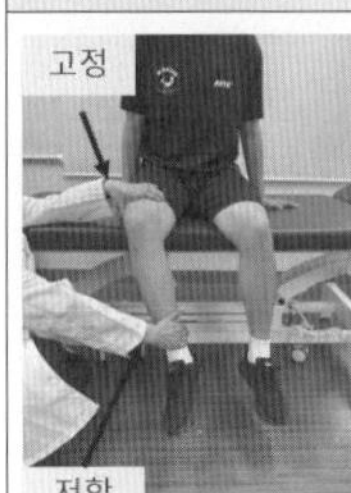	저항위치: 발목 안쪽 부위
가동범위: 45° 지시: "발이 안쪽 위로 가게 올려주세요" 대상작용 및 주의사항: • 반대쪽 골반 들림 방지 • 엉덩관절 굽힘 및 벌림 동작 방지	**가(poor)** 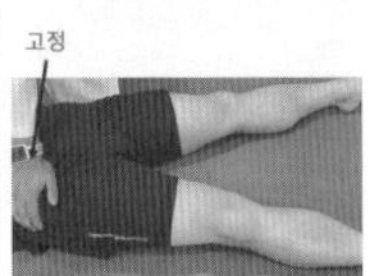 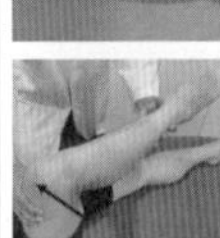 대체검사방법	자세: 바로 누운 위치(엉덩관절 안쪽돌림된 위치 또는 대체방법으로 엉덩관절과 무릎관절 90° 굽힘된 위치에 배치) 고정: 골반	**불가(trace) 및 영(zero)** 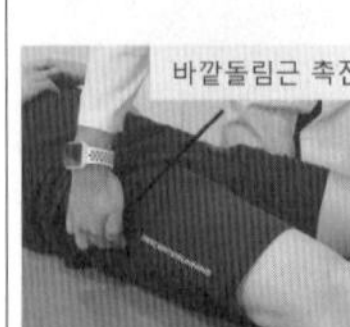	촉진위치: • 엉덩뼈와 큰돌기 사이 부위

엉덩관절 안쪽돌림

작은볼기근 (gluteus minimus) 중간볼기근 (gluteus medius) 넙다리근막긴장근 (tensor fascia latae) 가동범위: 45° 지시: "발이 가쪽 위로 가게 올려주세요"	**양(fair)** 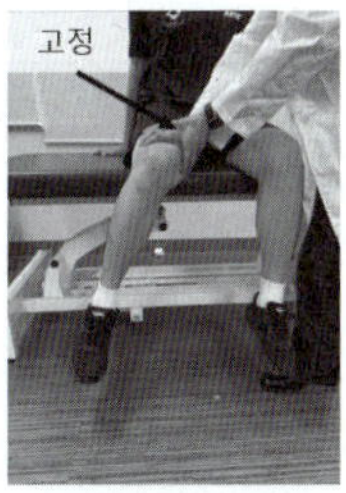	시작 자세: 침상에 걸쳐 앉은 자세 고정: 무릎관절의 안쪽 부분(엉덩관절 모음방지) 및 골반	**정상(normal) 및 우(good)** 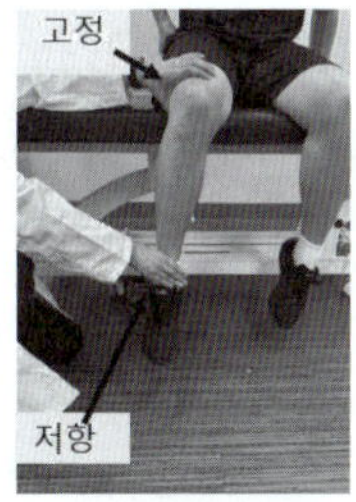	저항위치: 발목 바깥 부위
대상작용 및 주의사항: • 같은 쪽 골반 들림 방지 • 엉덩관절 폄 및 모음 동작 방지	**가(poor)** 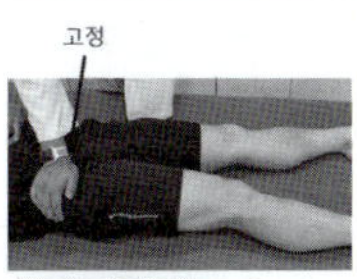 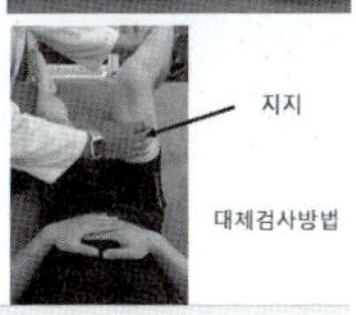	자세: 바로 누운 위치(엉덩관절 안쪽돌림 위치 또는 대체방법으로 엉덩관절과 무릎관절 90° 굽힘된 위치에 배치) 고정: 골반	**불가(trace) 및 영(zero)** 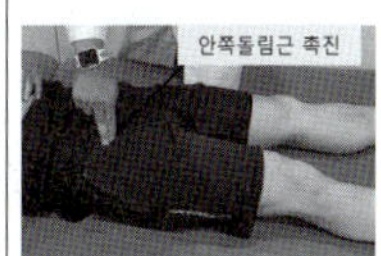	촉진위치: • 앞위엉덩뼈가시(ASIS)의 뒤아래쪽에서 촉진

무릎관절 굽힘

넙다리두갈래근 (biceps femoris) 반힘줄근 (semitendinosus) 반막근(semimem-branosus) 가동범위: 145° 지시: "무릎을 굽혀주세요"	**양(fair)** 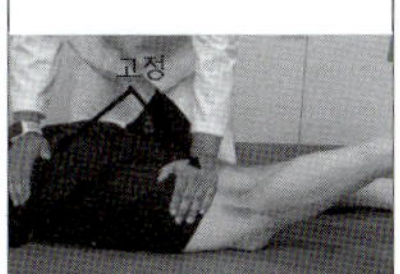	시작 자세: 무릎을 편 채 엎드린 자세 고정: 돌림 방지를 위해 허벅지 고정	**정상(normal) 및 우(good)** 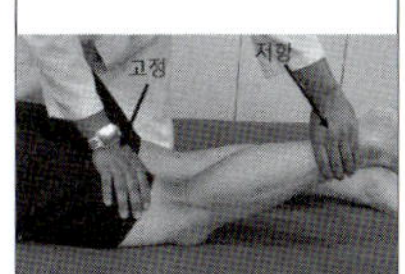	저항위치: • 발목 바깥 부위: 넙다리두갈래근 • 발목 안쪽 부위: 반힘줄근 및 반막근 • 경련방지를 위해 무릎관절 90° 미만까지 굽힘
대상작용 및 주의사항: • 돌림 방지(바깥돌림은 넙다리빗근 보상작용; 엉덩관절 모음은 두덩정강근; 발목 발바닥굽힘 동작은 장딴지근 보상작용) • 장딴지근육 근력약화가 있을 시 무릎관절 굽힘 10°에서 시작	**가(poor)** 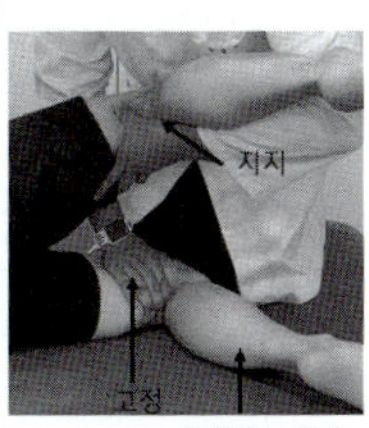	자세: 옆으로 누운 자세(위쪽 다리 지지) 고정: 검사받는 아래쪽 다리의 허벅지	**불가(trace) 및 영(zero)** 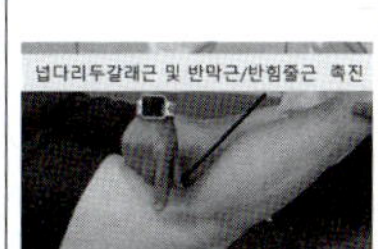	촉진위치: • 무릎 뒤쪽 부위 힘줄 촉진

무릎관절 폄

넙다리곧은근 (rectus femoris) 중간넓은근 (vastus intermedialis) 안쪽넓은근 (vastus medialis) 가쪽넓은근 (vastus lateralis) 가동범위: 145° 지시: "무릎을 펴주세요"	**양(fair)** 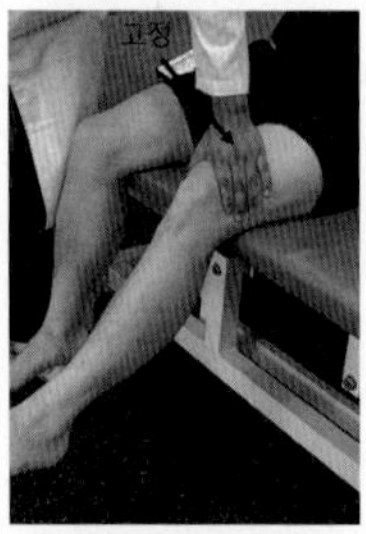	시작 자세: 침상에 걸쳐 앉은 자세 (넙다리뒤근에 의한 가동범위 제한을 없애기 위해 골반 뒤쪽기움 유지) 고정: 돌림 방지를 위해 넙다리 고정	**정상(normal) 및 우(good)** 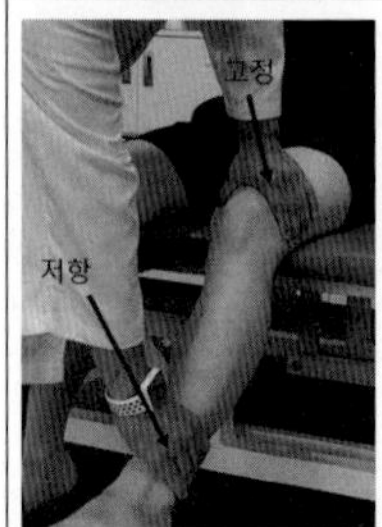	저항위치: • 발목 부위(무릎관절 잠김현상 방지를 위해 완전한 폄 동작이 되지 않게 주의)
대상작용 및 주의사항: • 넙다리 움직임 억제	**가(poor)** 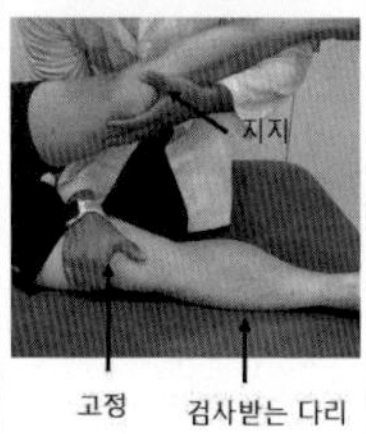	자세: 옆으로 누운 자세 (위쪽 다리 지지) 고정: 검사받는 아래쪽 다리의 허벅지	**불가(trace) 및 영(zero)** 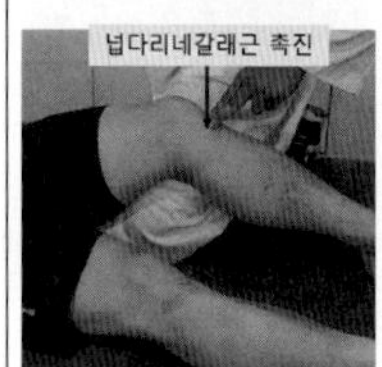	촉진위치: • 무릎뼈힘줄 촉진

발목관절 발바닥굽힘

장딴지근 (gastrocnemius) 가자미근 (soleus) 가동범위: 55° 지시: "뒤꿈치를 올려주세요" 대상작용 및 주의사항: • 발가락 굽힘 움직임 억제 • 발목관절 안쪽번짐(뒤쪽정강근 작용) 또는 바깥번짐(긴 · 짧은종아리근 작용) 동작 억제	양(fair)	시작 자세: 선 자세에서 뒤꿈치 1회 들기(가자미근만 검사하는 경우 무릎을 굽힌 상태에서 실시) 고정: 균형 잡기 위해 지지하기	정상(normal) 및 우(good)	저항위치: • 체중으로 저항을 가함(2~3회 발꿈치 들기 우; 4~5회 들기 정상) • Hislop 등은 1~9회를 '양'; 10~19회를 '우'; 20회 이상을 '정상'으로 분류함
	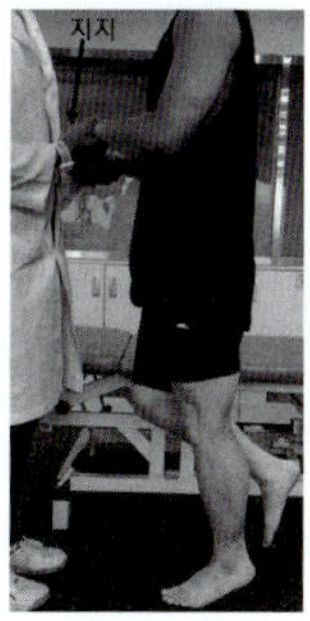 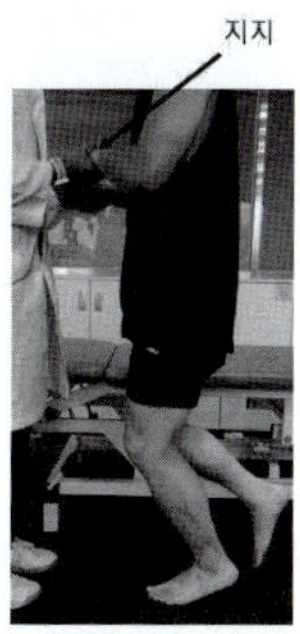 가자미근 단독 검사		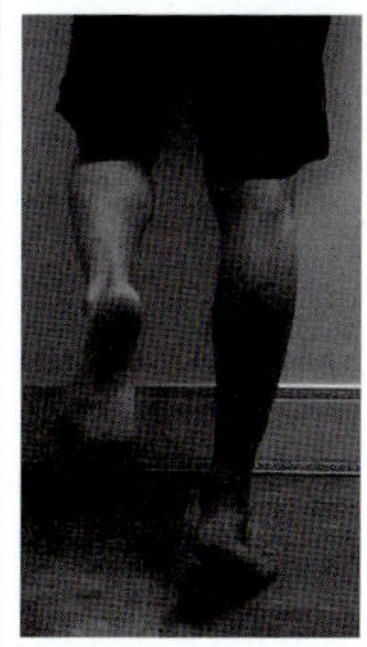	
	가(poor)	자세: 옆으로 누운 자세(위쪽 다리지지) 고정: 검사받는 아래쪽 다리의 허벅지	불가(trace) 및 영(zero)	촉진위치: • 무릎 뒤쪽부위 힘줄 촉진
	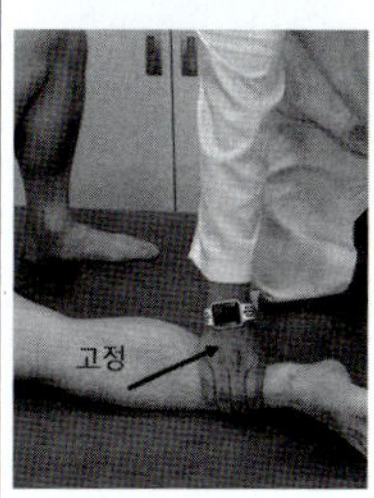		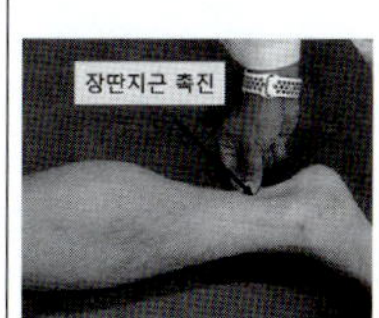	

발목관절 발등굽힘과 안쪽번짐

근육	등급	자세	등급	위치
앞쪽정강이근 (tibialis anterior) 가동범위: 25° 지시: "발을 바깥돌림하면서 발등을 올려주세요" 대상작용 및 주의사항: • 발가락 움직임 억제	**양(fair)** 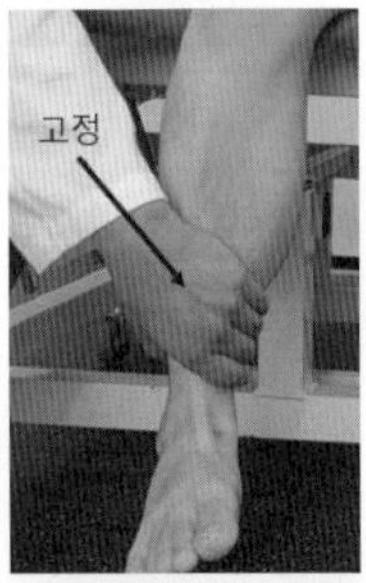 	시작 자세: 침상에 걸쳐 앉은 자세 고정: 발목	**정상(normal) 및 우(good)** 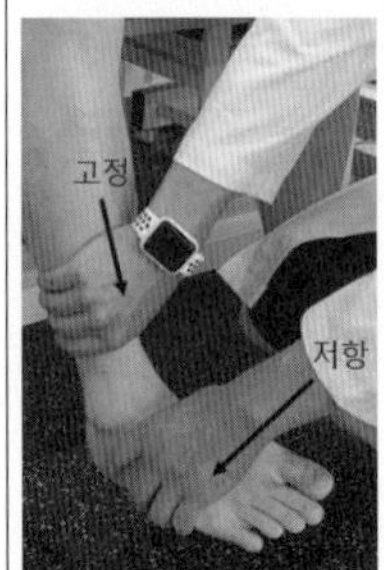 	저항위치: 안쪽 발허리뼈
	가(poor) 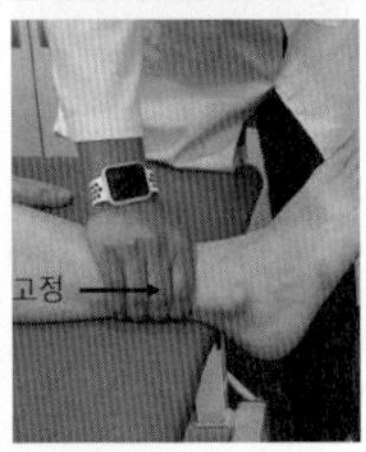 	자세: 바로 누운 자세 고정: 발목	**불가(trace) 및 영(zero)** 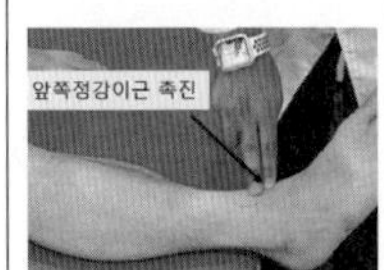 	촉진위치: • 발등 안쪽부분(앞쪽정강이근 닿는 부위)

발목관절 안쪽번짐

근육	등급	자세	등급	위치
뒤쪽정강이근 (tibialis posterior) 가동범위: 35° 지시: "발바닥이 위로 오게 발을 바깥쪽으로 돌려주세요" 대상작용 및 주의사항: • 발가락 움직임 억제	**양(fair)** 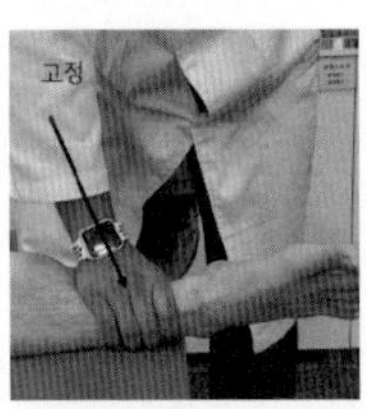 	시작 자세: 옆으로 누운 자세에서 발목이 약간 발바닥쪽 굽힘된 위치에 배치 고정: 발목	**정상(normal) 및 우(good)** 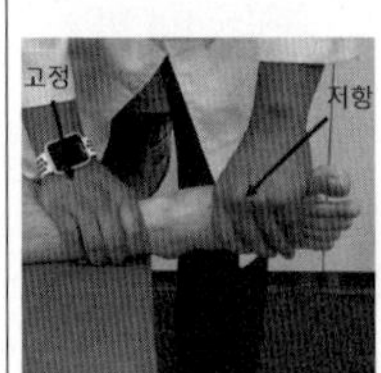 	저항위치: 안쪽 발허리뼈
	가(poor) 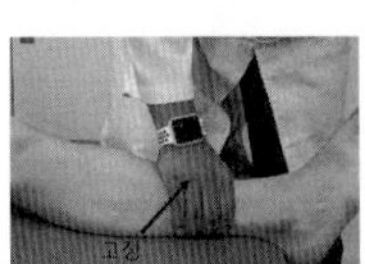 	자세: 바로 누운 자세에서 정강이 중립위치 고정: 발목	**불가(trace) 및 영(zero)** 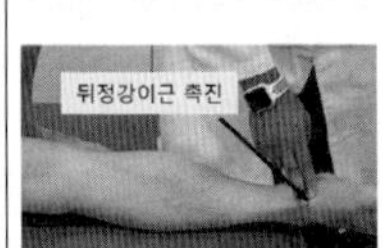 	촉진위치: • 안쪽복사뼈와 발배뼈 사이에서 촉진

발목관절 바깥번짐

긴종아리근 (peroneus longus) 짧은종아리근 (peroneus brevis) 가동범위: 25° 지시: "발바닥이 위로 오게 발을 안쪽으로 돌려주세요"	**양(fair)** 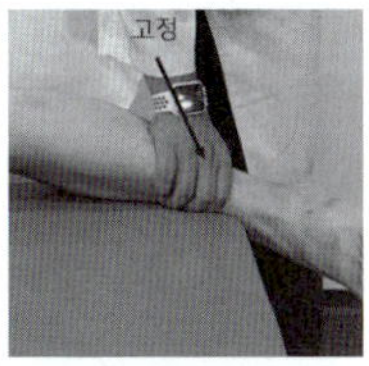	시작 자세: 옆으로 누운 자세에서 위쪽에 있는 다리의 발목 중립위치에 배치 고정: 발목	**정상(normal) 및 우(good)** 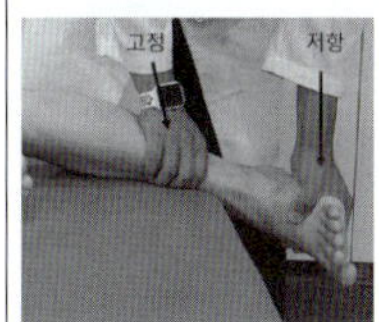	저항위치: • 짧은종아리근은 가쪽 발허리뼈 • 긴종아리근은 1번째 발허리뼈(발바닥쪽)
대상작용 및 주의사항: • 발가락 움직임 억제	**가(poor)** 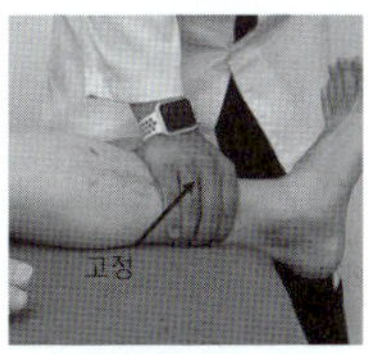	자세: 바로 누운 자세에서 정강이 중립위치 고정: 발목	**불가(trace) 및 영(zero)** 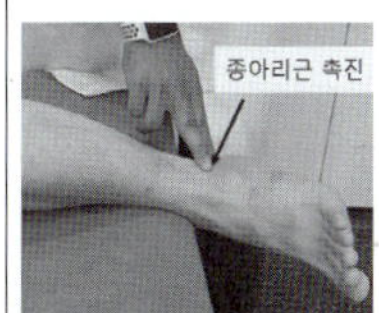	촉진위치: • 짧은 종아리근은 5번째 발허리뼈 위에서 촉진 • 긴종아리근은 종아리뼈 머리에서 1/2 아래쪽 부분에서 촉진

어깨뼈 벌림 및 위쪽 돌림

앞톱니근 (serratus anterior) 가동범위: 지시: "팔을 위루 뻗어 주세요"	**양(fair)** 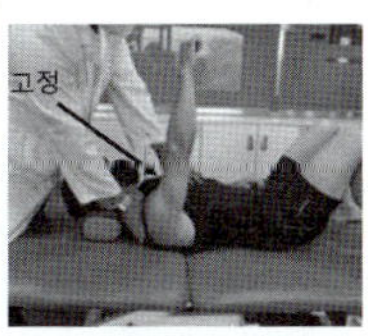	시작 자세: 바로 누운 자세에서 팔꿈치를 펴고 어깨관절 90° 굽힘 위치에 배치 고정: 몸통	**정상(normal) 및 우(good)** 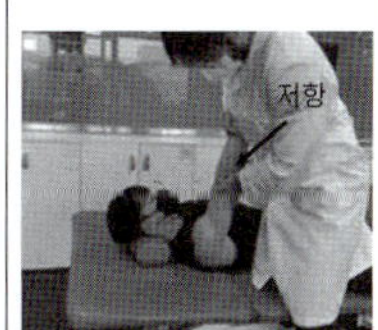	저항위치: • 손목과 팔꿈치에 저항을 주고 아래로 누름
대상작용 및 주의사항: • 몸통 돌림 억제 • 어깨날개현상 관찰 • 어깨뼈의 움직임을 직접 유도하기 힘들기 때문에 팔의 움직임(지시 부분 참조)을 통해 어깨뼈의 움직임을 관찰하므로 항상 어깨뼈의 움직임을 확인하기	**가(poor)** 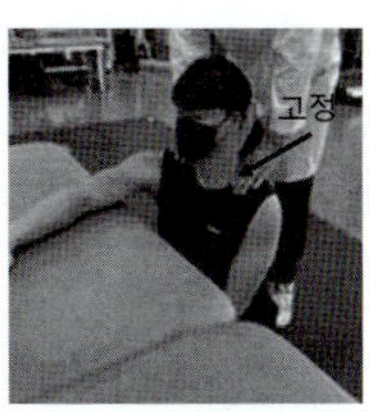	자세: 앉은 자세에서 팔을 어깨 높이의 책상 위에 배치 또는 치료사가 팔을 지지 고정: 몸통	**불가(trace) 및 영(zero)** 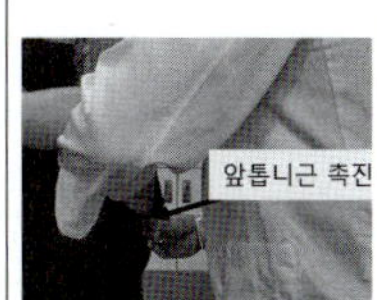	촉진위치: • 어깨뼈 끝나는 부위에서 겨드랑이 가운데 부위 사이

어깨뼈 올림

등세모근-위쪽섬유 (upper trapezius) 어깨뼈올림근 (levator scapulae) 가동범위: 지시: "어깨를 올려주세요" 대상작용 및 주의사항: • 어깨뼈의 움직임을 확인하기	양(fair)	시작 자세: 앉은 자세 고정: 몸통	정상(normal) 및 우(good)	저항위치: 어깨를 아래로 누름
	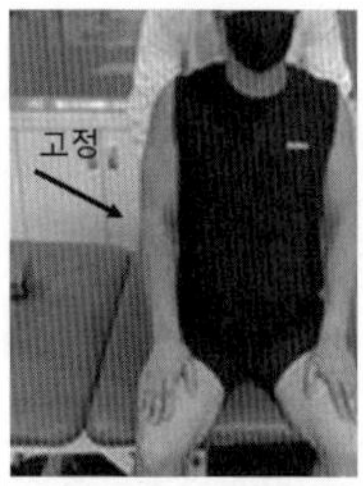		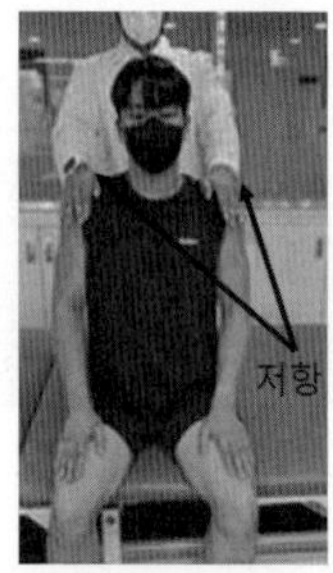	
	가(poor)	자세: 엎드린 자세(치료사는 어깨를 지지) 지지: 마찰력을 줄이기 위해 양쪽 어깨를 지지	불가(trace) 및 영(zero)	촉진위치: • 목덜미 부위
	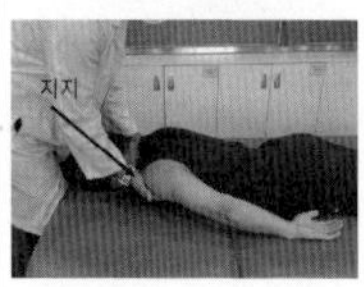		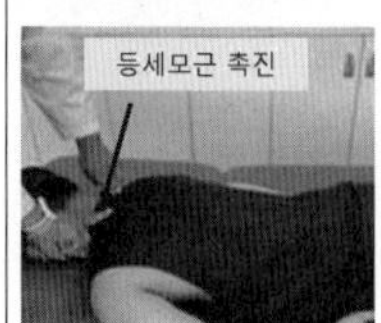	

어깨뼈 모음

등세모근-중간섬유 (middle trapezius) 가동범위: 지시: "팔을 바닥에서 들어 주세요" 대상작용 및 주의사항: • 어깨뼈의 움직임을 확인하기	양(fair)	시작 자세: 엎드린 자세에서 어깨관절 90° 벌림과 바깥돌림 위치에 배치 고정: 몸통	정상(normal) 및 우(good)	저항위치: 어깨뼈의 가쪽부분
	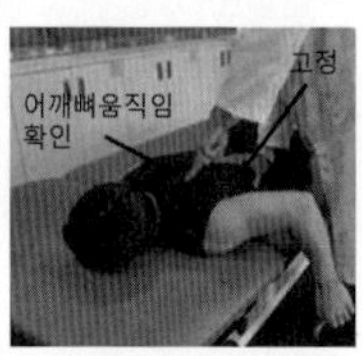		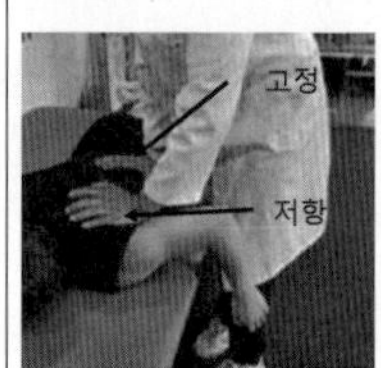	
	가(poor)	자세: 앉은 자세에서 팔꿉관절을 약간 구부리고 어깨관절 90° 벌림 위치(어깨높이의 책상에 팔을 배치) 고정: 몸통	불가(trace) 및 영(zero)	촉진위치: • 어깨뼈가시 위에서 촉진
	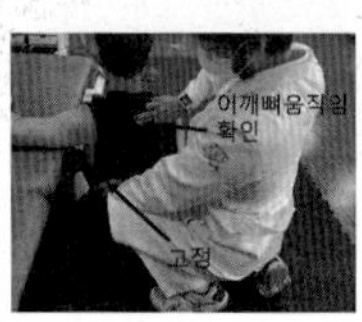		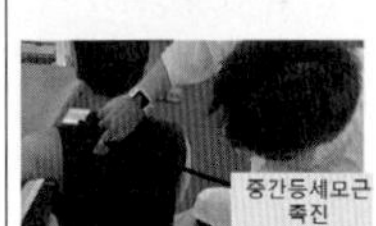	

어깨뼈 내림과 모음

등세모근-아래섬유 (lower trapezius) 가동범위: 지시: "팔을 바닥에서 위로 올려주세요" 대상작용 및 주의사항: • 어깨뼈의 움직임을 확인하기	**양(fair)** 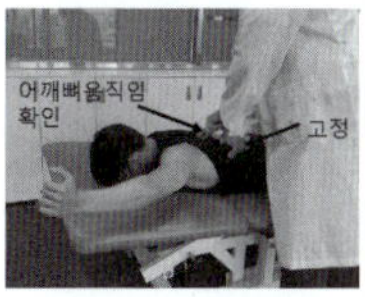	시작 자세: 엎드린 자세에서 팔을 어깨관절 벌림 130° 되게 배치 고정: 몸통	**정상(normal) 및 우(good)** 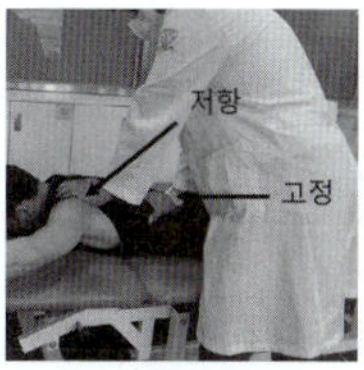	저항위치: 어깨뼈의 가쪽부분
	가(poor) 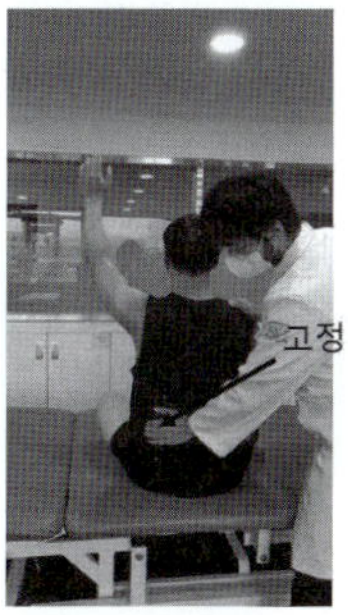	자세: 앉은 자세에서 어깨관절 130° 벌림 위치에 배치 고정: 몸통	**불가(trace) 및 영(zero)** 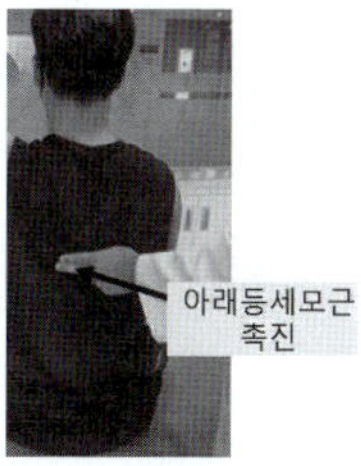	촉진위치: • 가슴척추 아래쪽 반부위에서 어깨뼈가시 돌기 사이

어깨뼈 모음과 아랫방향 돌림

큰마름근 (rhomboid major) 작은마름근 (rhomboid minor) 가동범위: 지시: "손이 반대쪽 옆구리로 가게 밀어 주세요" 대상작용 및 주의사항: • 어깨뼈의 움직임을 확인하기	**양(fair)** 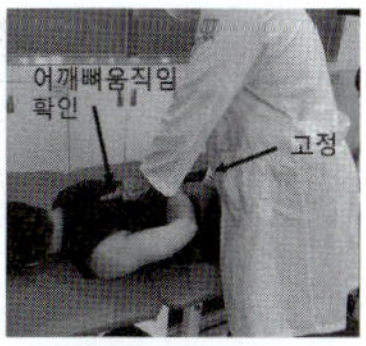	시작 자세: 엎드린 자세에서 팔을 등 뒤로 오게 배치 고정: 몸통	**정상(normal) 및 우(good)** 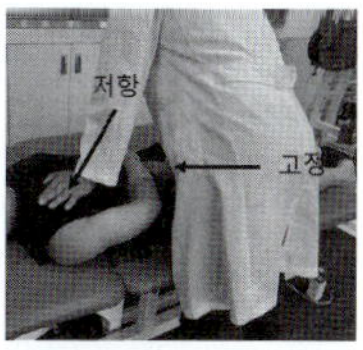	저항위치: 어깨뼈의 가쪽부분
	가(poor) 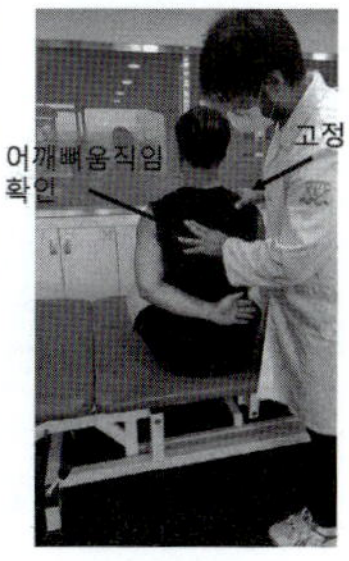	자세: 앉은 자세에서 팔을 등 뒤로 오게 배치 고정: 몸통	**불가(trace) 및 영(zero)** 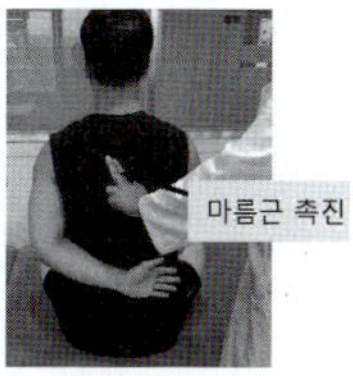	촉진위치: • 어깨뼈의 안쪽 부위

목 굽힘

<table>
<tr>
<td rowspan="4">복장빗장꼭지돌기근
(sternocleidomastoid)

가동범위: 45°

지시: "머리를 들어 올리세요"

대상작용 및 주의사항:
• 넓은목근의 대상작용 억제(입술이 아래로 내려오고 입이 벌어짐)
• 참조: 깊은목굽힘근(longus colli, longus capitus, rectus capitus, longus cervicis)</td>
<th>양(fair)</th>
<td rowspan="2">시작 자세:
바로 누운 자세
고정: 몸통</td>
<th>정상(normal) 및 우(good)</th>
<td rowspan="2">저항위치:
양쪽 근육 저항 시 이마부위(한쪽 근육만 검사 시 귀부위)</td>
</tr>
<tr>
<td>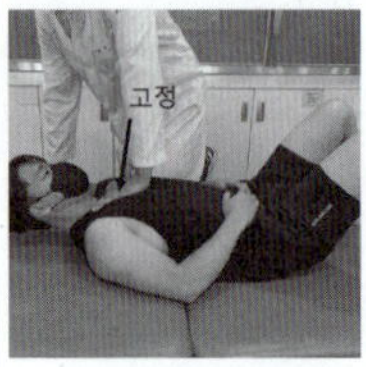</td>
<td>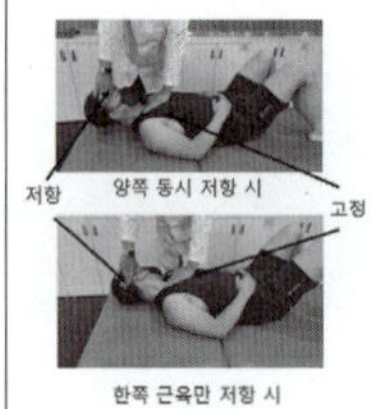</td>
</tr>
<tr>
<th>가(poor)</th>
<td rowspan="2">자세:
옆으로 누운 자세에서 머리부위 지지(대체방법으로 '양'검사에서 굽힘이 일부 일어나면 '가'로 판정 가능)
고정: 몸통</td>
<th>불가(trace) 및 영(zero)</th>
<td rowspan="2">촉진위치:
• 목의 가쪽부위</td>
</tr>
<tr>
<td>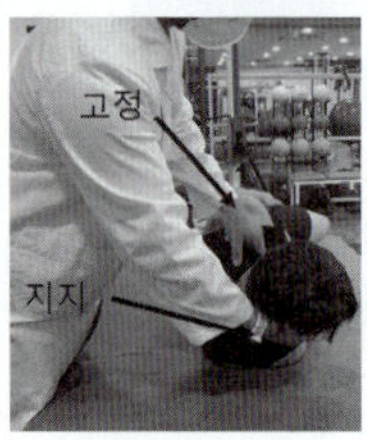</td>
<td>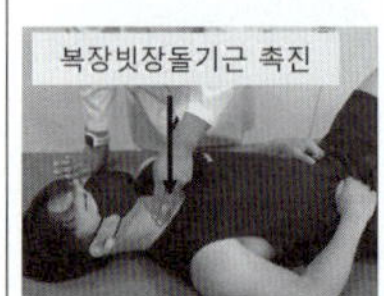</td>
</tr>
</table>

목 폄

<table>
<tr>
<td rowspan="4">등세모근-위쪽섬유
(trapezius upper fiber)
머리반가시근
(semispinalis capitis)
머리널판근
(splenius capitis)
목널판근
(splenius cervicis)

가동범위: 45°

지시: "머리를 뒤로 올려주세요"

대상작용 및 주의사항:
• 어깨 들림 방지</td>
<th>양(fair)</th>
<td rowspan="2">시작 자세:
엎드린 자세에서 머리 굽힌 위치
고정: 몸통</td>
<th>정상(normal) 및 우(good)</th>
<td rowspan="2">저항위치:
뒤통수</td>
</tr>
<tr>
<td>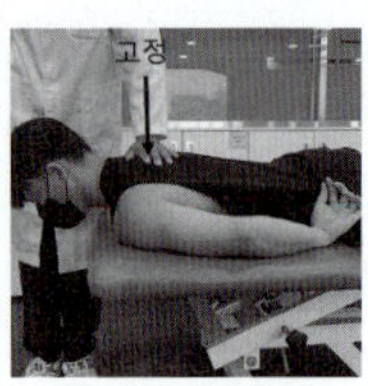</td>
<td>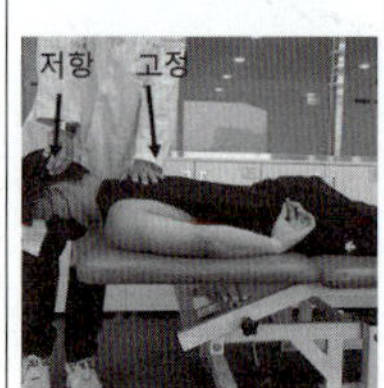</td>
</tr>
<tr>
<th>가(poor)</th>
<td rowspan="2">자세:
옆으로 누운 자세에서 머리부위 지지(대체방법으로 '양'검사에서 폄이 일부 일어나면 '가'로 판정 가능)
고정: 몸통</td>
<th>불가(trace) 및 영(zero)</th>
<td rowspan="2">촉진위치:
• C7에서 뒤통수 사이 목 뒷부분</td>
</tr>
<tr>
<td>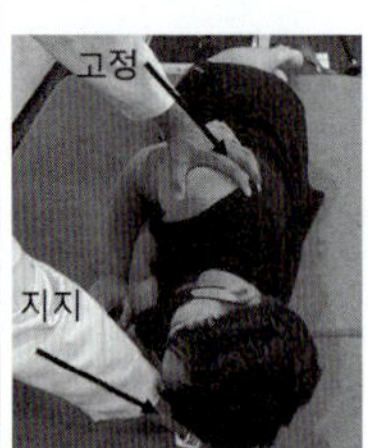</td>
<td>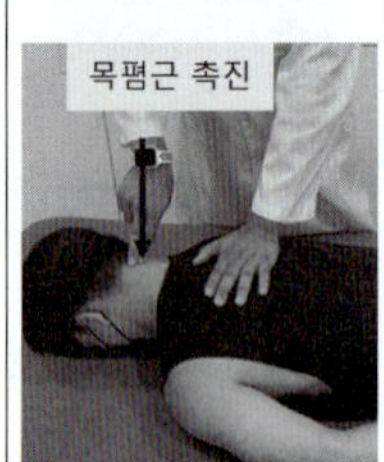</td>
</tr>
</table>

몸통 굽힘

배곧은근(주로 위쪽 부분) (rectus abdominis)	양(fair)	시작 자세: 바로 누운 자세에서 양팔을 몸통 옆에 나란히 붙이고 무릎을 굽힌 위치로 배치 판정기준: 바닥에 어깨뼈의 아래각만 접촉하고 있는 경우 고정: 다리	정상(normal) 및 우(good)	저항위치: • 정상: 뒤통수에 팔을 올린 자세로 실시 • 우: 가슴부위에 팔짱을 끼고 실시
가동범위: 80°(단, 검사 시 어깨뼈가 바닥에서 떨어지는지로 판단) 지시: "몸통을 바닥에서 들어 주세요" 대상작용 및 주의사항: • 허리척추 앞굽음증 억제(엉덩관절 굽힘근 대상작용 시 발생)	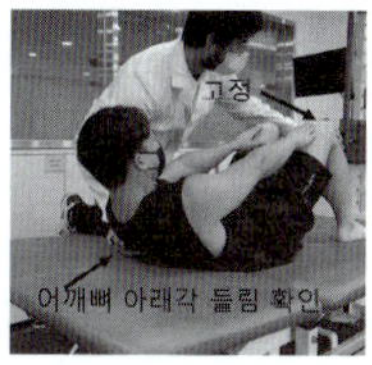		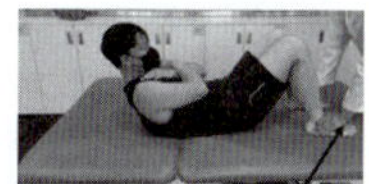우 등급 자세 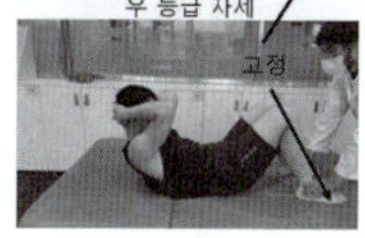정상 등급 자세	
	가(poor)	자세: 바로 누운 자세 판정기준: 머리만 바닥에서 떨어지고 어깨뼈는 바닥에서 떨어지지 않는 경우 고정: 몸통	불가(trace) 및 영(zero)	촉진위치: • 배 부위(기침유도 시 수축유무 확인)
	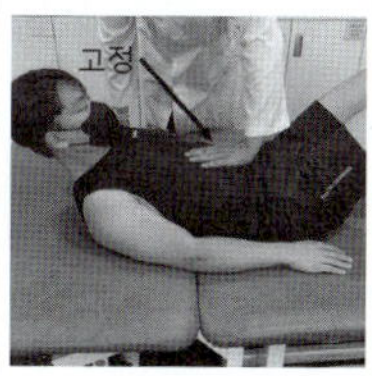		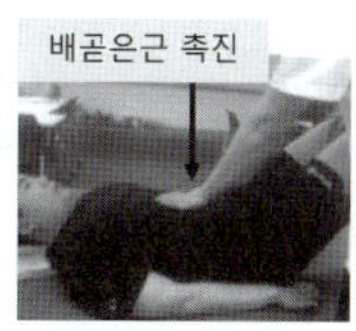	
• 대체근력검사(주로 배곧은근 아랫부분): 무릎을 펴고 엉덩관절 90° 굽힌 자세에서 천천히 다리 내리기 검사 시 골반 앞쪽기울 발생 시점에 따른 등급부여	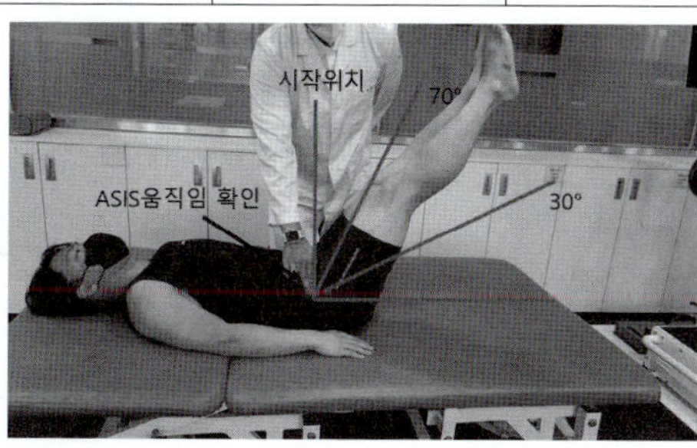			등급 기준 각도: • 정상: 앞쪽기울 없음 • 우: 엉덩굽힘 30°에서 발생 • 양: 엉덩굽힘 70°에서 발생 • 가: 엉덩굽힘 75°에서 발생 • 불가: 자세유지 안됨

몸통 폄

<table>
<tr><td rowspan="2">가슴엉덩갈비근
(iliocostalis thoracis)
가슴가장긴근
(longissimus thoracis)
가슴가시근
(spinalis thoracis)
허리엉덩갈비근
(iliocostalis lumborum)

가동범위: 30° (단, 검사 시 명치부위가 바닥에서 떨어지는 지로 판단)

지시: "몸통을 뒤로 올려주세요"

대상작용 및 주의사항:
• 바닥을 손으로 밀기 방지</td><td>양(fair)
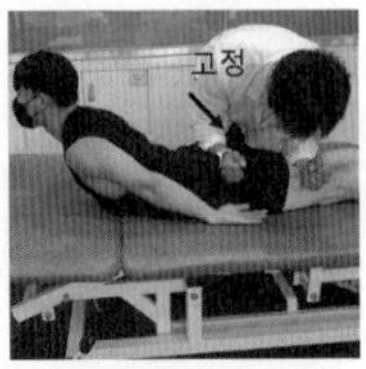</td><td>시작 자세: 엎드린 자세에서 양팔을 몸통 옆에 나란히 붙이고 시작
판정기준: 바닥에서 명치가 떨어지는 경우
고정: 다리 및 골반</td><td>정상(normal) 및 우(good)
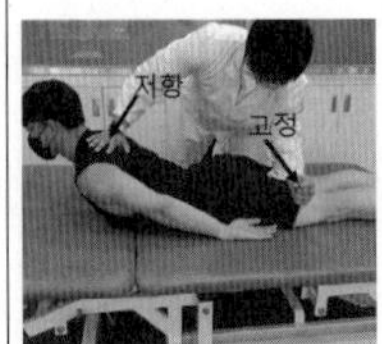</td><td>저항위치:
가슴척추 시작 부위(단, 허리척추만 저항 검사를 할 경우 저항위치는 L1 부위)</td></tr>
<tr><td>가(poor)
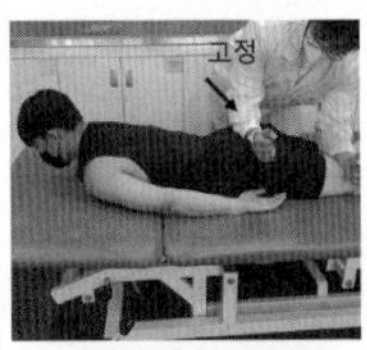</td><td>자세: 엎드린 자세
판정기준: 바닥에서 가슴척추 중 일부만 떨어지는 경우
고정: 골반 및 하지</td><td>불가(trace) 및 영(zero)
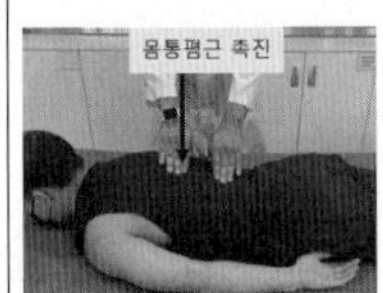</td><td>촉진위치:
• 척주기둥에서 4~5 cm 가쪽부위</td></tr>
</table>

몸통 돌림

<table>
<tr><td>바깥배빗근
(external abdominal oblique)
안쪽배빗근
(internal abdominal oblique)

가동범위: 45° (단, 검사 시 어깨뼈가 바닥에서 떨어지는지로 판단)</td><td>양(fair)
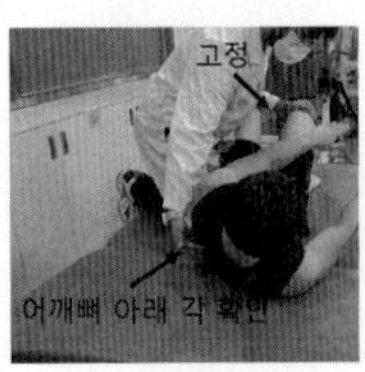</td><td>시작 자세: 바로 누운 자세에서 양팔을 몸통 옆에 나란히 붙이게 배치
판정기준: 바닥에서 어깨뼈가 떨어지는 경우
고정: 다리(엉덩굽힘근 약화 시 골반도 고정)</td><td>정상(normal) 및 우(good)
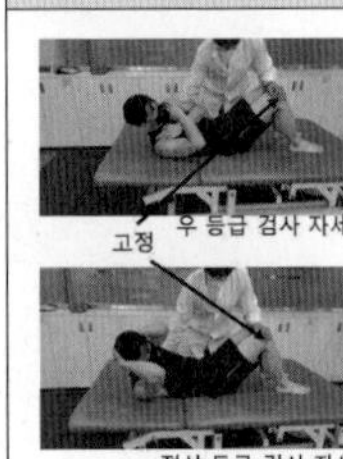</td><td>저항위치:
• 정상: 뒤통수에 팔을 올린 자세로 실시
• 우: 가슴부위에 팔짱을 하고 실시</td></tr>
<tr><td>지시: "바닥에서 몸통을 들면서 돌려주세요"

대상작용 및 주의사항:
• 오른쪽 돌림은 오른쪽 안쪽배빗근과 왼쪽 바깥배빗근 수축으로 발생</td><td>가(poor)
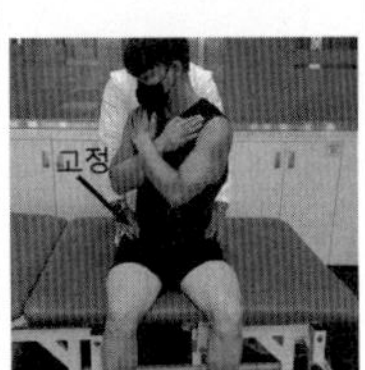</td><td>자세:
앉은 자세에서 팔을 가슴에 배치
고정: 골반</td><td>불가(trace) 및 영(zero)
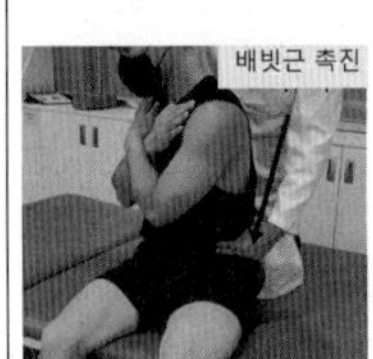</td><td>촉진위치:
• 갈비뼈 아래 옆구리 (만일 큰가슴근에 의해 보상작용이 있으면 어깨부위의 돌림이 발생하므로 주의)</td></tr>
</table>

골반 올림

<table>
<tr>
<td rowspan="2">허리네모근
(quadratus lumborum)

가동범위: 선 자세에서 발이 바닥에서 떨어지는지로 판단)

지시: “무릎을 굽히지 않고 발을 바닥에서 들어 올려주세요”

대상작용 및 주의사항:
• 무릎 및 엉덩관절 굽힘 방지
• 몸통 가쪽 기울 방지</td>
<td>양(fair)
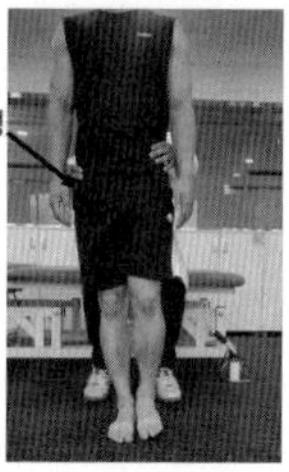</td>
<td>시작 자세: 선 자세
판정기준: 선 자세에서 골반을 올려 발을 바닥에서 떼기
고정: 몸통</td>
<td>정상(normal) 및 우(good)
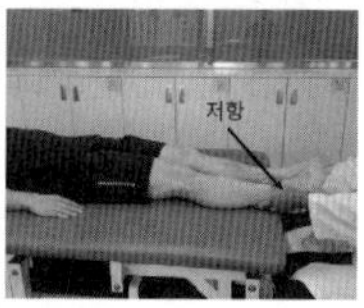</td>
<td>저항위치:
• 발목</td>
</tr>
<tr>
<td>가(poor)
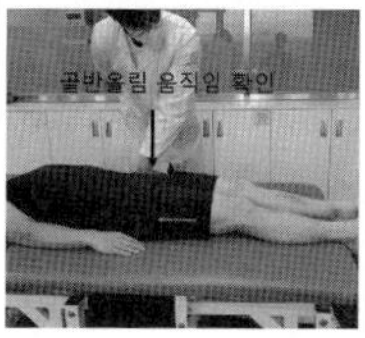</td>
<td>자세:
누운 자세
고정: 몸통</td>
<td>불가(trace) 및 영(zero)
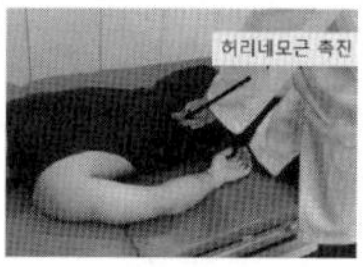</td>
<td>촉진위치:
• 척추세움근 옆 허리부위(깊은 곳)</td>
</tr>
</table>

얼굴 표정근육

<table>
<tr><td rowspan="4">얼굴근육

등급: 영, 불가, 양(어렵게 수행하는 경우), 정상만 있음

종류: 표정근육</td><td>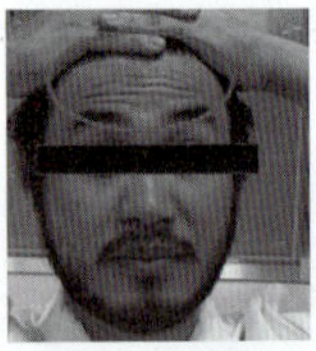</td><td>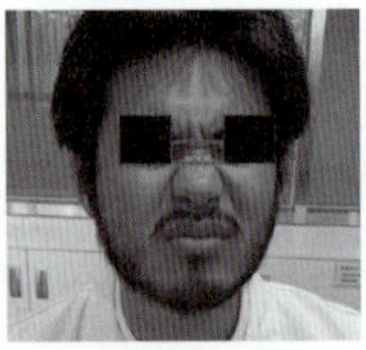</td><td>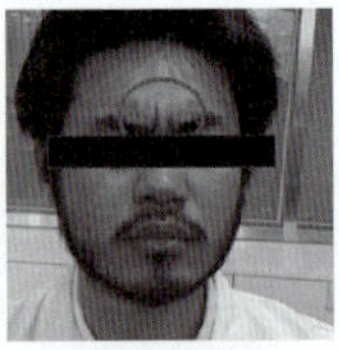</td><td>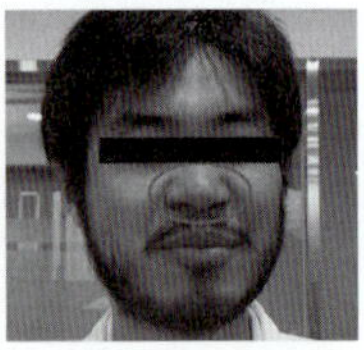</td></tr>
<tr><td>뒤통수이마근
(occipitofrontalis)
이마 가로 주름 만듦</td><td>눈살근(procerus)
콧등의 가로 주름을 만듦(혐오표정을 만듦)</td><td>눈썹주름근
(corrugator supercilii)
미간의 세로 주름을 만 듦(짜증난 표증을 만듦)</td><td>코근(nasalis-transverse, alar)
콧구멍 모으기(가로부분 근육) 및 벌리기(세로부분 근육)</td></tr>
<tr><td>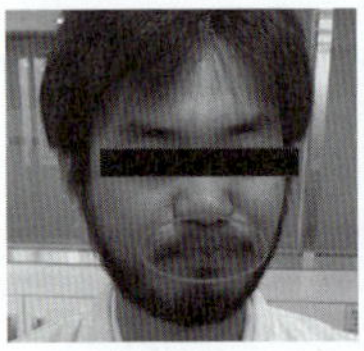</td><td>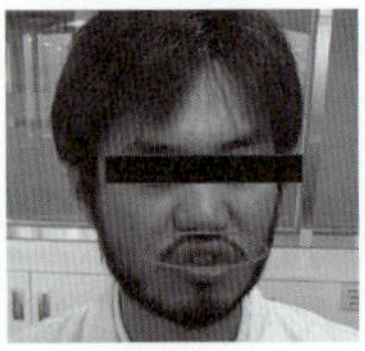</td><td>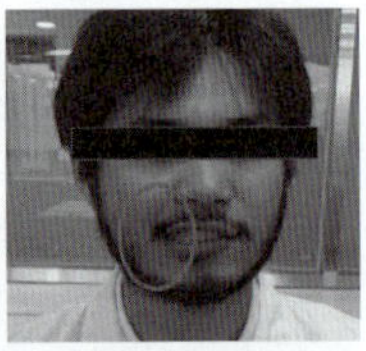</td><td>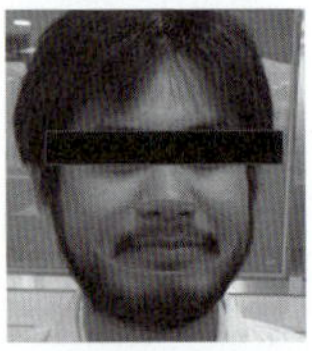</td></tr>
<tr><td>입둘레근
(orbicularis oris)
입술 닫기</td><td>입술위쪽올림근
(levator labii superioris)
작은광대근
(zygomatic minor)
윗입술 내밀기</td><td>입술모서리올림근
(levator anguli oris)
입꼬리 올리기</td><td>큰광대근
(zygomatic major)
미소표정 만듦</td></tr>
<tr><td rowspan="2"></td><td>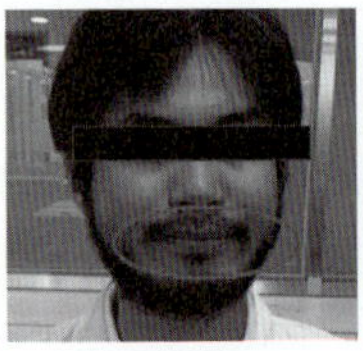</td><td>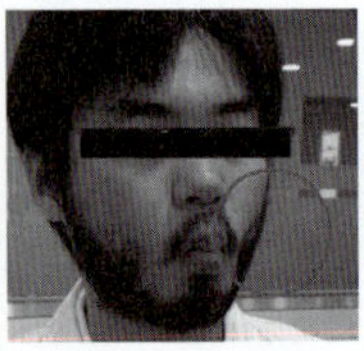</td><td>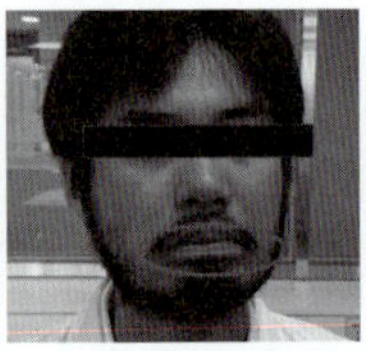</td><td>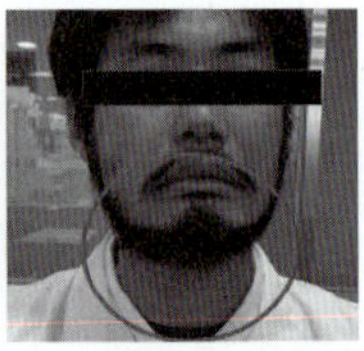</td></tr>
<tr><td>입꼬리당김근
(risorius)
입꼬리 가쪽으로 당기기</td><td>볼근(buccinator)
뺨 압축(휘파람 불기)</td><td>아랫입술내림근
(depressor labii inferioris)
턱끝근(mentalis)
삐짐 표정을 만듬</td><td>입술꼬리내림근
(depressor anguli oris)
넓은목근(platysma)
입꼬리를 내리기</td></tr>
</table>

눈동자 근육

얼굴근육 등급: 영, 불가, 양(어렵게 수행하는 경우), 정상만 있음 종류: 눈 근육	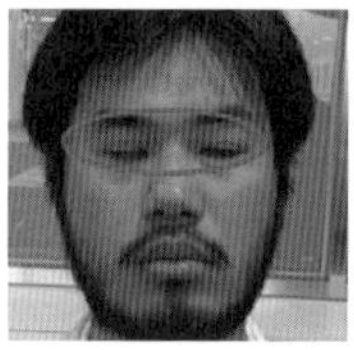	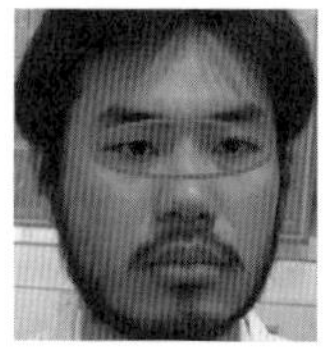	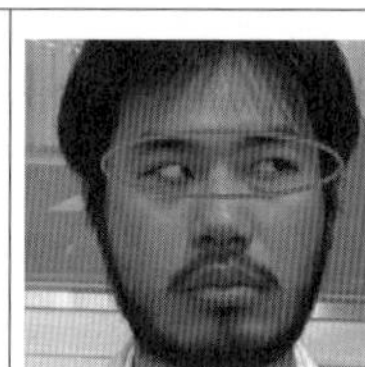	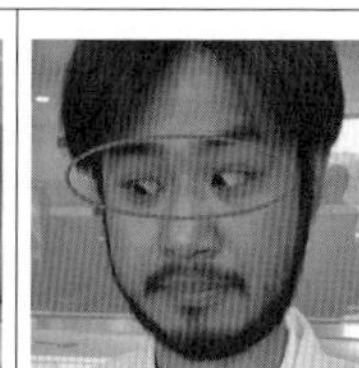
	눈둘레근 (orbicularis oculi) 눈을 감게 함	위쪽눈꺼풀올림근 (levator palpebrae superioris) 눈을 뜨게 함	(왼쪽) 위곧은근 (superior rectus) (오른쪽) 아래빗근 (inferior oblique) 눈동자가 왼쪽 위쪽으로 향하게 함	(왼쪽) 위빗근(superior oblique) (오른쪽) 아래곧은근 (inferior rectus) 눈동자가 오른쪽 아래로 향하게 함

씹는 근육

얼굴근육 등급: 영, 불가, 양(어렵게 수행하는 경우), 정상만 있음 종류: 씹는 근육	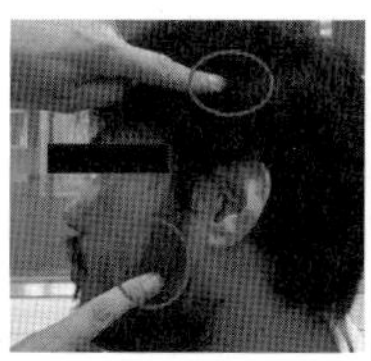	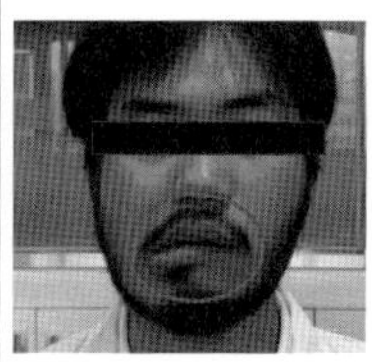	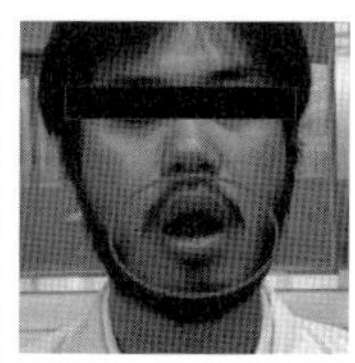	
	관자근(temporalis) 깨물근(masseter) 안쪽날개근(medial pterygoid) 입을 다물게 함	가쪽날개근(lateral pterygoid) 안쪽날개근(medial pterygoid) 입을 가쪽으로 움직이게 함	두힘살근(digastric) 목뿔위근(suprahyoid) 가쪽날개근(lateral pterygoid) 입을 벌리게 함	

2. 등속성 기구를 이용한 근력검사

1) 검사절차 및 주의사항

① 대상자에게 검사목적을 설명하고, 측정 매뉴얼에 맞추어 근육별 측정 실시

② 등속성 움직임이 익숙하지 않은 경우 측정 오류가 발생할 수 있으므로 충분히 연습 후 실시

③ 근력검사는 해당 근육 특성에 따라 각속도 30~60°/sec 범위에서 3~5회 반복 움직임을 통해 측정값을 얻고, 근지구력은 90~180°/sec에서 12~15회 반복 움직임 동안 측정값을 구함

2) 결과해석

① 일반적으로 필요에 따라 아래와 같은 방법으로 측정값을 비교분석함

오른쪽과 왼쪽 비교	• 가장 흔히 사용되는 양측 사지의 토크값 비교. 차이가 10~15%를 초과하면 심각한 차이가 있음을 의미
신체 한쪽의 근육균형 비율	• 주동근과 길항근 토크의 비교. 대부분의 근육 집단들은 각속도마다 비율이 변하기 때문에 이 측정은 특히 속도 스펙트럼 검사를 평가하는 데 중요
체중에 대한 토크	• 체중과 관련하여 토크값을 분석하는 것으로 신체 크기에 따라 근 수행력을 표준화하는 데 사용
표준 자료와 비교	• 특정 집단을 대상으로 발표된 표준화된 자료와 관련하여 토크값을 분석
총 다리/ 총 팔 근력	• 각각 다리 또는 팔에 있는 개별 요소의 토크값을 합산

② 등속성 검사 후 제공되는 변수(가동범위, 시간, 근력 등에 대한 자료가 제공)

시간에 따른 토크 변화 그래프

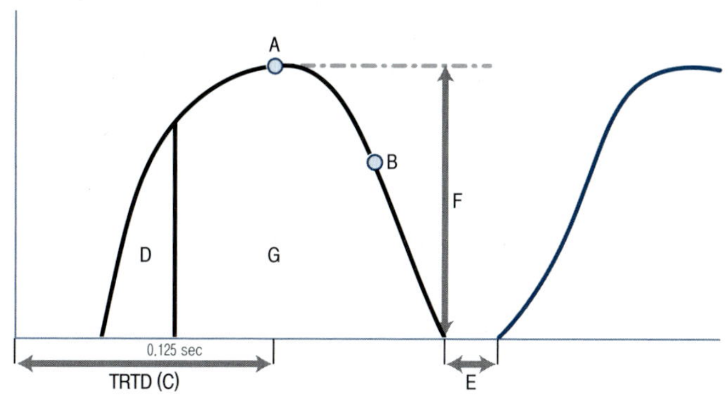

- 최고 토크(peak torque): 포물선 토크 곡선 상에서 최고 토크값(A)
- 각도-특정 토크(angle-specific torque): 관절가동범위에서 특정 지점(각도)에서의 토크값(B); 특히 무릎관절의 경우, 굽힘 30°에서의 토크는 보행 중 무릎 안정화에 중요한 시점임
- 최대토크에 도달하는 시간율(time rate of torque development(TRTD) to peak torque): 토크생성 개시부터 최고 토크까지 걸리는 시간(C)
- 미리 설정된 토크값에 도달하는 시간율(TRTD to a predetermined torque value): 토크생성 개시부터 미리 설정된 토크 수준까지 걸리는 시간; 특히 0.2초까지는 보행 안정성을 위해 무릎 폄근의 토크값의 80~90%가 형성되어야 함
- 미리 설정된 시간에서 토크 생성의 시간율(TRTD to a predetermined time): 특정 시간 구간에서 생성되는 토크
- 관절가동범위 내 특정 지점까지 토크 생성의 시간율(TRTD to a specific point in the ROM): 관절가동범위에서 특정 지점에 도달하는 데 걸리는 시간
- 토크가속에너지(torque acceleration energy(TAE)): 처음 1/8(0.125)초 내에 수행된 총 일량 근수축의 폭발성을 측정(D)

- 관절가동범위(ROM): 전자각도기로 측정된 각
- 교차지배시간(reciprocal innervation time): 주동근 수축 종지에서 길항근 수축 개시까지 구간 시간(E)
- 힘 감퇴율(force decay rate): 토크 곡선의 하락. 일반적으로 하락은 직선 또는 볼록한 모양. 만일 오목한 모양이면, 환자는 관절가동범위 끝부분에서 토크를 생성하는 데 어려움을 가짐(F)
- 총 일량(total work): 속도, 가동범위, 또는 시간에 관계없이 토크 곡선 아래에 있는 일의 총 양(G)
- 평균 파워(average power): 일한 시간으로 총 일량을 나눈 것으로 부상예방을 위해 중요
- 변이계수(coefficient of variances): 반복 움직임 동안 측정된 값의 변화 정도를 보여주는 값으로 큰 근육의 경우 15% 이하, 작은 근육의 경우 20% 이하이어야 신뢰할 수 있음

③ 그래프로 제공되는 자료 해석

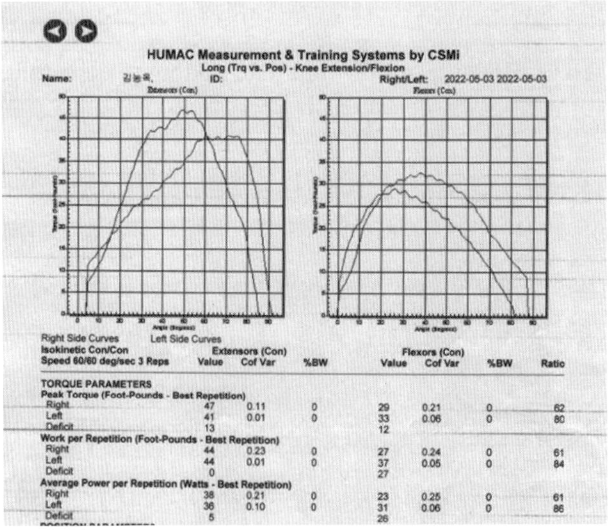

A. 관절가동범위에 따른 토크값의 변화를 보여주는 그림

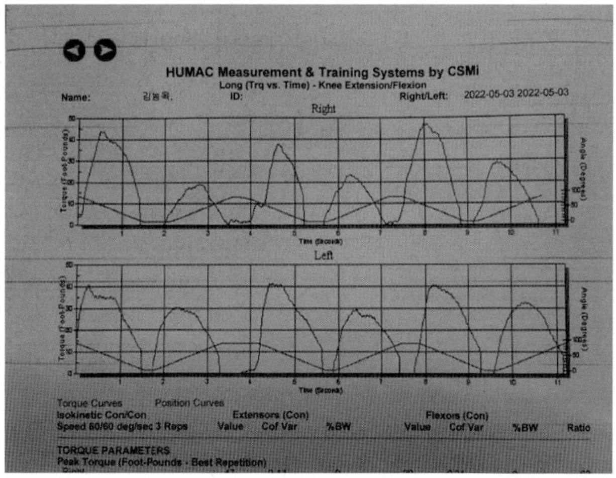

B. 시간흐름에 따른 토크값의 변화를 보여주는 그림

- 그래프는 위와 같이 하나의 봉우리가 있는 포물선으로 나와야 함
- 포물선의 봉우리가 2개이거나 포물선이 울퉁불퉁 매끄럽지 않은 경우는 비정상임
- 다음은 이상징후를 보이는 그래프 모양들의 예시임

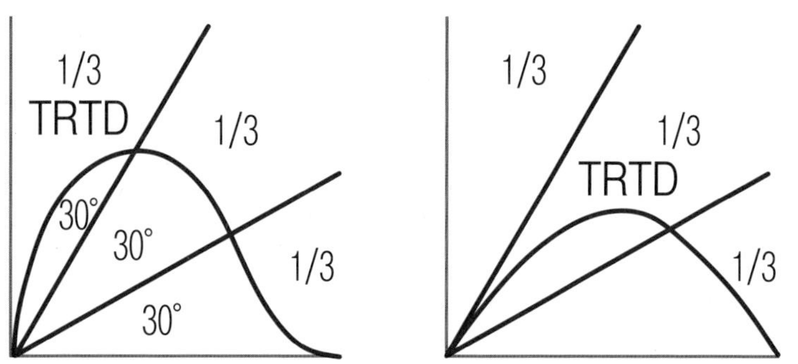

특정 시간 또는 특정 각도에서의 토크값의 기울기 비교

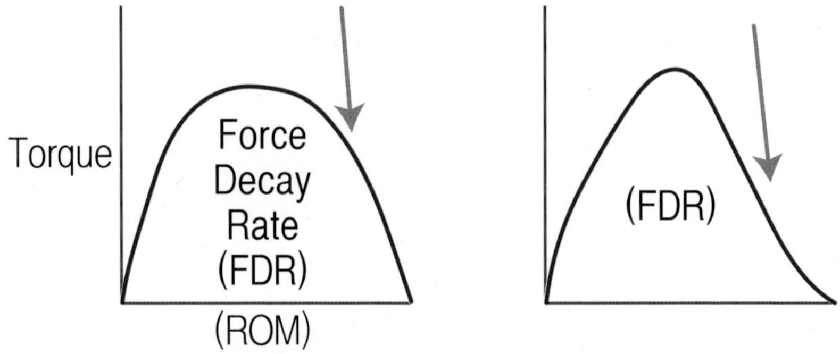

1번째 그래프는 정상; 2번째 그래프는 힘 감퇴시기에 오목하게 아래로 향하는 곡선이 형성됨. 이는 끝범위에서 힘을 유지할 수 없음을 보여주는 것으로 앞십자인대손상인 경우 흔함

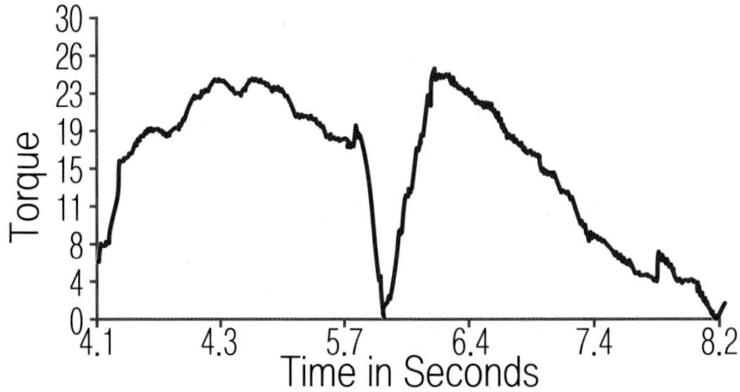

시간에 따른 주동근과 길항근 수축을 보여주는 것으로 두 근육 사이는 V자형이어야 교차지배를 잘 받고 있는 경우(두 근육 사이 시간이 길어지면 부상위험이 있음; 예를 들어 넙다리뒤근의 교차지배시간이 길어지면 앞십자인대손상 위험이 높아짐)

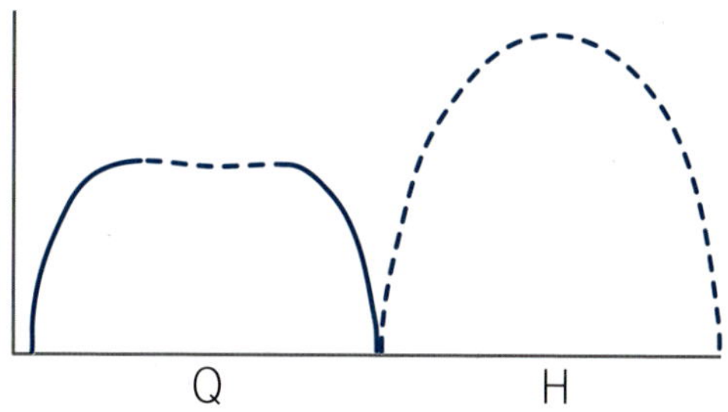

가동범위에서 불규칙적으로 선이 형성되고 넙다리근의 경우 토크값이 감소하고 중간 가동 범위에서 토크값이 편평하게 유지됨(주로 연골연화증인 경우에 해당)

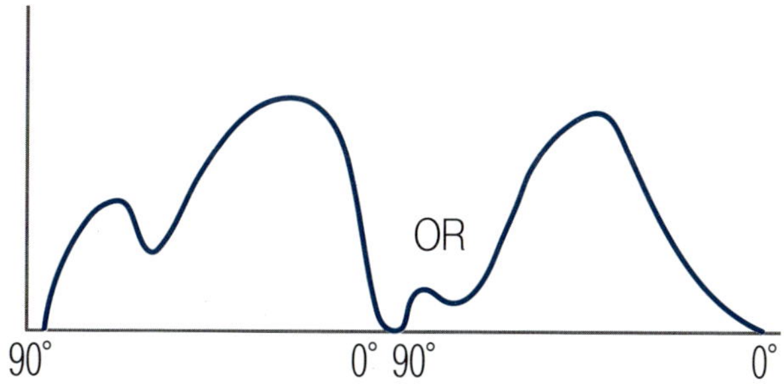

봉우리가 2개이고 2번째 봉우리가 높거나 힘 감퇴율이 빠르게 진행됨(이는 Polica 증후군인 경우에 해당)

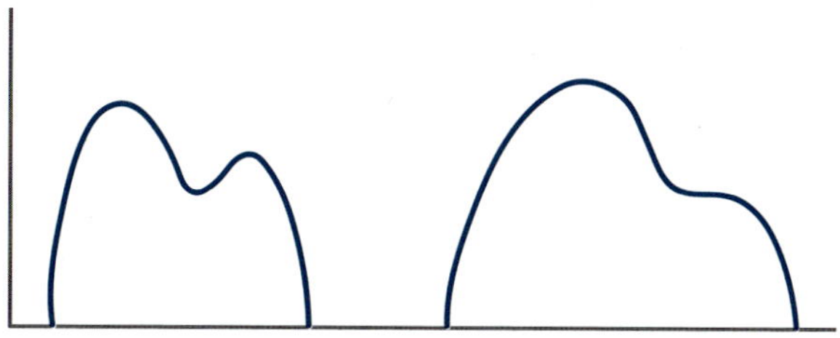

봉우리가 2개이고 2번째 봉우리가 낮음(이는 무릎뼈 아탈구인 경우에 해당)

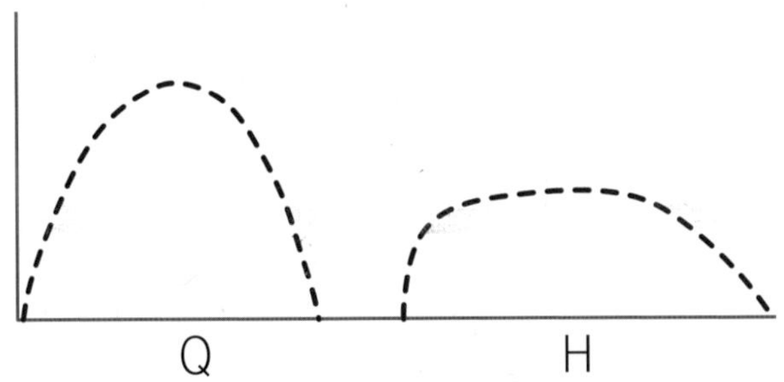

그래프 모양은 정상이나 토크값이 낮고 포물선이 불규칙적임(근육-힘줄염인 경우)

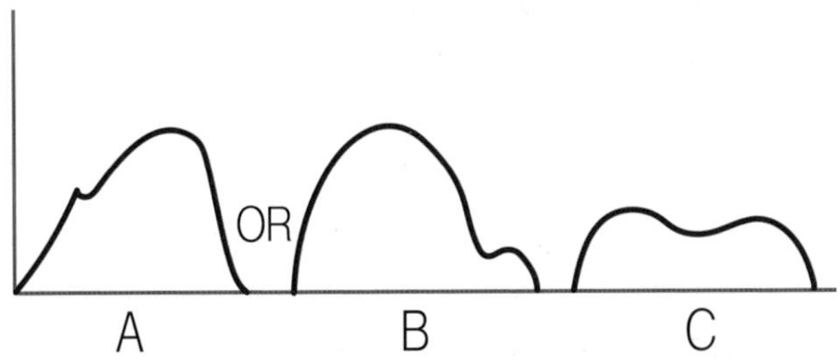

일반적으로 관절주머니와 인대 결함이 있는 경우로서 A는 위로 가는 경사, B는 아래로 가는 경사에서 이상징후를 보이고 C역시 인대결함이 있는 경우

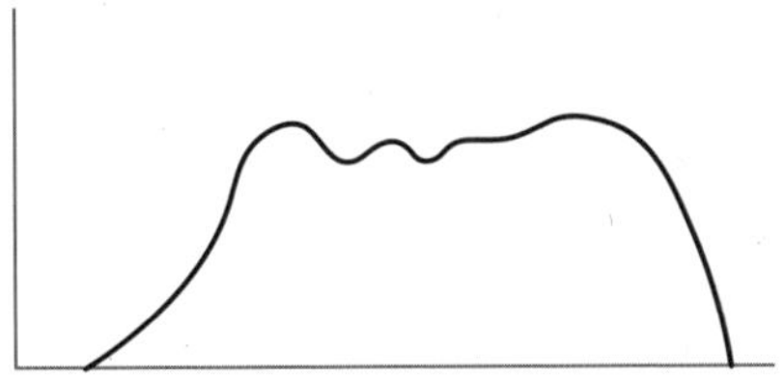

초승달 결함이 있는 경우

3. 1RM을 이용한 근력검사

1) 검사절차 및 주의사항

① 대상자에게 준비운동을 실시한 후, 특정 근육의 근력검사를 위한 동작을 시범 보임

② 대상자에게 특정 무게를 사용하여 최대로 할 수 있는 만큼 반복 움직임을 실시하게 함

③ 반복횟수와 특정 무게를 기준으로 최대 1RM을 구함

④ 최대 1RM을 구하는 공식은 여러 가지가 있으나 Brzycki (1993) 계산법을 이용한 방법은 다음과 같음

최대 1RM = 사용한 무게 ÷ (1.0278 – (0.0278 × 반복횟수))

최대 1RM(%)	반복횟수
최대 1RM	1회
최대 1RM의 95%	2~3회
최대 1RM의 90%	5회
최대 1RM의 85%	6회
최대 1RM의 80%	8회
최대 1RM의 75%	10회
최대 1RM의 70%	12회
최대 1RM의 65%	14~15회
최대 1RM의 60%	16~18회
최대 1RM의 55%	18~20회
최대 1RM의 50%	20회 초과

Brzycki Formula (1993)

2) 예시

A환자는 무릎에 통증이 있어 치료실을 방문하였다. 치료사는 넙다리네갈래근의 근력을 평가하기 위해 1RM 방법을 사용하기로 하였다. 8 kg 중의 무게에 저항하여 무릎 펴고 굽히기를 최대 반복하게 하였다. 그 결과, A환자는 8회 반복할 수 있었다. 8회는 최대 1RM의 80%이기 때문에 A환자의 넙다리네갈래근의 근력은 10 kg 중이다.

참고문헌

1. 이정원 등. 근력 및 감각검사. 군자출판사, 2006.
2. 장수경 등. 근골격계의 평가: 관절가동범위와 근력검사. 영문출판사, 2014.
3. 최원제. 측정 및 평가. 범문에듀케이션, 2013.
4. 김동대 등. 측정 및 평가. 현문사, 2009.
5. 김선엽. 등속성 운동을 이용한 평가. 대한물리치료사학회지, 1994.
6. https://physio-pedia.com/Muscle_Strength
7. https://easytech-website-prod.s3.amazonaws.com/2016/07/04/09/55/35/780/ISOKINETIC_Generals.pdf
8. Brzycki, Matt. A Practical Approach To Strength Training. McGraw-Hill, 1998.

6장 실습. 근력검사 기록

date:　　　　　　　　　　　　　　involved side:

Left side		Measure values		Right side	
1RM/isokinetic/ isometric	MMT	Joint	Motion	MMT	1RM/isokinetic/ isometric
		shoulder	flexor		
			extensor		
			abductor		
			external rotator		
			internal rotator		
			horizontal abductor		
			horizontal adductor		
		elbow	flexor		
			extensor		
		forearm	pronator		
			supinator		
		wrist	flexor		
			extensor		
		thumb	CM flexor		
			IP flexor		
			CM extensor		
			IP extensor		
			CM abduction		
			CM adductor		
			opposition		
		finger	MCP flexor		
			MCP extensor		
			MCP abduction		
			MCP adduction		
			PIP flexor		
			DIP flexor		

		hip	flexor		
			extensor		
			abductor		
			adductor		
			exernal rotator		
			internal rotator		
		knee	flexor		
			extensor		
		ankle	plantar flexor		
			dorsi flexor		
			invertor		
			evertor		
		neck	flexor		
			extensor		
			rotation		
			lateral flexion		
		trunk	flexor		
			extensor		
			rotator		
		pelvic	elevator		
		scapula	elevator		
			abductor & upward rotator		
			adductor		
			depressor & adductor		
			adductor & downward rotator		
		forehead	occipitofrontalis		
			corrugator supercilii		
			procerus		
			nasalis		

		eye	orbicularis oculi		
			levetor palpebrae superioris		
			rt. superior rectus & lt. inferior oblique		
			rt. superior oblique & lt. inferior rectus		
		mouth	orbicularis oris		
			levator labii superioris & zygomatic minor		
			levetor anguli oris		
			zygomatic major		
			risorius		
			buccinator		
			depressor labii inferior & mentalis		
			depressor anguli oris & platysma		
		TM	temporalis, masseter, medial pterygoid		
			lateral & medial pterygoids		
			digastric & suprahyoid		
comments					

07

자세 평가

개요

1. 이상적인 자세는 서거나 앉은 자세를 유지하는데 에너지 소모가 가장 적게 각각의 신체분절과 관절이 배열된 상태를 의미함(중력선과 관절의 축이 일치될 때 에너지 소모가 적음)
2. 지속적인 관절 주변 근육들의 불균형 또는 습관적인 잘못된 움직임 패턴이 신체변형을 유발할 수 있음
3. 자세분석을 통해 신체 좌·우 대칭성, 뼈대변형, 근육의 상태 등에 대한 정보를 수집할 수 있고, 더 나아가 근길이 검사, 움직임패턴 검사 같은 세밀한 검사가 필요한지에 대한 정보를 확인할 수 있음
4. 자세분석은 다양한 자세(앉은 자세, 엎드린 자세 등)와 정적 또는 동적 상태에서 실시할 수 있지만, 일반적으로 선 자세에서 정적 분석이 가장 흔히 사용되고 있음

관련 지식

1. 이상적인(ideal) 신체 배열

앞쪽과 뒤쪽에서 본 이상적인 선 자세

신체 분절	이상적인 배열
눈	수평 유지
어깨	양쪽 어깨 수평 유지; 어깨뼈의 위각(superior angle)이 T1 수준 약간 아래 위치
어깨뼈(scapula)	가슴(thorax)에 어깨뼈가 편평하게 붙어 있고, 이마면에서 30° 앞쪽으로 돌아간 위치에 있으며 척추 안쪽 면(medial border)이 3인치 떨어져 있음
팔꿈치	남자인 경우 운반각(carrying angle)이 10~15°이고, 여성은 15° 이상을 보임
손바닥	안쪽(자신의 몸쪽으로 향하고 있음)으로 향하고 있음
갈비뼈와 복장뼈(sternum)	갈비뼈는 대칭적이고 아래복장각(infrasternal angle)은 90° 유지
골반	양쪽 ASIS와 PSIS가 각각 수평
엉덩(hip)	돌림(rotation)이 없고 벌림과 모음 사이인 중립위치

무릎	무릎뼈(patella)가 앞쪽으로 향하고, Q각이 남성인 경우 13°; 여성인 경우 18°
발	중립위치, 뒤꿈치뼈(calcaneus)는 약간 바깥굽음(valgus)
척주(spinal column)	엉치뼈(sacrum)에서 뒤통수까지 수직

옆에서 본 이상적인 선 자세

신체 분절	이상적인 배열
목척추	약간 앞굽음증(lordosis)을 보이면서 머리는 중립위치
위팔	봉우리 앞쪽으로 위팔뼈의 머리가 1/3 이하로 튀어나가고 위팔뼈가 시상면에 대해 수직
팔꿈치	펴지거나 약간 구부러진 상태로 앞쪽팔꿈치오목은 앞 · 안쪽으로 향하고 팔꿈치머리(olecranon)는 뒤쪽으로 향함
가슴척추	성인인 경우 척주뒤굽음이 20~40°
갈비뼈와 복장뼈	이마면에서 가슴 모양이 대칭
허리척추	성인과 청소년기에 척주앞굽음 약 30~45°
골반	두덩결합(pubic symphysis)과 ASIS가 동일 수직면에 위치
중력중심이 지나는 부위(수직 배열)	바깥귀길, 목척추체, 봉우리(acromion) 중간, 허리척추체, 큰돌기(greater trochanter) 중심, 무릎 중간에서 약간 앞쪽, 가쪽 복사(malleoli)에서 약간 앞쪽
척주	엉치뼈(sacrum)에서 뒤통수까지 수직

2. 신체변형 관련 용어

신체변형이 발생하면 오목한 부위에 있는 근육은 짧아지고 볼록한 부위에 있는 근육은 늘어난 상태로 변함

이상적인 배열에서 이탈되는 흔한 신체변형들

신체 분절	신체변형
척추	앞쪽으로 머리 돌출, 과도한 척주뒤굽음증, 과도한 척주앞굽음증, 굽은 등(swayback: 엉덩관절이 중력선보다 앞쪽에 위치, 골반이 뒤로 기울어지고 척주앞굽음이 감소), 편평 등(flat back: 허리척추의 앞굽음증이 감소한 상태로 골반이 뒤로 기움), 척주옆굽음증(scoliosis: 척주가 수직배열되지 않고 옆으로 휘어진 상태)

갈비뼈 우리(cage) 및 복장뼈	이마 또는 시상면에서 갈비우리(rib cage)가 비대칭, 술통형가슴(barrel chest: 가슴 앞뒤가 확장되어 둥근 형태의 가슴 모양으로 만성 폐쇄성 폐질환자에게 많음), 오목가슴(pectus excavatum: 앞가슴이 움푹 들어간 가슴우리 기형), 새가슴(pectus carinatum 또는 gallinatum: 가슴뼈 중심이 볼록 솟아올라온 선천성 기형), 복장 아래 각이 증가하거나 감소
어깨뼈	올라감, 내려감, 위로 기울어짐, 아래로 기울어짐, 벌림, 모음, 날개어깨뼈, 앞쪽으로 기울
어깨관절	어깨 앞쪽 이동, 처진 어깨, 아탈구된 위팔뼈머리, 봉우리 앞면에서 위팔뼈머리가 50% 이상 앞쪽으로 이동
팔꿉관절	굽힘, 과도한 폄, 과도한 운반각
아래팔	엎침, 뒤침
손목	굽힘, 폄, 노쪽편위, 자쪽편위
손/손가락	단추목변형, 백조목변형
엉덩관절/넙다리뼈	넙다리뼈 앞돌림(anteversion), 넙다리뼈 뒤돌림(retroversion), 굽은넙다리뼈(coxa vara), 펴진넙다리뼈(coxa valgum), 넙다리뼈 안쪽돌림, 넙다리뼈 바깥돌림
무릎관절	무릎 굽힘 및 젖힘, Q각 증가(남성 13° 이상, 여성 18° 이상), 무릎뼈 기울어짐, 무릎뼈 탈구
정강이뼈	정강이뼈 안굽이(varum), 밖굽이(valgum)
발	평발(pes planus), 갈퀴발(pes cavus), 과도한 뒤꿈치뼈 바깥굽음
발가락	엄지발가락안쪽휨증(hallux valgus), 망치발가락(hammer toe), 갈퀴발가락, Morton 발가락

3. 척주곡선 관련 흔한 변형

척주곡선 관련 변형

척주곡선 변형	신체 배열 이탈	짧아진 근육	늘어난 근육
굽은 등(swayback)	• 골반 약간 뒤쪽기울이 있으면서 앞쪽으로 이동(복사뼈 및 어깨관절보다 앞쪽으로 이동) • 가슴척주에서 보상적 뒤굽음증 증가	넙다리뒤근 가슴근	엉덩관절굽힘근 가슴척추세움근
편평 등(flat back)	• 골반 뒤쪽기울이 발생하고 허리척주앞굽음증 감소	넙다리뒤근 배곧은근	엉덩관절굽힘근 척추세움근

척주옆굽음증(scoliosis)	• 척주가 가쪽으로 이탈(C 또는 S자) • 볼록면으로 척추몸통이 회전 • 볼록한 쪽 갈비뼈가 뒤로 돌출	척주 만곡 중 오목 부위에 있는 근육	척주만곡 중 볼록 부위에 있는 근육
척주앞굽음증-뒤굽음증 (lordosis-kyphosis)	• 골반 앞쪽 기움이 있으면서 허리척주 앞굽음증 증가 • 보상적 가슴척주 뒤굽음증 증가	엉덩관절굽힘근 척추세움근 가슴근	넙다리뒤근 배곧은근 가슴척주폄근
거북목(turtle neck)	• 머리가 앞쪽으로 이동(역 C자 모양) • 턱이 들림(90° 이상)	뒤통수밑근 가슴근	깊은 목굽힘근 가슴척추폄근

4. 교차증후군

근육 단축과 늘어남이 X모양으로 발생

척추곡선 관련 변형

구분	자세변형	근육 기능이상	사진
상체교차증후군	• 둥근 어깨 • 머리 앞쪽 이동 • C0~C1 과도 폄 • 날개어깨 • 어깨 올림	• 가슴근, 뒤통수밑근, 위쪽 등세모근, 어깨올림근 단축 • 앞톱니근, 중간 및 등세모근 약화 • 가슴척주 뒤굽음증 증가	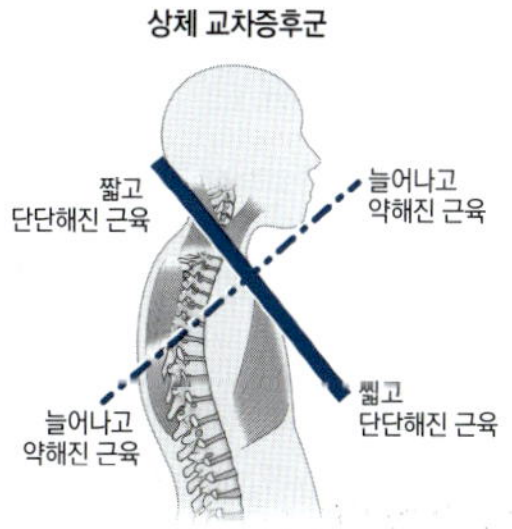
하체교차증후군	• 허리척주 앞굽음증 증가 • 골반 앞쪽기움 • 배가 나옴 • 발이 가쪽으로 향함 • 가슴허리부위 근육 과비대 • 엉덩정강띠의 고랑	• 척추세움근, 엉덩구멍근, 넙다리근막긴장근 단축 • 큰볼기근, 배곧은근 약화 • 허리엉치분절 과운동성	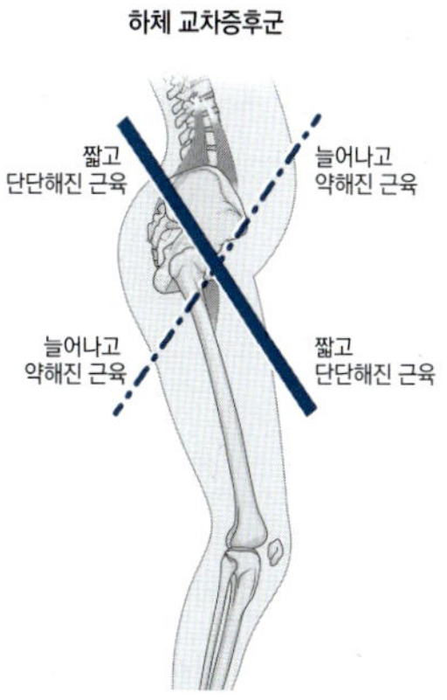

측정 및 검사 실습

1. 자세분석 방법들

① 육안으로 자세를 관찰

② 사진 또는 영상촬영을 통해 신체 주요 부위 분석

③ 척주곡선 측정 및 확인

④ 기구를 활용한 자세분석

2. 육안 관찰을 통한 자세분석(신체 좌우 불균형 위주로 관찰)

① 절차

- 자세분석을 위해 최대한 옷을 간편하게 입히고 신체부위를 노출시킨 후 편안하게 선 자세를 유지하게 함
- 앞면, 옆면, 뒷면에서 관찰(골반을 가장 먼저 관찰하고 이후 상지 또는 하지 관찰) 후 근육 윤곽의 대칭성 및 긴장성을 확인
- 앞과 뒤는 대칭성 및 뼈대변형 유무를 확인하고 옆면은 뼈대변형 또는 척주곡선을 관찰(new york 자세선별검사 기록지 참조)

앞과 뒤에서 관찰

부위	관찰항목	비대칭을 유발하는 가능한 원인
머리와 목	양쪽 꼭지돌기의 위치(수평여부)	• 목빗근, 위쪽 등세모근, 목갈비근 등의 단축
상지	양쪽 봉우리돌기의 위치(수평여부)	• 우세 손쪽 처짐 • 가쪽 몸통근육 및 등세모근 단축 • 가슴척추 옆굽음증
	양쪽 어깨뼈의 위치(T2~T7 사이)	• 위쪽 등세모근과 어깨뼈올림근 단축 • 아래 등세모근 및 가슴근 늘어짐 • 가슴척추 옆굽음증
	양쪽 옆구리와 팔 사이 거리차이	• 가슴척추 옆굽음증, 가쪽 굽힘근 단축 등
	양손이 향하는 방향	• 안쪽 돌림근 단축
	바닥에서 양손까지 거리차이	• 가슴척추 옆굽음증, 가쪽 굽힘근 단축 등

골반 및 몸통	양쪽 ASIS 및 PSIS 위치(수평)	• 가쪽 굽힘근 단축 • 골반 또는 척추의 구조적 변화 • 다리길이 차이
	복장각 90° 유무	• 바깥배빗근의 단축 또는 늘어남
	척추옆굽음증	
하지	양쪽 넙다리 큰돌기 위치(수평)	• 다리길이 및 구조 변화
	엉덩주름의 위치(수평)	• 엉치엉덩관절의 병변
	허벅지 안쪽에 S자 모양의 곡선 형성 유무	• 짧은 모음근 단축
	무릎뼈의 위치(수평 및 방향)	• 넙다리근 단축 • 무릎주변 근육 불균형
	무릎주름의 위치(수평)	• 엉덩정강띠 단축
	무릎 안굽이 또는 밖굽이 유무	• 엉덩 바깥돌림근 약화 • 무릎주변 근육 단축 • Q각 증가, 평발, 넙다리뼈 머리 안쪽돌림 등
	뒤꿈치뼈의 엎침 유무	• 가쪽 장딴지근육 단축 • 평발

옆쪽에서 관찰

부위	관찰항목	비대칭을 유발하는 가능한 원인
사지 및 몸통	굽은 등, 편평 등, 앞굽음증 유무	• 척추 주변 근육 약화 및 단축
	몸통 회전유무(반대쪽 어깨, 골반, 또는 다리가 보이는지?)	• 사선 근막경선 단축
	턱 들림 및 머리 전방이동 유무	• 목빗근 단축 및 목 깊은 굽힘근 약화 등

3. 사진(영상) 촬영을 통한 자세분석

① 절차

- 자세분석을 위해 최대한 옷을 간편하게 입히고 신체부위를 노출시킨 후 편안하게 선 자세를 유지하게 함
- 신체 주요 부위에 표시마크를 부착

	골반	척추	하지	상지
표시마크 부착위치	• PSIS (뒤위엉덩뼈가시) • ASIS (앞위엉덩뼈가시)	C7 T7 L5	• 큰결절(greater trochanter) • 무릎뼈 가운데 • 발배뼈(navicula) • 종아리뼈머리(fibular head)	• 어깨뼈 아래각(inferior angle of scapula) • 어깨뼈 안쪽 면(medial border of scalula) • 봉우리돌기(acromion process) • 명치(xiphoid process) • 배꼽

- 앞면, 옆면, 뒷면에서 사진(영상) 촬영 후 다림선(plum line)을 사진에 긋고 앞과 뒤는 대칭성 및 뼈대변형 유무를 확인하고 옆면은 뼈대변형 또는 척주곡선 관찰
- 앞과 뒤의 사진인 경우 다림선은 두발 사이 가운데에서 시작하여 머리까지 수직으로 올림
- 옆 사진인 경우 다림선은 가쪽 복사뼈 약간 앞쪽(5번째 발허리뼈 결절)에서 시작하여 머리까지 수직으로 올림

② 사진촬영 자세분석 주요 부위와 임상적 의미

옆에서 관찰

부위	신체 변형	가능한 근육 변화	확인을 위한 검사
머리와 목	머리 앞쪽 이동(머리가 다림선보다 앞쪽에 위치) 아래턱 돌출	• 과도한 앞굽음증 • 뒤통수밑근육, 목빗근 단축 • 목 굽힘근 약화	• 뒤통수밑 근육 단축검사 • 목 깊은 굽힘근 근력검사
	목척추 앞굽음증 감소(목 척추몸통 앞으로 다림선이 지나감)	• 목 뒤쪽 인대와 근육 늘어짐 • 목 굽힘근 단축	
	목척추 앞굽음증 증가(목 척추몸통 뒤로 다림선이 지나감)	• 앞쪽 인대 늘어남 • 뒤쪽 인대 및 근육 단축 • 어깨뼈올림근 늘어남	
어깨	어깨 앞쪽이동(봉우리돌기가 다림선보다 앞쪽에 위치; 어깨뼈가 벌어짐; 과도한 가슴척추 뒤굽음증)	• 가슴근, 앞톱니근 단축 • 중간과 아래 등세모근 길어짐 • 가슴척추 폄근, 중간 등세모근 및 마름근 약화	• 근육길이 검사 • 팔꿉혀펴기 및 어깨벌림 움직임패턴 검사

<table>
<tr><td>가슴척추</td><td>뒤굽음증 증가(다림선 뒤로 척주 곡선이 심하게 뒤로 볼록)</td><td>• 앞쪽세로인대, 가슴근 및 배근육 단축
• 뒤쪽세로인대, 가슴척추폄근, 중간과 아래 등세모근 늘어짐</td><td>• 근육길이 검사
• 척주만곡 측정</td></tr>
<tr><td rowspan="3">허리척추</td><td>앞굽음증(허리척추의 과도한 폄으로 다림선이 등쪽으로 위치; 허리척추 앞굽음증 증가)</td><td>• 앞쪽인대와 아래쪽 배근육 늘어남
• 허리 폄근 및 엉덩관절굽힘근 단축</td><td rowspan="3">• 윗몸 일으키기 검사
• 배가로근 검사
• 근육길이 검사
• 척주만곡 측정</td></tr>
<tr><td>굽은 등(골반이 앞쪽으로 이동하여 다림선이 등쪽으로 위치; 가슴척추 뒤굽음증 증가)</td><td>• 넙다리뒤근, 가슴근, 위쪽 배근육 단축
• 목 굽힘근, 엉덩관절 굽힘근, 가슴척추폄근, 아래쪽 배근 늘어남</td></tr>
<tr><td>편평 등(허리척추의 굽힘된 상태로 다림선이 배쪽으로 위치; 허리척추 앞굽음증 감소)</td><td>• 넙다리뒤근, 배근육 단축
• 허리폄근 및 엉덩굽힘근 늘어남</td></tr>
<tr><td rowspan="2">골반</td><td>앞쪽 기움(ASIS가 두덩결합보다 앞쪽에 위치)</td><td>• 허리폄근과 엉덩굽힘근 단축
• 넙다리뒤근과 배근육 늘어남</td><td>• 수정된 Thomas 검사
• 한발서기검사
• 근육길이 검사</td></tr>
<tr><td>뒤쪽 기움(ASIS가 두덩결합보다 뒤쪽에 위치)</td><td>• 허리폄근과 엉덩굽힘근 늘어남
• 넙다리뒤근과 배근육 단축</td><td></td></tr>
<tr><td rowspan="2">무릎</td><td>젖힘(다림선이 무릎관절 축에서 과도하게 앞쪽으로 지나감)</td><td>• 넙다리근, 장딴지근 단축
• 넙다리뒤근과 오금근 늘어남</td><td rowspan="2">• 근육길이 검사</td></tr>
<tr><td>굽힘(다림선이 무릎관절 축에서 뒤쪽으로 지나감)</td><td>• 넙다리뒤근, 장딴지근육 단축
• 넙다리근 늘어남</td></tr>
<tr><td>발목</td><td>앞쪽 기움 자세(다림선보다 신체가 앞쪽에 위치)</td><td>• 과도한 발등굽힘(장딴지근육 늘어남)
• 발등근육 단축</td><td>• 근육길이 검사</td></tr>
</table>

뒤에서 관찰

<table>
<tr><th>부위</th><th>신체 이탈</th><th>가능한 근육 변화</th><th>확인검사</th></tr>
<tr><td rowspan="2">머리와 목</td><td>머리 기울(머리가 다림선에서 한쪽으로 치우침)</td><td>• 가쪽굽힘근 단축</td><td rowspan="2">• 근육길이 검사</td></tr>
<tr><td>머리 돌림</td><td>• 목빗근, 위쪽 등세모근, 목갈비근 등의 단축</td></tr>
<tr><td rowspan="7">어깨 및 어깨뼈</td><td>처진 어깨(한쪽 어깨가 처짐)</td><td>• 우세 손쪽 처짐(일반적 현상)
• 가쪽 몸통 근육 단축
• 마름근과 넓은등근 단축</td><td rowspan="7">• 근길이 검사
• 팔꿉혀펴기 및 어깨벌림 움직임패턴 검사</td></tr>
<tr><td>올라간 어깨(한쪽 어깨가 올라감)</td><td>• 위쪽 등세모근과 어깨뼈올림근 단축
• 아래 등세모근 및 가슴근 늘어짐
• 가슴척추 옆굽음증</td></tr>
<tr><td>안쪽돌림된 어깨(안쪽 융기가 뒤를 향하고 있음)</td><td>• 안쪽돌림근 단축</td></tr>
<tr><td>가쪽돌림된 어깨(팔꿈치머리가 뒤를 향하고 있음)</td><td>• 가쪽돌림근 단축</td></tr>
<tr><td>모아진 어깨뼈(어깨뼈가 가운데로 이동)</td><td>• 마름근 단축
• 가슴근 늘어짐</td></tr>
<tr><td>벌어진 어깨뼈(어깨뼈가 가쪽으로 이동)</td><td>• 앞톱니근 단축
• 마름근 및 중간 등세모근 늘어짐</td></tr>
<tr><td>날개어깨(어깨뼈의 안쪽면 및 아래각이 들림)</td><td>• 앞톱니근 약화</td></tr>
<tr><td>가슴척추</td><td>가쪽 치우침(다림선에서 한쪽으로 치우침)</td><td>• 가쪽 굽힘근의 단축
• 갈비뼈 또는 척추의 구조적 변화
• 다리길이 차이</td><td>• 근육길이 검사
• 척주만곡검사</td></tr>
<tr><td rowspan="2">골반 및 엉덩관절</td><td>가쪽 기울(한쪽 골반이 올라감)</td><td>• 척주옆굽음증
• 다리길이 차이
• 허리네모근 단축
• 같은 쪽 벌림근과 반대쪽 모음근 단축</td><td rowspan="2">• 수정된 Thomas 검사
• 한발서기 검사
• 근육길이 검사</td></tr>
<tr><td>골반 돌림(다림선이 가운데에서 한쪽으로 치우침)</td><td>• 돌아간 쪽의 안쪽돌림근 및 엉덩굽힘근 단축
• 같은쪽 허리척추 돌림</td></tr>
</table>

	모아진 엉덩관절(모아진 쪽의 큰 돌기가 올라감)	• 같은 쪽 벌림근 및 반대쪽 모음근 단축	
무릎	안굽이(varus)(정강뼈가 안쪽으로 모아짐)	• 반힘줄근, 반막근 단축	• Q각 측정 • 근육길이 검사
	밖굽이(valgus)(정강뼈가 가쪽으로 벌어짐)	• 엉덩정강띠 단축	
발목	평발(안쪽세로궁이 낮아짐)	• 뒤정강근 늘어남 • 스프링인대 늘어남 • 장딴지근 단축	• 발배뼈처짐 검사 • 근육길이 검사
	휜발(안쪽세로궁이 높아짐)	• 앞 및 뒤정강근 단축 • 종아리근 늘어남	

3. 척주곡선 측정

① 척주곡선 선별 검사

방법: 척주곡선의 이상을 선별하기 위해 벽에서 3인치 떨어진 위치에 발을 배치하고 벽에 기대고 양손을 목과 허리 곡선(앞굽음) 부위에 각각 넣음	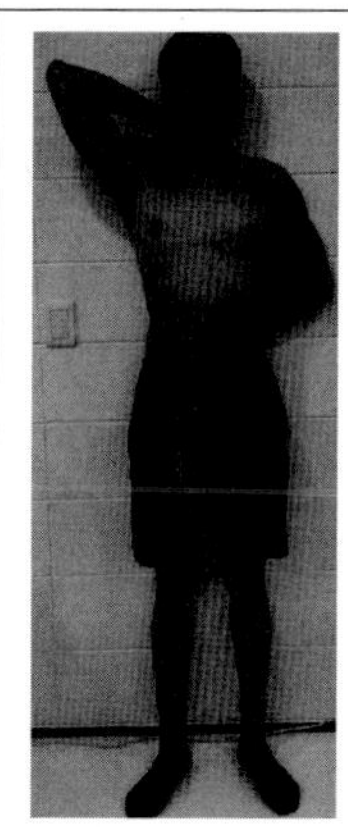
결과: 만약 손이 들어가지 않으면 척주앞굽음증 감소, 손이 들어가고 벽과 몸 사이 여분의 공간이 1인치 이상 있는 경우 척주앞굽음증이 증가한 상태이므로 정밀 검사 필요	

② 경사계를 이용한 척주곡선 각 측정

부위별 측정법	가슴척추 뒤굽음	허리척추 앞굽음
방법	1) 바로 선 자세를 취함 2) 수직 벽에 영점을 맞춘 경사계를 C7~T1 사이와 L1~T12 사이에 배치하고 각각의 각을 읽고 더함	1) 바로 선 자세를 취함 2) 수직 벽에 영점을 맞춘 경사계를 L1~T12 사이와 S1~L5 사이에 배치하고 각각의 각을 읽고 더함
측정값(°)	20~40°	30~45°
측정사진	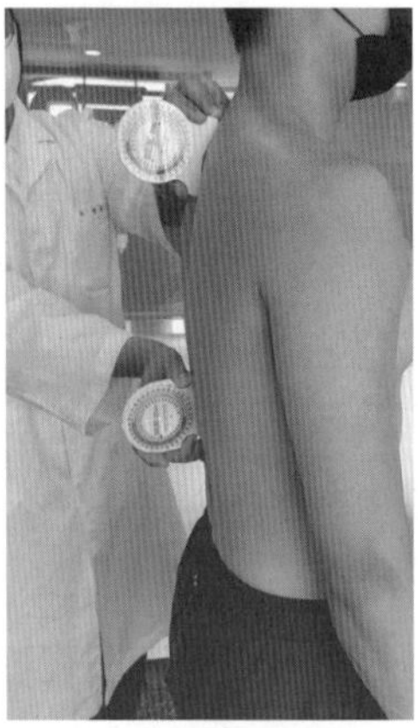	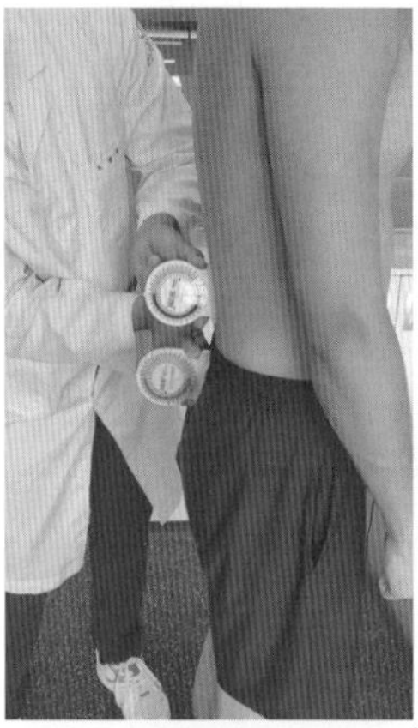
	척주 옆굽음증	**측정사진**
방법 (앞으로 숙이기 검사 또는 Adam 검사)	1) 바로 선 자세에서 앞으로 숙인 자세를 취함 2) 대상자의 뒤에 선 후 자세를 낮추어 대상자의 가장 높은 등 부위와 측정자의 눈높이를 맞춤 3) 가장 높은 등 부위에 옆굽음측정기(scoliometer)를 배치하고 각을 읽음	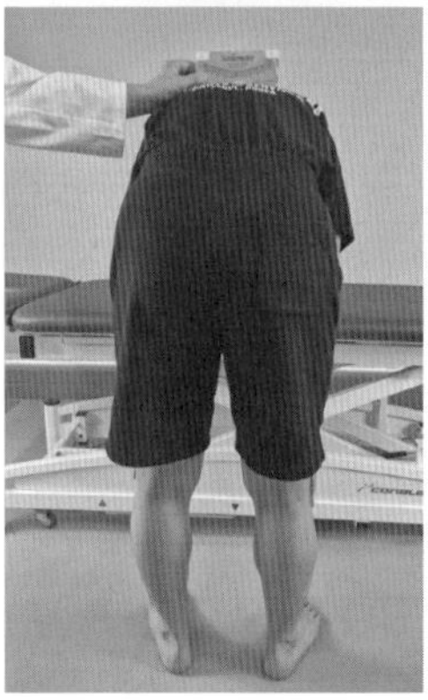
측정값(°)	5° 이하가 정상	

③ 기타 기구를 이용한 방법

부위별 측정법	목척추 앞굽음	가슴척추 뒤굽음	허리척추 앞굽음
방법	1) 바로 선 자세를 취함 2) 측정기구의 돌기를 C4와 C7에 배치 3) 경사계가 0°가 되게 돌기의 길이를 조정	1) 바로 선 자세를 취함 2) 측정기구의 돌기를 C7과 가슴척추 곡선 중 가장 돌출된 부위에 돌기를 배치 3) 경사계가 0°가 되게 돌기의 길이를 조정	1) 바로 선 자세를 취함 2) 측정기구의 돌기를 L5와 엉치뼈 중 가장 튀어나온 부위에 돌기를 배치 3) 경사계가 0°가 되게 돌기의 길이를 조정
측정값(°)	C7 돌기가 1~3 cm 짧은 경우 정상, 3 cm 초과이면 앞굽음증 증가를 의미	가슴척추 곡선 중 가장 돌출된 부위에 배치된 돌기가 1~4 cm 짧은 경우 정상, 4 cm 초과이면 뒤굽음증 증가를 의미	엉치뼈 꼭지(가장 돌출된 부위)에 배치된 돌기가 1~3 cm 짧은 경우 정상, 3 cm 초과이면 앞굽음증 증가를 의미
측정사진	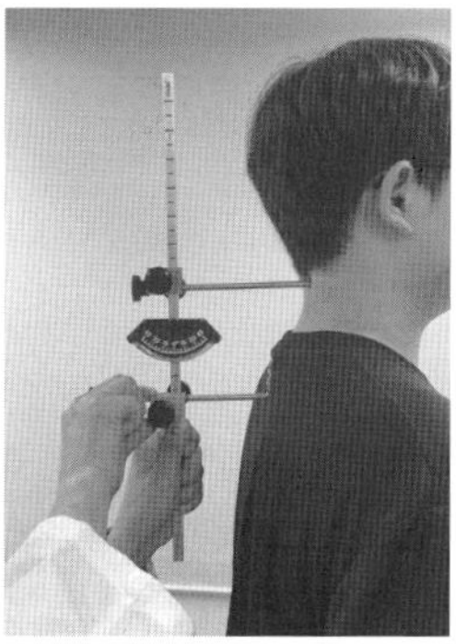	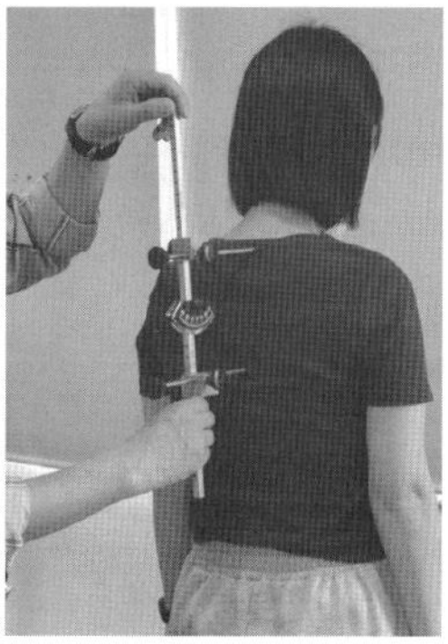	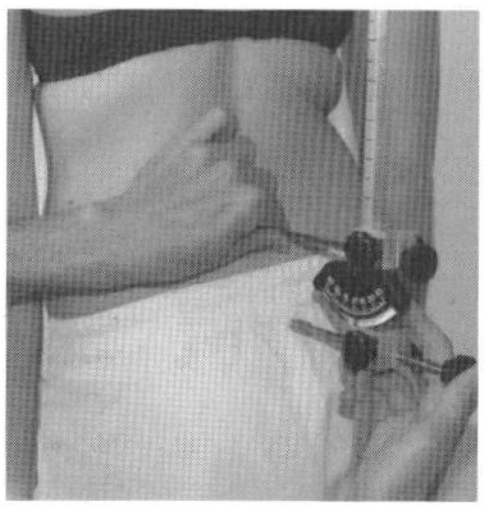

4. 기타 장비를 이용한 방법

다양한 장비 또는 어플리케이션이 개발되어 있음

예시) 자세분석 기구

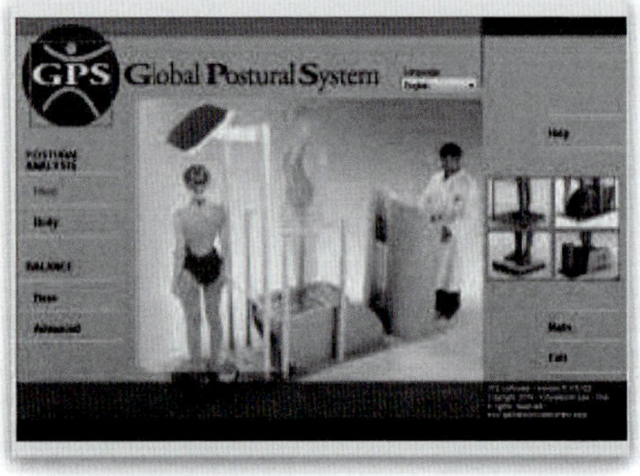

Global Postural System

예시) 자세분석 스마트 앱

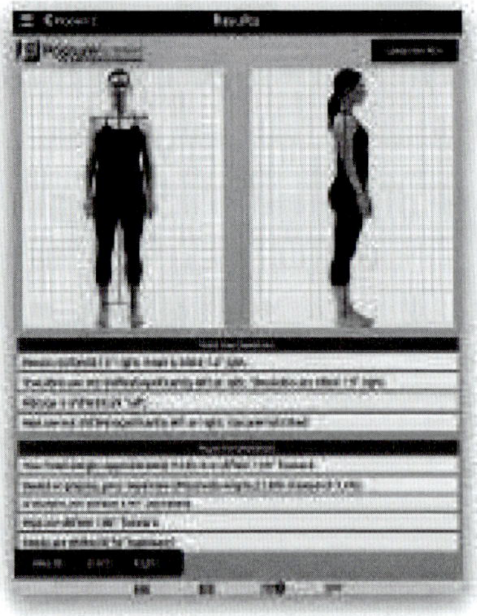

PostureScreen Posture...

참고문헌

1. 김종만 등. 질환별 물리치료: 근육뼈대·피부계. 정담미디어, 2010.
2. 장수경 등. 근골격계의 평가: 관절가동범위와 근력평가. 영문출판사, 2014.
3. Page P et al. Assessment and Treatment of Muscle Imbalance: the Janda approach. Human Kinetics, 2010.
4. Ashleigh et al. Reliability and concurrent validity of postural asymmetry measurement in adolescent
5. idiopathic scoliosis. World Journal of Orthopaedics, 2017.
6. https://physio-pedia.com/Posture?utm_source=physiopedia&utm_medium=search&utm_campaign=ongoing_internal
7. https://www.lamarcopt.com/images/stories/Documents/scoliosis.pdf
8. Lisa Barona McRoberts, et al. Evaluation of the New York Posture Rating Chart for Assessing Changes in Postural Alignment in a Garment Study. Clothing and Textiles Research Journal. 2013;31(2).

7장 실습. 자세분석

1. 전반적인 자세 유형 기록

- ☐ 굽은 등(swayback)
- ☐ 편평 등(flat back)
- ☐ 척추옆굽음증(scoliosis)
- ☐ 거북목(turtle neck)
- ☐ 척추앞굽음증-뒤굽음증(lordosis-kyphosis)

2. 육안 및 영상장치를 통한 분석(new york 자세선별검사)

	Good - 10	Fair - 5	Poor - 0	
Head	 Head erect, gravity line passes through center	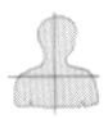 Head twisted or turned slightly to one side	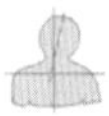 Head twisted or turned markedly to one side	
Shoulders	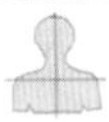 Shoulders level (horizontally)	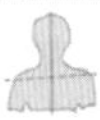 One shoulder slightly higher	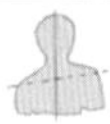 One shoulder markedly higher	
Spine	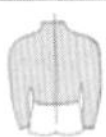 Spine straight	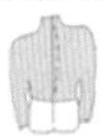 Spine slightly curved laterally	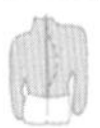 Spine markedly curved laterally	
Hips	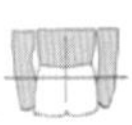 Hips level (horizontally)	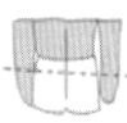 One hip slightly higher	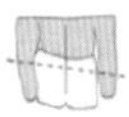 One hip markedly higher	
Ankles	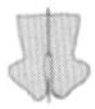 Feet pointed straight ahead	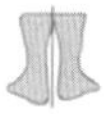 Feet pointed out	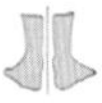 Feet pointed out markedly, ankles sag in pronation	
Neck	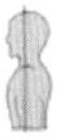 Neck erect, chin in, head directly above shoulders	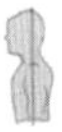 Neck slightly forward, chin slightly out	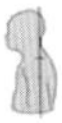 Neck markedly forward, chin markedly out	
Upper back	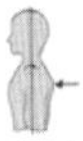 Upper back normally rounded	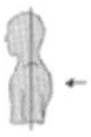 Upper back slightly more rounded	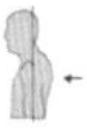 Upper back markedly rounded	
Trunk	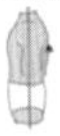 Trunk erect	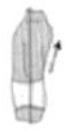 Trunk inclined slightly to rear	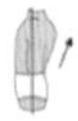 Trunk inclined markedly to rear	
Abdomen	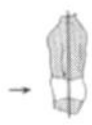 Abdomen flat	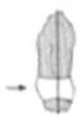 Abdomen protruding	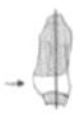 Abdomen protruding and sagging	
Lower back	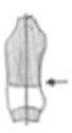 Lower back normally curved	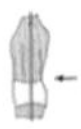 Lower back slightly hollow	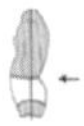 Lower back markedly hollow	
			Final Score =	

점수해석: 90~100은 good / 80~89는 fair / 79 이하는 poor

3. 척주만곡 측정 결과

가. 선별 검사

- lumbar lordosis: ☐ normal ☐ increased ☐ decreased
- neck lordosis: ☐ normal ☐ increased ☐ decreased

나. 측정값

측정 도구	lumbar lordosis	thoracic kyphosis	neck lordosis	scoliosis

08

근길이 검사

개요

1. 근길이 검사는 근육들이 너무 짧아져 있는지 혹은 늘어나 있는지를 알아보기 위한 것으로 근육의 유연성을 확인하는 것
2. 일부 근육들은 쉽게 짧아지는 경향이 있고 이로 인해 가동범위 제한 또는 길항근육의 억제가 유발되기도 함
3. 일반적으로 근길이 검사는 자세분석 또는 움직임패턴분석 후 의심 증상을 확인하기 위해 시행
4. 이 검사는 만성 또는 재발성 통증이 있는 환자에게 유용함

관련 지식

1. 근육의 유연성에 영향을 주는 요인과 임상적 의미

- 근육의 긴장도는 기본적으로 근육의 점도탄력성(viscoelastic)과 근육 내의 수축성 구조물의 활성화 정도에 의존
- 점도탄력성이 떨어지면 근육의 뻣뻣함, 팽팽함, 또는 유연성 제한 등을 유발
- 근육이 팽팽(tight)해지면, 유연성이 감소하고 수축성 구조물의 역치를 내려 쉽게 활성화되고 길항근을 억제시키는 현상을 유발함
- 팽팽한 근육은 일반적으로 근력감소가 없지만, 만성적인 상황으로 인해 허혈, 퇴행변화가 유발되어 길이-장력관계 변화, 탄성성분의 감소, 비탄성성분 증가 등으로 인해 근력약화가 있을 수 있음

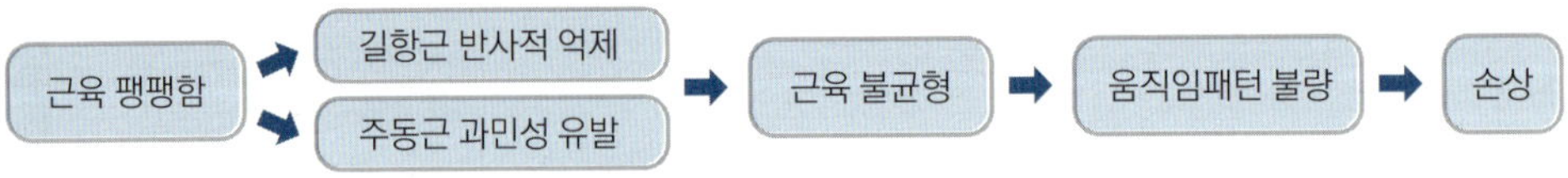

2. 단축되기 쉬운 근육

- 정적, 긴장성, 자세관련 근육은 쉽게 짧아지고 팽팽해지는 경향이 있음

부위	상지	하지
근육	• 뒤통수밑근육(suboccipitals) • 가슴근(pectorials) • 위쪽등세모근(upper trapezius) • 어깨뼈올림근(levator scapulae) • 목빗근(SCM) • 넓은등근(latissimus dorsi) • 씹는 근육 • 상지 굽힘근 및 엎침근	• 허리네모근(qudratus lumborum) • 척추세움근 • 엉덩허리근(iliopsoas) • 넙다리곧은근 • 넙다리근막긴장근 • 넙다리뒤근 • 짧은 엉덩모음근 • 장딴지근(특히, 가자미근) • 앞정강근

측정 및 검사 실습

1. 측정 방법

① 검사하고자 하는 근육의 이는 곳은 고정하고 닿는 곳을 중심으로 근육이 늘어나게 수동적으로 천천히 움직임

② 근육이 작용하는 반대방향으로 근육을 늘려 움직임 정도(각도 또는 길이)를 측정하고 마지막 범위에서 부가적인 압력을 가하여 이때 느껴지는 저항정도(끝느낌)를 치료사가 확인

2. 개별 근육별 길이검사

엉덩관절 굽힘근 길이검사

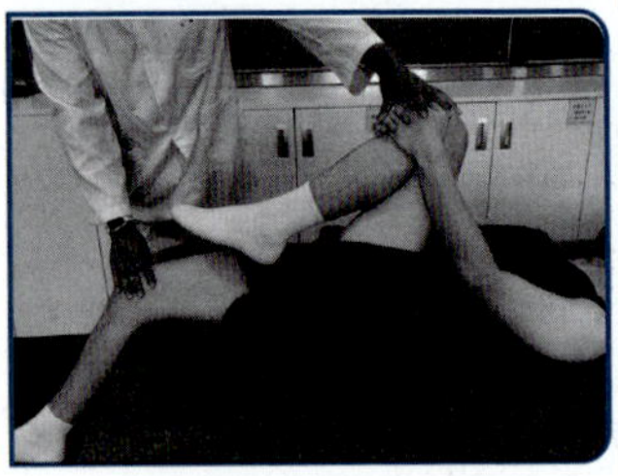

개요

- 한 관절 근육 엉덩근, 큰허리근 및 두관절 근육 넙다리근과 넙다리근막긴장근의 길이 확인
- 단축 시 골반 앞쪽기울 또는 큰볼기근의 약화를 초래

검사

절차:

1) 환자는 검사받지 않는 다리를 가슴까지 손으로 올린 채 침상에 앉음
2) 치료사는 환자의 등과 무릎을 지지해주면서 환자를 누운 자세로 만듦(환자의 자세는 무릎관절이 굽혀지고 골반이 뒤쪽기울된 채 유지되어야 함)
3) 치료사는 다리가 침상에서 어떤 위치에 있는지를 확인

판정기준

정상(음성):

- 넙다리가 바닥에 닿음(이때 무릎관절은 약 75° 굽힘된 위치)
- 약간의 압력을 넙다리에 가하면 엉덩관절 폄 10° 정도가 유발됨)

비정상(양성):

- 엉덩관절 굽힘: 넙다리가 바닥에 닿지 않은 경우로서, 엉덩허리근의 단축을 의미
- 엉덩관절 벌림: 넙다리가 벌어지면서 바닥에 좀 더 닿게 되는 경우로서 넙다리근막긴장근 단축 의미
- 무릎관절 폄: 무릎관절이 펴지면서 넙다리가 바닥에 좀 더 닿게 되는 것으로 넙다리근의 단축 의미

엉덩정강띠 길이검사

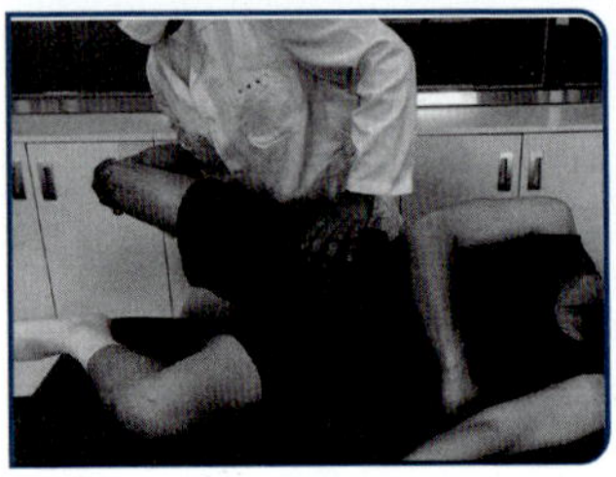

개요

- 엉덩정강띠의 단축 유무를 검사
- 단축 시 골반 가쪽기울 또는 중간볼기근의 약화를 초래

검사

절차:

1) 환자는 아래쪽에 있는 다리를 약간 굽힌 채 옆으로 누움
2) 검사자는 한 손으로 환자의 위쪽에 있는 골반을 고정하고 무릎관절이 90° 굽힘되게 유지
3) 이 자세에서 무릎을 지지하여 엉덩관절 수동 벌림을 유도한 후 무릎 지지를 제거하여 천천히 엉덩관절 모음이 일어나게 유도

- 주의: 검사 동안 엉덩관절 굽힘이 발생하지 않게 제어하는 것이 필요

판정기준

정상(음성):

- 검사받는 위쪽 다리가 아래쪽 다리까지 닿음

비정상(양성):

- 위쪽 다리가 수평 이하로 내려오지 않음
- 골반이 아래쪽으로 내려옴

넙다리뒤근 길이검사

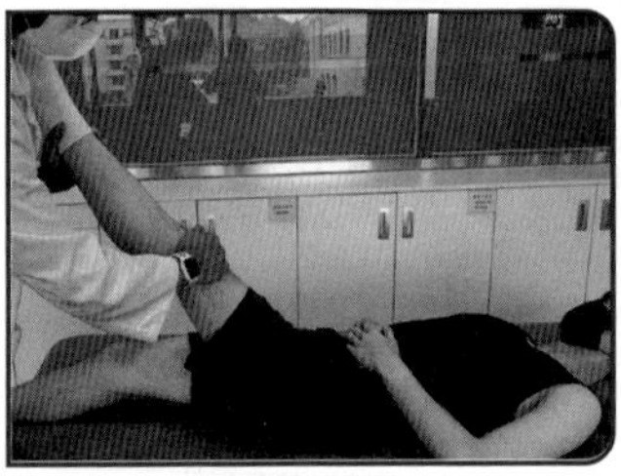

개요

- 단축 시 엉덩관절 폄 동작 동안 우세하게 작용하거나 비대해지면 큰볼기근 약화를 유발하고 움직임 이상을 초래할 수 있음

검사

절차:

1) 환자는 침상에 바로 누운 자세를 취함
2) 치료사는 검사되지 않는 다리를 고정한 후, 한 손으로 골반(ASIS; 골반움직임 확인하기 위해)을 고정하고 다른 손으로 다리를 잡고 들어 올림(무릎관절 폄과 엉덩관절 굽힘 유발)
3) 골반이 움직이지 않는 범위 내에서 다리를 들어 올림

판정기준

정상(음성):

- 정상적인 엉덩관절 굽힘 각도는 80° 이상

비정상(양성):

- 엉덩관절 굽힘이 70° 이하인 경우 상당히 단축됨을 의미

엉덩관절 모음근 길이검사

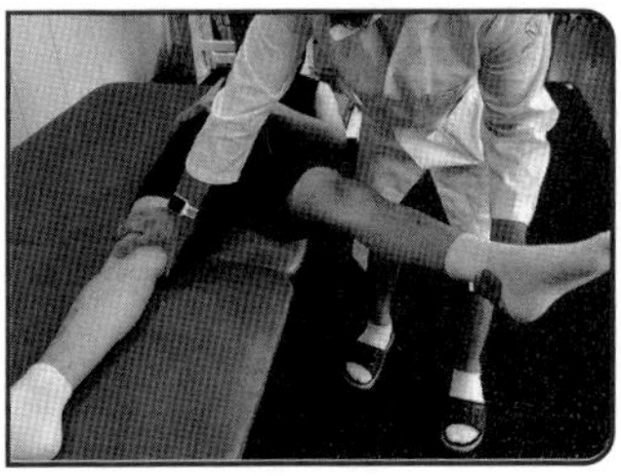

개요

- 엉덩관절 모음근은 팽팽해지기 쉬운 근육으로 단축 시 길항근의 수축억제를 유발
- 허벅지 안쪽 패임(adductor notch) 또는 한발서기 시 골반 기움 등이 있을 때 평가가 필요

검사

절차:

1) 환자는 바로 누운 자세를 취함
2) 치료사는 한 손으로 환자의 종아리부위를 잡고(무릎관절 폄 유지) 다른 손으로 골반을 고정
3) 치료사는 골반이 움직이지 않는 범위 내에서 다리를 벌림

판정기준

정상:

- 엉덩관절 45° 벌림
- 한 관절(single joint) 근육을 검사하고자 하는 경우 무릎관절을 15° 굽힌 위치에서 실시

비정상:

- 엉덩관절 벌림 각이 작아지거나 벌림 초기에 골반이 따라 움직이는 경우

척추옆근 길이검사

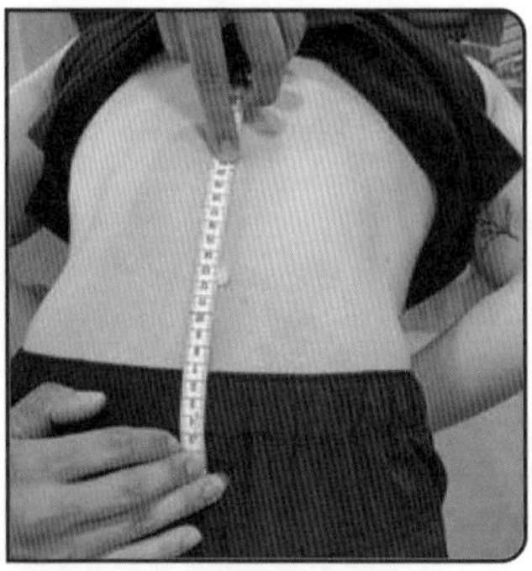

개요

- 과도 활동 시 근육비대와 단축이 유발됨
- 단축 시 골반 앞쪽기움, 척주앞굽음증 증가 등을 유발하여 허리통증을 유발할 수 있음

검사

절차:

1) 환자는 편안히 침상에 걸쳐 앉거나 선 자세를 취함
2) 치료사는 S2 부위에 표시점을 붙인 후 10 ㎝ 위쪽에 표시점을 추가함
3) 치료사는 골반에 손을 배치한 후 천천히 환자가 몸통을 굽히게 지시함(골반 움직임이 있을 시 중지함)

판정기준

정상:

- 두 표시점 사이 거리가 6 ㎝ 이상 늘어남

엉덩구멍근 길이검사

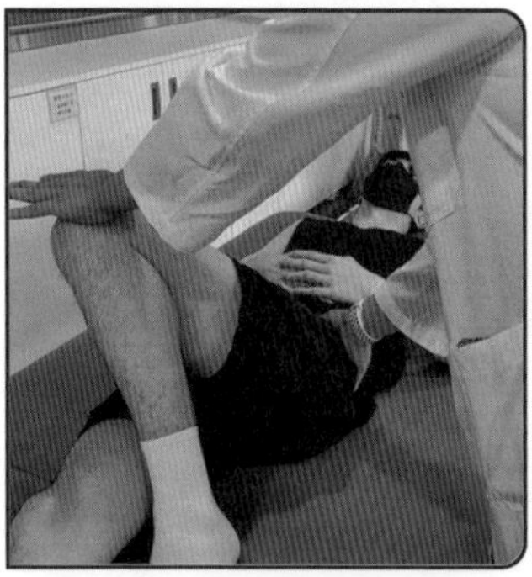

개요

- 단축 및 과도 활동 시 엉덩근육의 활동억제를 유발할 수 있고 궁둥신경을 압박할 수 있음

검사

절차:

1) 환자는 바로 누운 자세를 취함
2) 치료사는 검사받는 다리쪽에 선 후, 엉덩관절 굽힘 60°를 만든 후 엉덩관절 모음과 안쪽돌림시키는 힘을 가함

판정기준

정상:

- 부드럽게 근육이 늘어나는 끝느낌이 있음

비정상:

- 갑자기 움직임에 저항하는 느낌이나 환자가 불편감을 호소함

넙다리네갈래근 길이검사

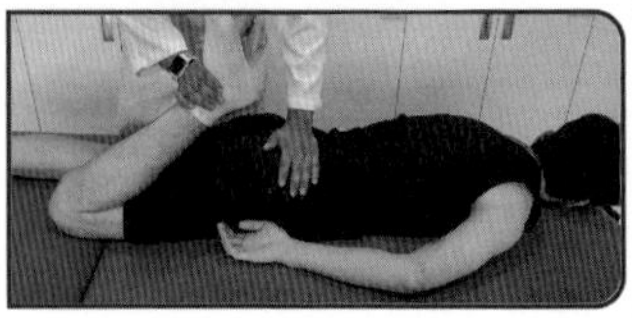

개요

- 엘리스 검사라고 함 (Ely's test)
- 장시간 선 자세 또는 앉은 자세는 넙다리네갈래근 단축을 유발할 수 있고 단축 및 과도 활동 시 골반 앞쪽기움을 유발할 수 있음

검사

절차:

1) 환자는 엎드린 자세를 취함
2) 치료사는 한 손으로 골반을 고정하고 다른 손으로 검사받는 다리의 발목을 잡고 수동적으로 무릎을 굽혀 발꿈치가 엉덩이에 닿게 함

판정기준

정상:

- 부드럽게 근육이 늘어나면서 발꿈치가 엉덩이에 닿음

비정상:

- 발꿈치가 엉덩이에 닿지 않거나 골반이 앞쪽으로 기울어지는 경우(통증 또는 저린감을 호소할 수 있음)

큰가슴근 길이검사

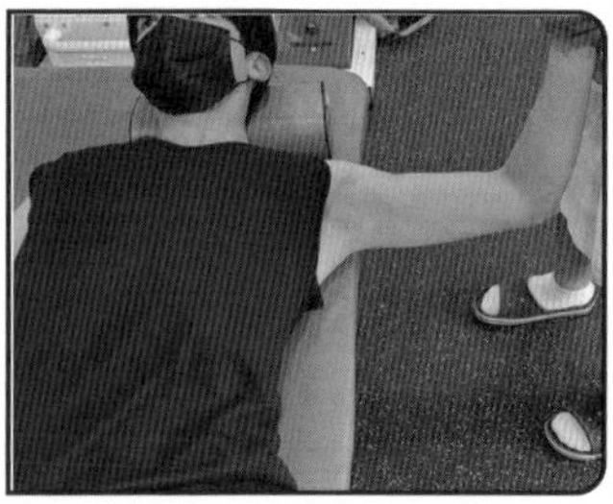

개요

- 단축 및 과도 활동 시 둥근 어깨를 보이며 자세 평가 시 어깨관절 모음과 안쪽돌림 특성을 보임
- 이러한 변화는 어깨충돌증후군을 유발할 수 있음

검사

절차:

1) 환자는 검사받는 쪽의 팔이 침상 바깥으로 배치되게 바로 누운 자세를 취함
2) 치료사는 검사받는 팔을 올린 후 중력에 의해 팔이 천천히 내려가게 함

판정기준

정상:

- 팔이 바닥과 닿음

비정상:

- 팔이 바닥에서 떨어져 있거나 침상 아래로 너무 내려가는 경우

작은가슴근 길이검사

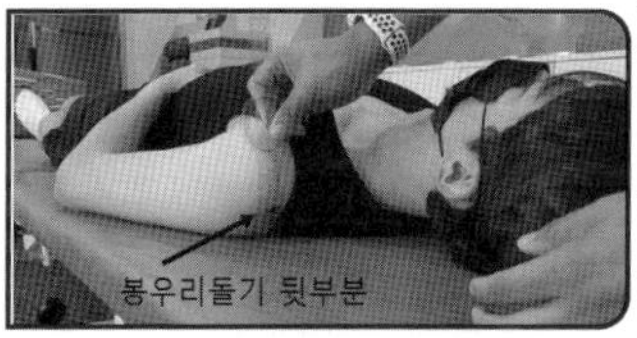

개요

- 단축 및 과도 활동 시 둥근 어깨를 보이며 위팔뼈머리가 앞쪽으로 이동된 자세를 보임
- 이러한 변화는 어깨충돌증후군을 유발할 수 있음

검사

절차:

1) 환자는 팔꿉관절을 굽힌 채 바로 누운 자세를 취함
2) 치료사는 환자의 머리쪽에 선 후 양쪽 어깨 높이를 눈으로 관찰 비교함
3) 환자의 봉우리돌기 뒷부분에서 바닥 사이 거리를 측정

판정기준

정상:

- 거리가 약 2.5 ㎝ 이내

비정상:

- 바닥에서 거리가 2.6 ㎝ 이상
- 양쪽 봉우리돌기의 들림 정도가 차이가 있는 경우

넓은등근 길이검사

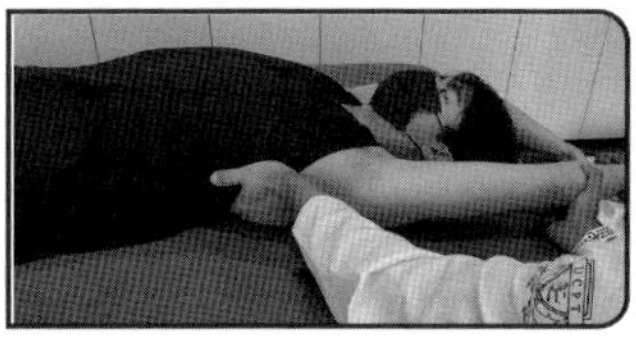

개요

- 단축 및 과도 활동 시 어깨관절 안쪽돌림된 자세와 골반 앞쪽기울음을 유발할 수 있음
- 주의사항으로 팔을 올리는 동안 어깨뼈가 과도하게 움직여 겨드랑이 선을 벗어나는 보상작용을 방지

검사

절차:

1) 환자는 무릎을 세운 후 바로 누운 자세를 취함
2) 치료사는 환자의 어깨관절을 바깥돌림한 채 팔을 최대한 올리고 바닥과의 거리 측정
3) 어깨관절 안쪽돌림한 채 최대로 올리고 바닥과의 거리 측정
4) 2)와 3) 사이 차이가 있는지를 확인

- 주의: 어깨뼈가 겨드랑이 중간을 넘지 않도록 제어

판정기준

정상:

- 기본적으로 돌림상태에 관계없이 팔이 바닥과 평행해야 함

비정상:

- 팔이 바닥과 평행하지 않은 경우(특히 안쪽돌림보다 바깥돌림상태에서 팔이 바닥에서 더욱 떨어지는 경우)
- 허리척추에서 폄 움직임이 발생하는 경우

등세모근 위쪽섬유

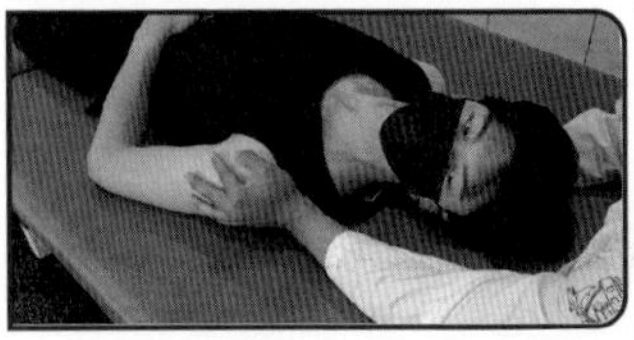

개요

- 단축 및 과도 활동 시 어깨올림된 자세, 어깨관절 움직임 이상 유발
- 올림 동안 어깨뼈의 위쪽돌림 이상 또는 어깨관절 벌림 시 어깨뼈 조기 올림(early elevation)이 유발됨

검사

절차:

1) 환자는 바로 누운 자세를 취함
2) 치료사는 환자의 머리 굽힘을 한 채 검사받는 근육의 반대 방향으로 가쪽굽힘을 하고 마지막으로 머리를 같은 방향으로 돌림을 함
3) 검사 동안 봉우리돌기를 고정함

판정기준

정상:

- 양쪽 비교 시 비슷한 움직임 양을 보이며 점진적으로 저항이 느껴짐

비정상:

- 양쪽 움직임 정도가 다르거나 갑작스럽게 저항이 증가되는 느낌이 발생

어깨뼈올림근

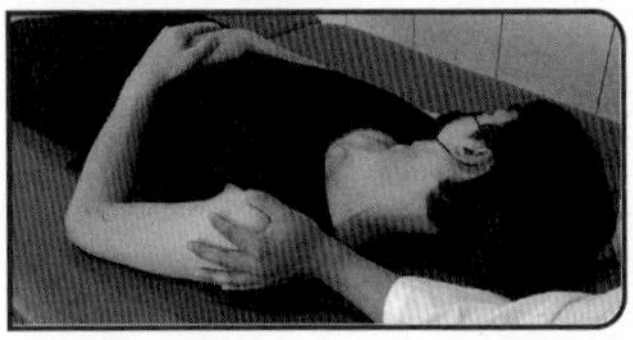

- 대체 검사방법: 앉은 자세에서 한쪽 팔을 머리 위로 올리기 동작 시 머리가 올린 팔쪽으로 기울어지면 어깨뼈올림근 단축을 의미함

개요

- 단축 및 과도 활동 시 어깨뼈가 올림되거나 아래돌림된 자세를 보임
- 어깨관절 벌림 시 어깨뼈 조기 올림(early elevation)을 유발함

검사

절차:

1) 환자는 바로 누운 자세를 취함
2) 치료사는 환자의 머리 굽힘을 한 채 검사받는 근육의 반대 방향으로 가쪽굽힘을 하고 마지막으로 머리를 반대 방향으로 돌림을 함
3) 검사 동안 봉우리돌기를 고정함

판정기준

정상:

- 양쪽 비교 시 비슷한 움직임 양을 보이며 점진적으로 저항이 느껴짐

비정상:

- 양쪽 움직임 정도가 다르거나 갑작스럽게 저항이 증가되는 느낌이 발생

뒤통수밑근 길이검사

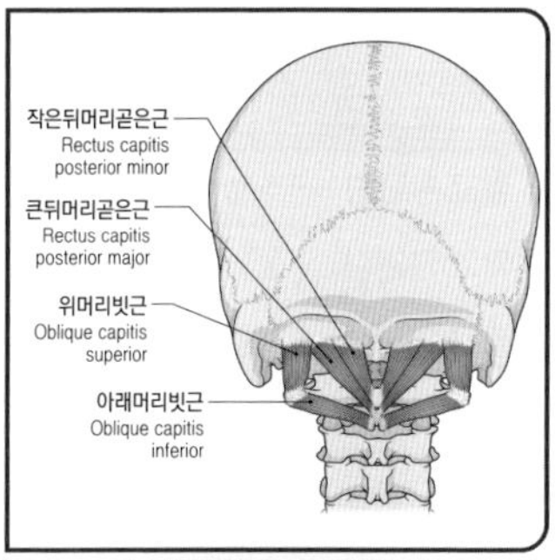

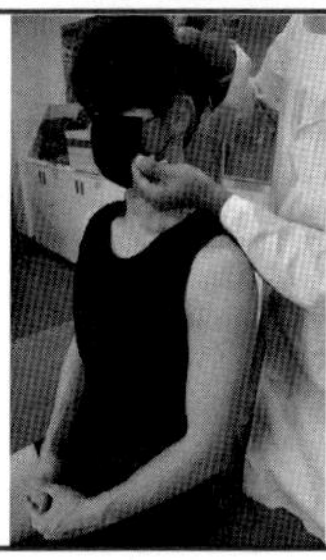

개요

- 단축 시 턱이 들리고 머리가 앞쪽으로 이동하고 거북목을 유발할 수 있음

검사

절차:
1) 환자는 편안히 앉은 자세를 취함
2) 치료사는 환자의 어깨를 고정한 후 목 굽힘없이 머리만 끄덕이는 동작을 실시하게 함
3) 머리가 앞으로 기울어진 각을 측정함

판정기준

정상:
- 머리 굽힘 30°가 발생

비정상:
- 머리 굽힘 각이 30° 미만인 경우

참고문헌

1. 장수경 등. 근골격계의 평가: 관절가동범위와 근력평가. 영문출판사, 2014.
2. Page P et al. Assessment and Treatment of Muscle Imbalance: the Janda approach. Human Kinetics, 2010.
3. Sanzo P et al. Length tension testing book 1, lower quadrant. Brush, 2015.
4. Sanzo P et al. Length tension testing book 2, upper quadrant. Brush, 2015.

8장 실습. 근길이 검사 기록

검사 근육		측정값	소견
upper extremity	suboccipital mm.		☐ 정상 ☐ 짧고 단단함 ☐ 늘어나고 약함
	levator scapula		☐ 정상 ☐ 짧고 단단함 ☐ 늘어나고 약함
	upper trapezius		☐ 정상 ☐ 짧고 단단함 ☐ 늘어나고 약함
	pectoralis major		☐ 정상 ☐ 짧고 단단함 ☐ 늘어나고 약함
	pectoralis minor		☐ 정상 ☐ 짧고 단단함 ☐ 늘어나고 약함
	latissimus dorsi		☐ 정상 ☐ 짧고 단단함 ☐ 늘어나고 약함
trunk	paraspinals		☐ 정상 ☐ 짧고 단단함 ☐ 늘어나고 약함
	quadratus lumborum		☐ 정상 ☐ 짧고 단단함 ☐ 늘어나고 약함
lower extremity	piriformis		☐ 정상 ☐ 짧고 단단함 ☐ 늘어나고 약함
	modified Thomas test		☐ 정상 ☐ 짧고 단단함 ☐ 늘어나고 약함
	Ober's test		☐ 정상 ☐ 짧고 단단함 ☐ 늘어나고 약함
	hamstrings		☐ 정상 ☐ 짧고 단단함 ☐ 늘어나고 약함
	hip adductor		☐ 정상 ☐ 짧고 단단함 ☐ 늘어나고 약함
	triceps surae		☐ 정상 ☐ 짧고 단단함 ☐ 늘어나고 약함
others			☐ 정상 ☐ 짧고 단단함 ☐ 늘어나고 약함
			☐ 정상 ☐ 짧고 단단함 ☐ 늘어나고 약함
			☐ 정상 ☐ 짧고 단단함 ☐ 늘어나고 약함
			☐ 정상 ☐ 짧고 단단함 ☐ 늘어나고 약함
			☐ 정상 ☐ 짧고 단단함 ☐ 늘어나고 약함
			☐ 정상 ☐ 짧고 단단함 ☐ 늘어나고 약함
			☐ 정상 ☐ 짧고 단단함 ☐ 늘어나고 약함

09

움직임패턴 검사

개요

1. 움직임패턴 검사는 일상 움직임 동안 적절하지 않은(관절에 스트레스를 가하는) 움직임 오류가 있는지를 확인하기 위함
2. 일상 동작은 다양한 근육(협력근, 주동근, 길항근)들이 최대하 수축을 통해 조화롭게 참여
3. 조화로운 움직임을 위해 각 근육의 활성화 시기, 동원유형 등이 근력보다 더욱 중요(최대 힘을 알아보는 근력검사만으로 움직임 오류를 확인하는 데 한계가 있음)
4. 만약 근육 불균형이 존재하면, 일상 움직임을 만들어 내기 위한 각 근육의 동원 및 활성화 시기가 달라져 관절 축의 움직임이 변화가 생겨 결국 근골격계 통증의 원인이 될 수 있음
5. 일반적으로 자세 평가 후 의심 증상을 확인하기 위해 실시

관련 지식

1. 불량한 움직임패턴을 유발하는 원인(요인)

불량한 움직임패턴은 관절이 움직이는 동안 움직임의 축이 관절면 내에 적절하게 통제되지 않는 것으로, 다음과 같은 원인에 의해 발생할 수 있음

- 근육 불균형(관절 주변에 있는 주동근과 길항근, 주동근과 협력근 사이 불균형)
- 뼈대 변형: 안굽이, 밖굽이, 앞굽이 등
- 신경근육조절 오류: 주동근, 협력근, 길항근의 교차 억제, 활성화 시기, 동원패턴 등의 오류

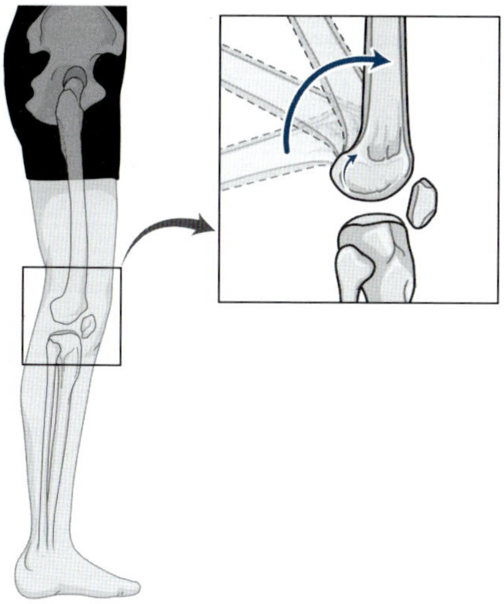

관절 움직임 시 관절의 축이 동시에 변하므로 올바른 움직임을 위해 관절이 움직이는 동안 축이 일정하게 유지되도록 주변 근육들이 협력적으로 작용해야 함

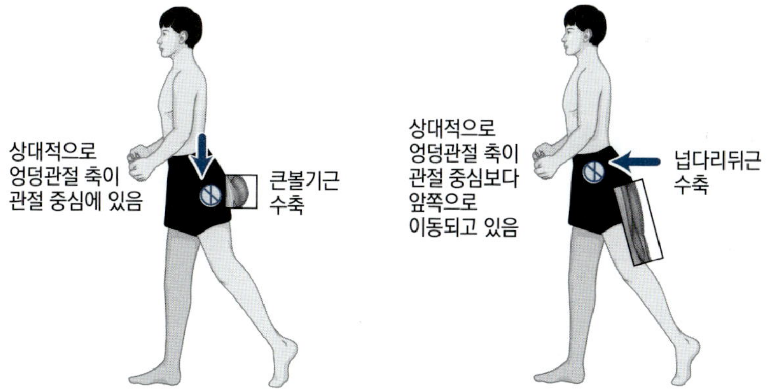

만약 근육들의 작용에 오류가 생기면 움직임 축이 이탈하게 됨(예: 엉덩관절 폄 시 큰볼기근이 약하여 넙다리뒤근이 우세하게 작용하게 되면 축이 앞쪽으로 과하게 이동하게 되는 오류가 발생)

2. 움직임패턴 검사가 필요한 자세분석 결과

- 자세분석에서 아래와 같은 증상이 보이는 경우 각각의 움직임패턴 검사를 실시

자세분석 결과		움직임패턴 검사
• 큰볼기근의 윤곽이 뚜렷하지 않음 • 옆구리에 가로선이 보임 • 걷는 동안 마지막 디딤기에서 엉덩 폄이 감소	• 넙다리뒤근의 윤곽이 뚜렷함 • 골반 앞쪽 기움 • 척추세움근의 좌우 비대칭	엉덩관절 폄(hip extension) 동작
• 골반회전 또는 가쪽으로 이탈 • 골반 가쪽 기움(엉덩관절 모음 유발) • 한발서기 검사에서 양성반응 • 트렌델렌버그 검사에서 양성반응	• 엉덩능선 높이의 불일치 • 엉덩모음근 패임이 보임 • 넙다리근막긴장근에 의한 고랑	엉덩관절 벌림(hip abduction) 동작
• 배근력 약화	• 배벽 가쪽에 고랑이 보임 • 배가 튀어나옴	윗몸일으키기(trunk curl-up) 동작
• 목빗근 윤곽이 뚜렷함 • 머리 앞으로 돌출	• 턱이 들림(90도 이상)	목굽힘(cervical flexion) 동작
• 어깨 및 머리 앞으로 돌출 • 팔의 안쪽돌림이 증가	• 젖꼭지가 위 · 가쪽으로 향함 • 날개어깨뼈	팔굽혀펴기(push-up) 동작
• 어깨 및 머리 앞으로 돌출 • 비대해진 어깨선	• 어깨올림근 패임이 보임 • 날개어깨뼈	어깨관절 벌림(shoulder abduction) 동작

측정 및 검사 실습

1. 측정 방법

① 검사하고자 하는 부위를 노출시키고, 동작을 천천히 3회 이상 반복하게 함(눈으로 관찰 또는 비디오 촬영)

② 바른 동작에 대한 구체적인 정보 제시하지 않아야 함

2. 움직임패턴 검사(Janda의 6가지 검사와 한발서기 동작만 소개):

- 동작을 유발하는 근육 사이 우세 근육 확인

엉덩관절 벌림

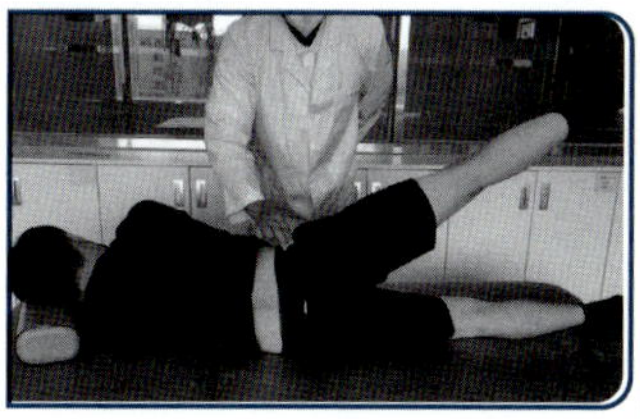

주요 근육:

- 중간볼기근, 작은볼기근, 넙다리근막긴장근, 허리네모근

절차

방법:

- 환자에게 옆으로 누운 자세에서 위쪽 다리를 올리도록 지시하고 치료사는 골반에 손을 대고 움직임 촉진하기

판단기준

정상:

- 중간볼기근, 넙다리근막긴장근, 허리네모근 순으로 동원
- 골반움직임 없이 초기 20° 벌림 가능

오류:

- 벌림 시 엉덩관절 굽힘이 동반(넙다리근막긴장근이 우세하게 작용함을 의미)
- 벌림 초기(20° 이전)에 골반올림(허리네모근 우세하게 작용함을 의미)

엉덩관절 폄

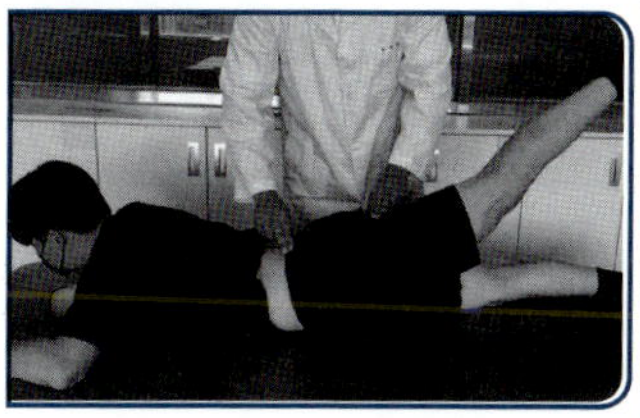

주요 근육:

- 큰볼기근, 넙다리뒤근, 척추세움근, 어깨근육

절차

방법:

- 환자에게 엎드린 자세에서 무릎관절을 편 채 한쪽 다리 올리도록 지시하고 이때 각 근육에 수축 순서 손으로 촉진하기

판단기준

정상:

- 큰볼기근,넙다리뒤근, 반대쪽 척추세움근, 같은쪽 척추세움근 순으로 근육이 동원
- 엉덩관절에서만 20° 폄 동작

오류:

- 골반앞쪽기울(척추세움근이 우세하게 작용함을 의미)
- 무릎관절 굽힘(넙다리뒤근이 우세하게 작용함을 의미)
- 넓은등근 또는 등세모근 과활성화

윗몸 일으키기

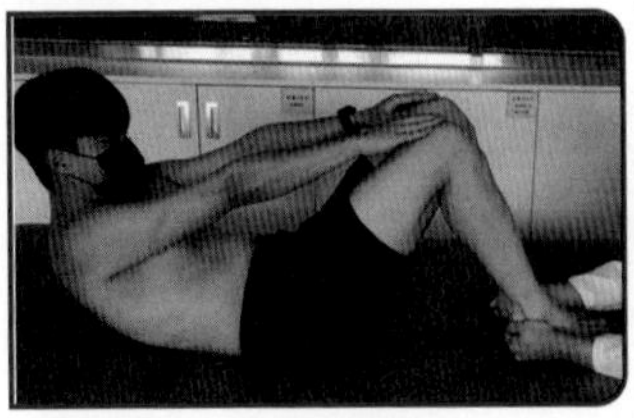

주요 근육:

- 배곧은근, 엉덩허리근

절차

방법:

- 환자에게 무릎을 세우고 바로 누운 자세에서 팔을 무릎쪽으로 뻗은 채 윗몸일으키기를 실시하도록 지시한 후 검사자는 대상자의 발밑에 손을 놓고 발이 손을 누르는 정도를 감지함

판단기준

정상:

- 배가로근, 배빗근, 배곧은근 순으로 동원
- 배곧은근을 이용해 윗몸을 둥글게 말면서 상체를 들어 올림(등은 바닥에 밀착되어 있어야 함)

오류:

- 골반앞쪽기울 또는 발이 바닥에서 떨어짐(엉덩허리근 우세하게 작용함을 의미)

목 굽힘

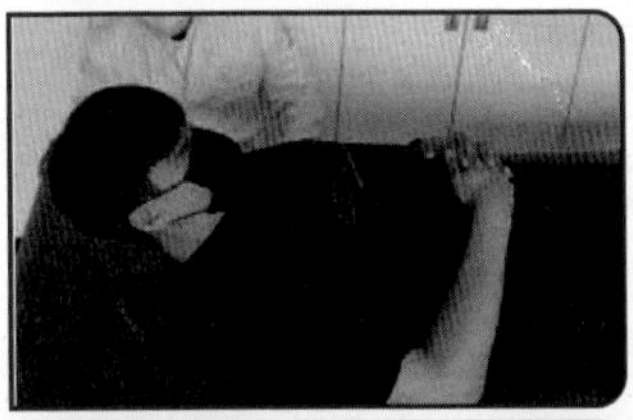

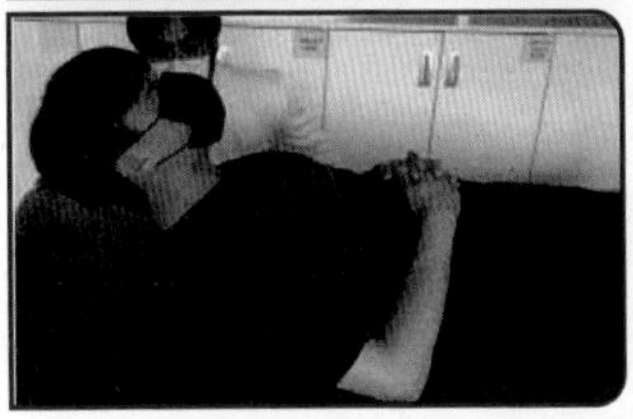

주요 근육:

- 머리긴근, 목곧은근, 목빗근, 목갈비근

절차

방법:

- 환자에게 바로 누운 자세에서 목 굽힘 동작을 실시하도록 지시한 후 환자의 턱이 들리는지를 확인

판단기준

정상:

- 턱이 들리지 않으면서 복장패임까지 턱이 닿아야 함

오류:

- 거북목 형태(동작 초기에 목빗근이 우세하게 작용하여 턱이 들리면서 목 굽힘 동작이 발생)

팔굽혀펴기

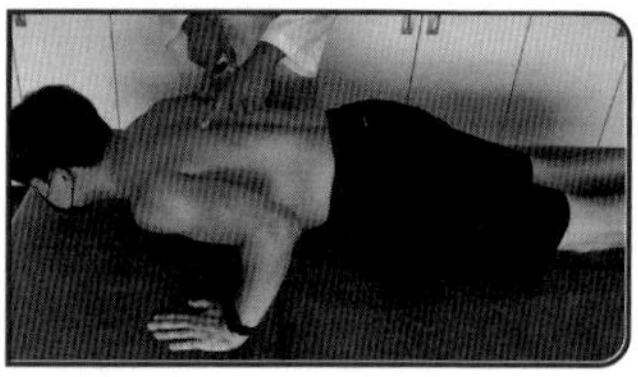

주요 근육:

- 앞톱니근, 등세모근

절차

방법:

- 환자에게 엎드린 위치에서 팔굽혀펴기 동작을 실시하도록 지시한 후 검사자는 어깨뼈 움직임 관찰(특히 몸통이 내려갈 때)

판단기준

정상:

- 몸통을 들어올리면 어깨뼈가 벌어지고 위쪽돌림이 되어야 함

오류:

- 어깨뼈 올림(위쪽 등세모근과 어깨뼈올림근이 우세하게 작용함을 의미)
- 날개어깨뼈 또는 과도한 어깨뼈 모음(앞톱니근 약화 시 발생)

어깨 벌림

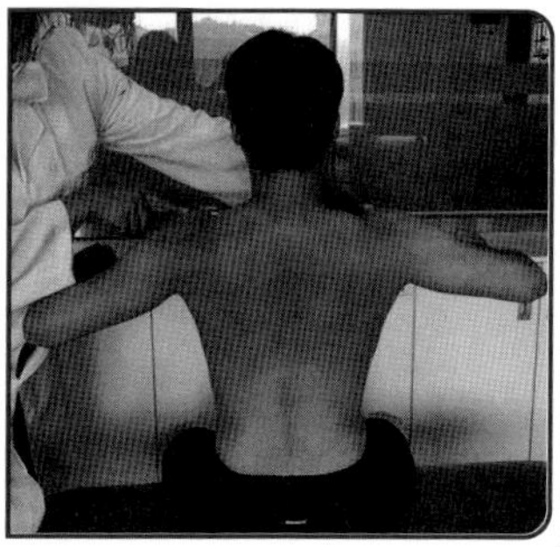

주요 근육:

- 세모근, 어깨돌레띠, 등세모근, 어깨뼈올림근

절차

방법:

- 환자에게 앉은 자세에서 팔꿉관절을 굽힌 채 양팔을 벌리도록 지시한 후 검사자는 어깨뼈 올림 동작 유무를 관찰

판단기준

정상:

- 가시위근, 세모근, 가시아래근, 등세모근, 반대쪽 허리네모근 순으로 동원
- 벌림 60° 이후 어깨뼈 올림, 어깨뼈 돌림이 발생

오류:

- 60° 이전 어깨뼈 올림(위쪽 등세모근이 우세하게 작용함을 의미)
- 머리 기움(어깨뼈올림근 우세하게 작용함을 의미)
- 몸통 기움(반대쪽 허리네모근 과활성화를 의미)

한발서기

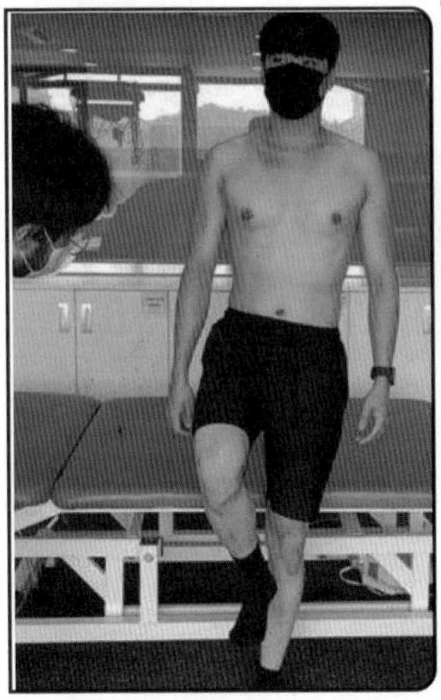

주요 근육:

- 중간볼기근, 작은볼기근, 넙다리근막긴장근

절차

방법:

- 환자에게 선 자세에서 엉덩관절 45°, 무릎관절 90° 굽힌 채 한쪽 다리를 들고 30초 서기를 하도록 지시한 후 검사자는 골반 움직임을 관찰

판단기준

정상:

- 30초 이상 골반 움직임 없이 한발서기 가능

오류:

- 한발 들기 시도 시 골반이 과도하게 가쪽 이동(1인치 이상)
- 들고 있는 쪽의 골반 처짐(중간볼기근 약화)
- 들기 동안 체중지지 쪽의 골반 안쪽돌림(넙다리근막긴장근이 우세 작용)
- 기타: 15초 이하 한발 들기, 반대쪽 어깨 올림 동작

선 자세에서 무릎 가슴까지 들기

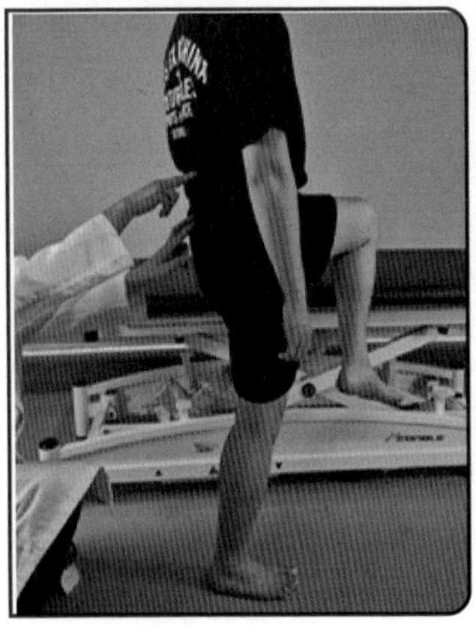

주요 근육:

- 엉덩허리근, 배곧은근

절차

방법:

- 환자에게 팔로 지지하고 선 자세에서 무릎을 굽힌 채 가슴까지 엉덩관절 굽힘을 하도록 지시한 후 골반과 허리분절의 움직임 관찰

판단기준

정상:

- 골반과 허리분절 움직임 없이 90°까지 엉덩관절 굽힘을 한 후 골반 뒤쪽기울이 일어나고 마지막에 허리분절 굽힘이 발생

오류:

- 움직임 초기부터 골반과 허리분절의 움직임이 발생
- 허리골반복합체의 분리 움직임 상실

배꼽당기기

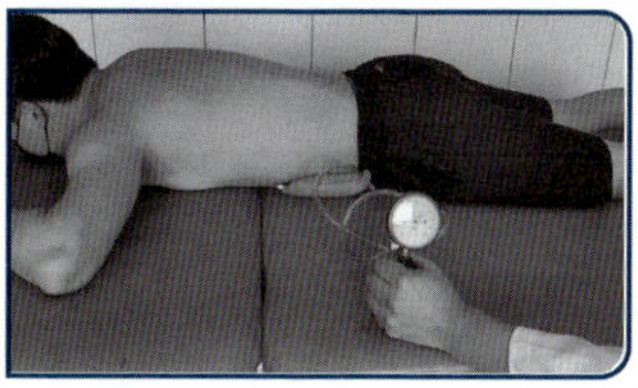

주요 근육:

- 배가로근

절차	판단기준
방법: • 환자의 배 밑에 공기 커프를 배치하고 압력계가 70 mmHg가 되도록 공기를 주입한 후 배꼽을 등쪽으로 당기도록 지시하고 압력계의 변화를 관찰	정상: • 10초 동안 압력계의 수치가 4~6 mmHg가 감소(배가로근이 활성화됨을 의미) 오류: • 4 이하 또는 10 mmHg 이상의 변화가 있는 경우(배곧은근이 우세하게 작용함을 의미) • 참조: 바로 누운 자세에서 실시하는 경우 40 mmHg에서 시작하여 배꼽을 뒤로 당기면 변화가 없거나 4 mmHg 이내로 상승하는 경우가 정상임

머리 굽힘근 지구력 검사

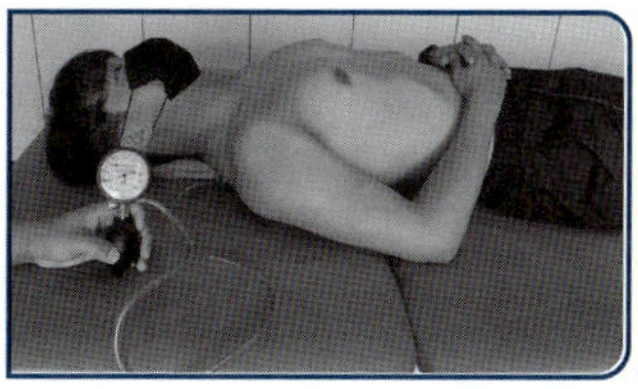

주요 근육:

- 긴목근, 앞머리곧은근, 옆머리곧은근, 긴머리근

절차	판단기준
방법: • 환자의 목 밑에 공기 커프를 배치하고 바로 누운 자세를 취하게 한 후 커프의 압력이 20 mmHg가 되도록 공기를 주입 • 이후 턱을 당기는 동작으로 커프의 압력이 22 mmHg가 되도록 한 후 10초 유지, 이후 점차적으로 24, 26, 28, 30 mmHg가 되도록 압력을 가한 후 각 단계마다 10초간 누르기 동작 유지	정상: • 각 단계별로 압력을 10초간 유지 오류: • 각 단계별로 압력 또는 시간을 유지하지 못함

참고문헌

1. 권오윤 등. 운동손상 증후군의 진단과 치료. 정담미디어, 2005.
2. Page P et al. Assessment and Treatment of Muscle Imbalance: the Janda approach. Human Kinetics, 2010.
3. Barbara J et al. Musculoskeletal Interventions: Techniques for Therapeutic Exercise. Mc Graw Hil, 2014.
4. https://en.wikipedia.org/wiki/Movement_assessment

9장 실습. 움직임패턴 검사 기록

검사항목	정상	비정상(오류 사항)
hip abduction	☐ 정상	☐ 비정상(오류사항):
hip extension	☐ 정상	☐ 비정상(오류사항):
trunk curl-up	☐ 정상	☐ 비정상(오류사항):
cervical flexion	☐ 정상	☐ 비정상(오류사항):
push-up	☐ 정상	☐ 비정상(오류사항):
shoulder abduction	☐ 정상	☐ 비정상(오류사항):
one-leg stance	☐ 정상	☐ 비정상(오류사항):
knee raising in standing	☐ 정상	☐ 비정상(오류사항):
transverse abdominis test	☐ 정상	☐ 비정상(오류사항):
craniocervical flexion test	☐ 정상	☐ 비정상(오류사항):

10

특수 검사

개요

1. 주관적 및 객관적 정보를 이용한 분석 후 근육뼈대 중 특정 조직 손상이 의심되는 경우 이를 확인하기 위한 절차로서 환자에게 증상을 설명하고 평가를 위한 근거 수집 그리고 중재프로그램을 구성하는 데 유용한 자료가 됨
1. 일부 특수 검사는 신뢰도와 정확성이 높지 않은 것도 있기 때문에 이를 해석 시 고려해야 함
2. 특수 검사는 단지 검진의 일부로서 임상적 추론을 돕는 자료로 활용되어야 함(이를 통해 모든 증상의 원인을 결정하는 도구로 사용하지 말 것)

관련 지식

1. 특수 검사의 정확성 관련 통계

- 같은 조직이지만 개발자에 따라 다양한 특수 검사가 있음
- 정확성이 높은 검사를 적용하기 위해 민감도, 특이도, 양성 우도비, 음성 우도비를 확인하고 결과를 해석하는 것이 필요

	Disease		Total
Test	Present	Not Present	
Positive	**TP** True Positive	**FP** False Positive	TP+FP
Negative	**FN** False Negative	**TN** True Negative	FN+TN
Total	TP+FN	FP+TN	n

질병이 있거나 없는 사람을 대상으로 실시된 특정 검사의 결과(양성 또는 음성)

• 민감도(sensitivity): 실제로 질병이 있는 사람을 대상으로, 검사결과 양성(질병이 있음)으로 나올 확률 • 공식: 민감도 = TP / (TP + FN)	• 특이도(specificity): 실제로 질병이 없는 대상에서, 검사를 통해 질병이 없다(음성)고 진단하는 확률 • 공식: 특이도 = TN / (FP + TN)
• 양성 우도비(Likelihood ratio of positive test): 질병이 있는 어떤 사람에서, 검사결과가 양성으로 나올 확률(Sensitivity)과 질병이 없는 어떤 사람에서, 검사결과가 양성으로 나올 확률(1 - Specificity)의 비율 • 공식: 양성 우도비 = 민감도 / (1 - 특이도) • 양성 우도비가 1 초과이면, 질병이 있을 확률이 의미있게 증가 • 양성 우도비가 1 미만이면, 질병이 있을 확률이 의미있게 감소	• 음성 우도비 (Likelihood ratio of negative test): 질병이 없는 어떤 사람에서, 검사결과가 음성을 나올 확률(Specificity)과 질병이 있는 어떤 사람에서, 검사결과가 음성으로 나올 확률(1 - Sensitivity)의 비율 • 공식: 음성 우도비 = 특이도 / (1 - 민감도) • 음성 우도비가 1 초과이면, 질병이 없을 확률이 의미있게 증가 • 음성 우도비가 1 미만이면, 질병이 없을 확률이 의미있게 감소

양성 우도비	음성 우도비	해석
> 10	< 0.1	질병이 있을 확률이 상당히 큼
5~10	0.1~0.2	질병이 있을 확률이 중간 정도 큼
2~5	0.2~0.5	질병이 있을 확률이 작음

측정 및 검사 실습

1. 측정절차:

- 일반적으로 주관적 정보, 객관적 정보를 수집한 후 특수 검사를 실시

2. 부위별 특수 검사

어깨관절

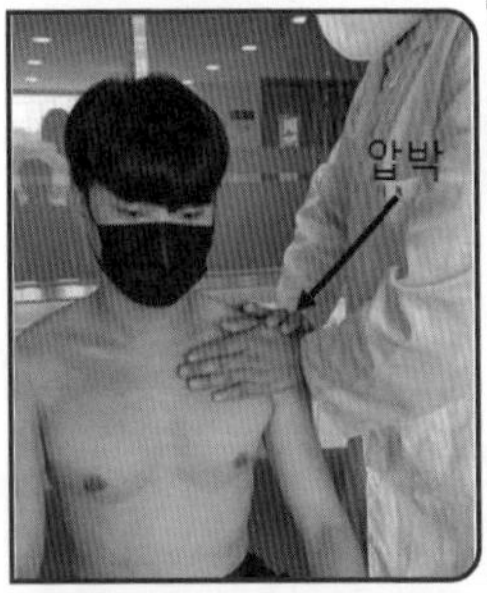

검사

봉우리빗장관절 압박검사 (Acromioclavicular joint compression test)

절차

1) 환자는 편안히 눕거나 앉은 자세를 취함
2) 검사자는 빗장뼈와 어깨뼈 가시돌기에 각 손을 배치함
3) 양손을 눌러 관절에 압박을 가함

양성반응 및 의미

- 양성반응: 통증 또는 빗장뼈의 움직임
- 의미: 봉우리빗장 또는 부리빗장인대의 삠

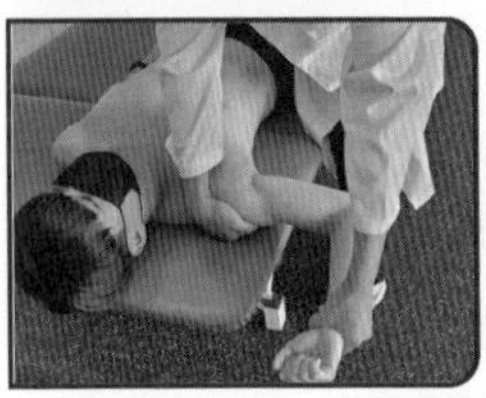

검사

앞쪽 불안 검사 (Anterior apprehension test)

민감도	0.53
특이도	0.99
양성 우도비	53.0
음성 우도비	0.47

절차

1) 환자는 어깨관절 90° 벌림과 팔꿉관절 90° 굽힌 채로 바로 누움
2) 검사자는 한 손으로 손목을 잡고 다른 손으로 위팔뼈 중간부위를 지지함
3) 어깨관절 바깥돌림을 시행

양성반응 및 의미

- 양성반응: 어깨탈구에 대한 불안표정을 보이거나 움직임에 저항함
- 의미: 앞쪽관절주머니, 어깨인대, 또는 관절테두리(labrum)의 손상으로 위팔뼈 머리가 앞쪽으로 탈구(아탈구)

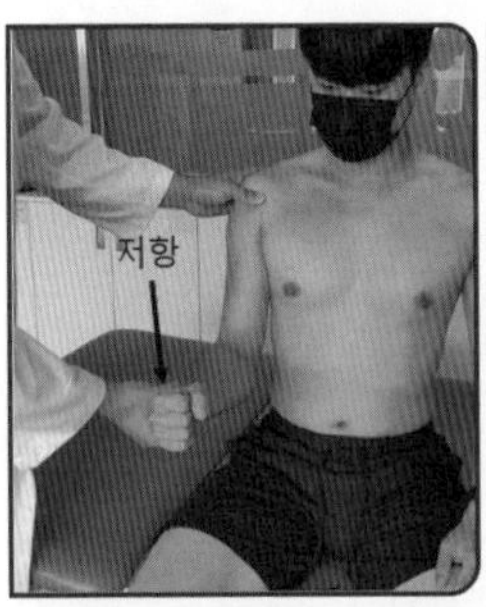

검사

예르가손 검사 (Yergason's test)

민감도	0.43
특이도	0.79
양성 우도비	2.05
음성 우도비	0.72

절차

1) 환자는 팔꿉관절 90° 굽힘과 아래팔관절 중립자세에서 서거나 앉음
2) 검사자는 한 손으로 아래팔을 잡고 다른 손으로 위팔두갈래근 고랑을 촉지
3) 검사자는 환자의 아래팔관절 뒤침과 어깨관절 바깥돌림 시도에 저항을 가함

양성반응 및 의미

- 양성반응: 위팔고랑에서 통증 또는 소리
- 의미: 위팔두갈래근 힘줄염 또는 위팔가로인대 느슨/찢김

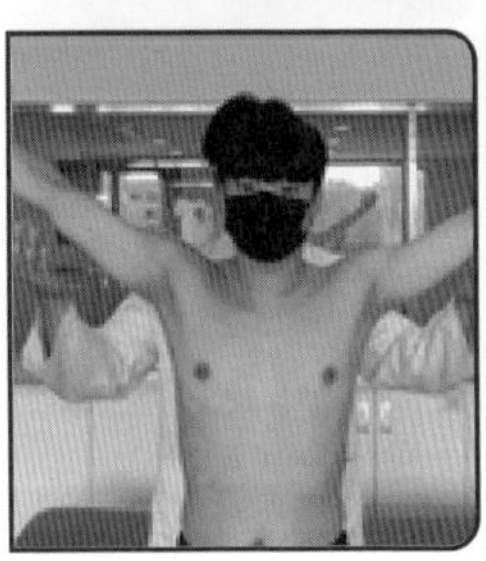

검사

팔 떨어뜨림 검사 (Drop arm test)

민감도	0.078
특이도	0.92
양성 우도비	2.79
음성 우도비	0.95

절차

1) 환자가 서거나 앉은 위치에서 검사자가 환자의 팔을 들어 완전히 어깨관절 벌림 자세로 만듦
2) 검사자가 지지한 팔을 뗀 후 환자에게 천천히 팔을 옆구리까지 내리도록 지시

양성반응 및 의미

- 양성반응: 팔을 천천히 내리지 못하거나 통증이 있는 경우
- 의미: 어깨둘레띠 병변

검사	절차	양성반응 및 의미

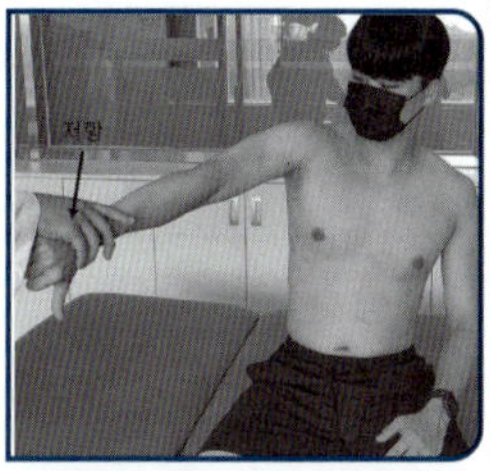

검사: 빈 깡통 검사 (Empty can test)

민감도	0.08
특이도	0.92
양성 우도비	2.79
음성 우도비	0.95

절차:
1) 환자는 어깨관절 벌림 90°, 수평모임 30°, 그리고 안쪽 돌림하여 엄지가 바닥으로 향하게 한 채 서거나 앉음
2) 검사자는 환자가 능동적으로 어깨관절 벌림을 시도할 때 저항을 가함

양성반응 및 의미:
- 양성반응: 근력 약화 또는 통증
- 의미: 가시위근 또는 힘줄의 병변

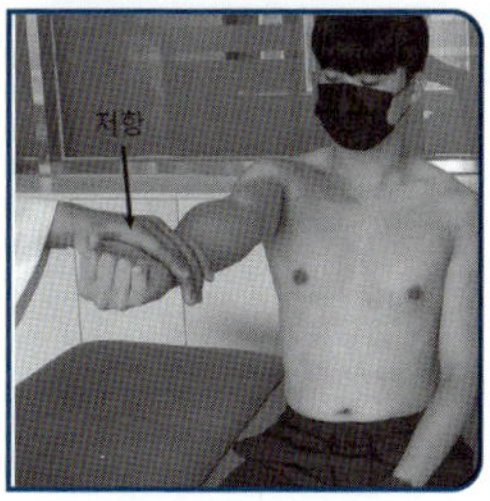

검사: 스피드 검사 (Speed's test)

민감도	0.32
특이도	0.75
양성 우도비	1.28
음성 우도비	0.91

절차:
1) 환자는 어깨관절 90° 굽힘, 팔꿉관절 폄, 아래팔관절 뒤침된 채로 서거나 앉음
2) 검사자는 아래팔과 위팔 고랑에 각각 손을 배치함
3) 검사자는 환자가 능동적으로 어깨관절 굽힘을 시도할 때 아래팔에 저항을 가함

양성반응 및 의미:
- 양성반응: 위팔고랑에서 통증 또는 압통
- 의미: 위팔두갈래근 힘줄염

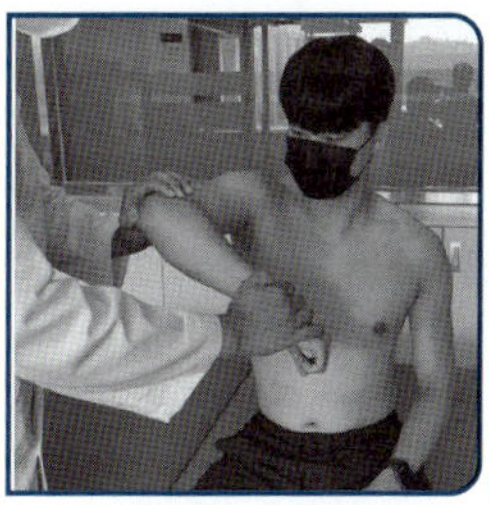

검사: 호킨스-케네디 충돌 검사 (Hawkins–Kennedy impingement test)

민감도	0.92
특이도	0.25
양성 우도비	1.23
음성 우도비	0.32

절차:
1) 환자는 편안히 서거나 앉음
2) 검사자는 환자의 팔꿈치와 손목을 잡음
3) 어깨관절 및 팔꿉관절 90° 굽힌 위치에서 어깨관절 안쪽돌림을 시행

양성반응 및 의미:
- 양성반응: 움직임 동안 불안 또는 통증
- 의미: 가시위근 또는 위팔두갈래근(긴머리) 힘줄 찢김

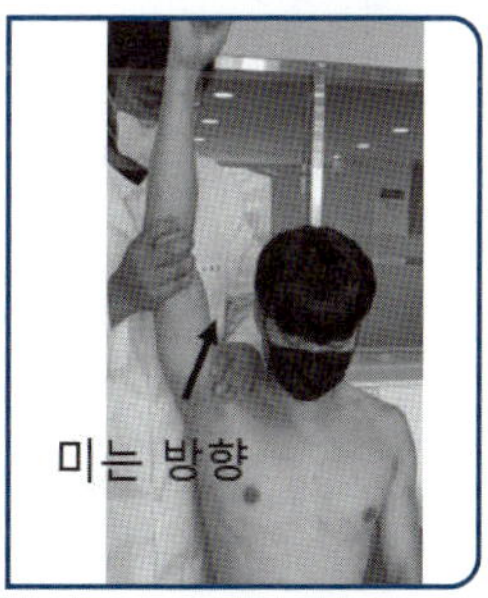

검사: 니어 충돌 검사 (Neer impingement test)

민감도	0.89
특이도	0.31
양성 우도비	1.35
음성 우도비	0.37

절차:
1) 환자는 편안히 서거나 앉음
2) 검사자는 한 손으로 어깨뼈를 고정하고 다른 손으로 팔꿈치를 잡음
3) 어깨뼈를 고정한 채 수동적으로 최대한 어깨관절 올림을 시행한 후 끝부분에서 약간의 압력을 가함

양성반응 및 의미:
- 양성반응: 움직임 동안 불안 또는 통증
- 의미: 가시위근 또는 위팔두갈래근(긴머리) 힘줄 찢김

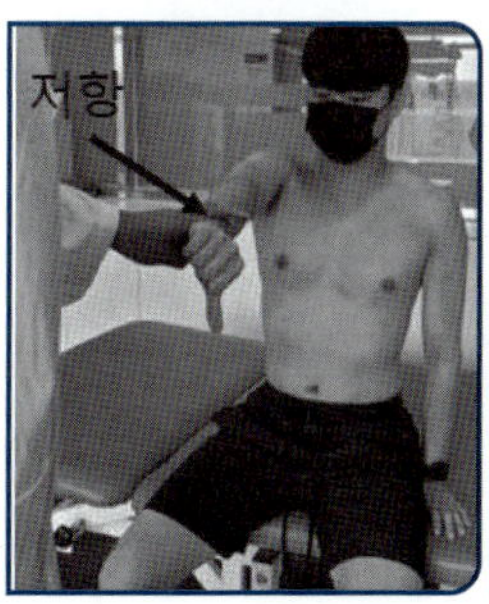

검사: 능동 압박검사/오브레이언 검사(O'Brien's test)

민감도	1.00
특이도	0.98
양성 우도비	50
음성 우도비	0.51

절차:
1) 환자는 어깨관절 굽힘 90°, 수평모음 30°, 그리고 안쪽돌림을 한 채 서거나 앉음
2) 검사자는 환자의 손목에 자신의 손을 배치함
3) 환자가 능동적으로 어깨관절 굽힘과 수평모음을 시도할 때 저항을 가함
4) 이후 어깨관절 바깥돌림 위치에서 반복함

양성반응 및 의미:
- 양성반응: 어깨관절 바깥돌림 위치에서는 없지만, 안쪽돌림 위치에서 통증 또는 소리
- 의미: SLAP(Superior Labrum Anterior to Posterior) 찢김

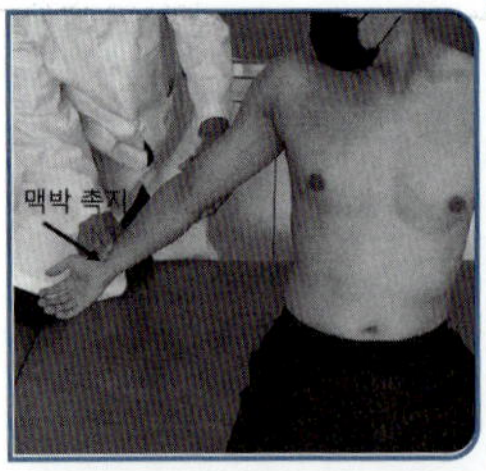

검사

애드슨 검사
(Adson's test)

민감도	0.79
특이도	0.76
양성 우도비	-
음성 우도비	-

절차

1) 환자가 서거나 앉은 자세에서 노동맥 맥박 확인
2) 검사자는 노동맥을 촉지하면서 환자의 팔을 어깨관절 바깥돌림과 팔꿉관절 폄 위치를 만듦
3) 환자는 머리를 폄과 검사받는 쪽으로 돌림을 시행

양성반응 및 의미

- 양성반응: 노동맥 맥박이 줄어들거나 소실
- 의미: 갈비근에 의한 빗장뼈밑동맥 압박 또는 가슴출구증후군

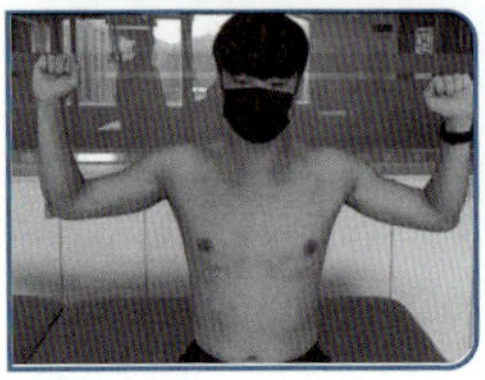

루스 검사
(Roos's test)

민감도	0.79
특이도	0.76
양성 우도비	-
음성 우도비	-

1) 환자는 어깨관절 90° 굽힘과 바깥돌림 및 팔꿉관절 90° 굽힘 자세를 취함
2) 환자는 3분 동안 주먹 쥐기와 펴기를 반복

- 양성반응: 자세유지가 어렵거나 손에 힘이 빠지거나, 팔이 저림
- 의미: 가슴출구증후군 또는 신경혈관 압박

팔꿉 관절

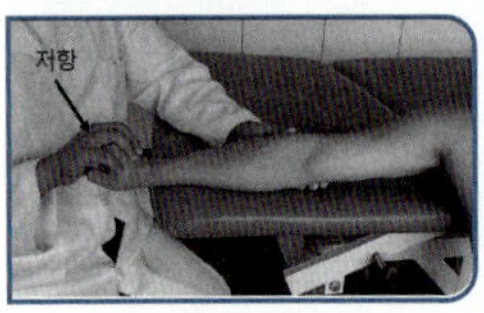

검사

테니스 엘보우 또는 코젠 검사(Tennis elbow or Cozen's Test)
같은 목적의 검사들 참조:
Mill's test
Maudsley's test

절차

1) 환자는 편안히 앉음
2) 검사자는 환자의 팔꿉에 있는 가쪽융기를 촉지하면서 환자가 주먹을 쥔 채 능동적으로 손목관절 노쪽 치우침과 폄 동작을 실시하는 동안 저항을 가함

양성반응 및 의미

- 양성반응: 근력 약화 또는 가쪽융기부위 통증
- 의미: 가쪽융기염(테니스 엘보우)

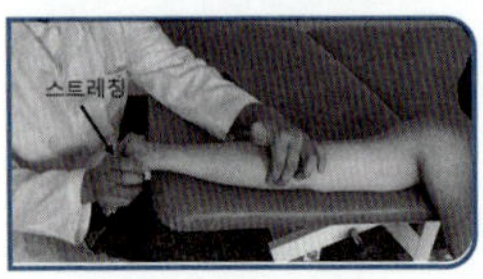

골프 엘보우 검사
(Golfer's elbow)

1) 환자는 편안히 서거나 앉음
2) 검사자는 한 손으로 팔꿉관절의 안쪽융기를 촉지하면서 수동적으로 환자의 아래팔 뒤침을 한 뒤 팔꿉, 손목, 손가락관절 폄 자세를 만듦

- 양성반응: 안쪽융기부위 통증
- 의미: 안쪽융기염(골프엘보우)

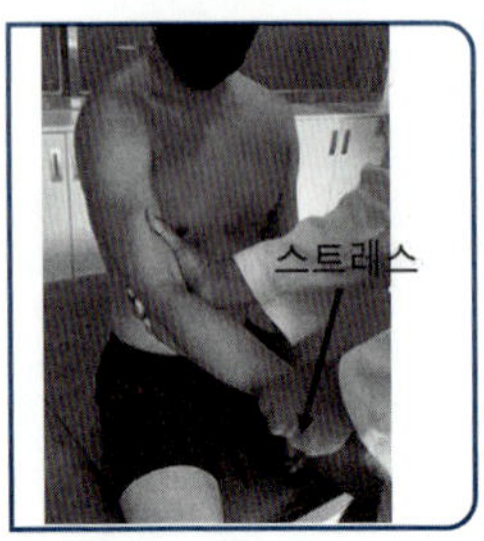

안굽이스트레스 검사
(Varus stress test)

1) 환자는 팔꿉관절 20~30° 굽힌 채 앉음
2) 검사자는 한 손으로 환자의 손목 바깥쪽을 잡고 다른 손을 팔꿉관절 안쪽면에 배치함
3) 검사자는 환자의 손목부분을 안쪽으로 움직여 팔꿉관절에 안굽이를 유도하는 힘을 가함

- 양성반응: 팔꿉관절 바깥쪽 부위 통증, 움직임 증가, 또는 끝느낌이 없음
- 의미: 가쪽옆인대 삠

검사	절차	양성반응 및 의미

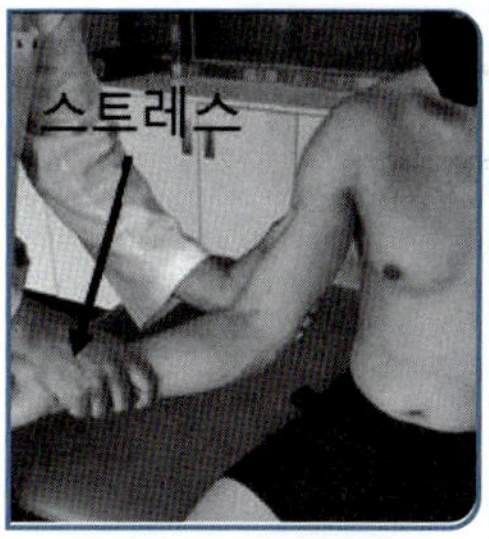

밖굽이스트레스 검사 (Valgus stress test)

절차

1) 환자는 팔꿉관절 20~30° 굽힌 채 앉음
2) 검사자는 한 손으로 환자의 손목 안쪽을 잡고 다른 손을 팔꿉관절 바깥면에 배치함
3) 검사자는 환자의 손목부분을 가쪽으로 움직여 팔꿉관절에 밖굽이를 유도하는 힘을 가함

양성반응 및 의미

- 양성반응: 팔꿉관절 안쪽 부위 통증, 움직임 증가, 또는 끝느낌이 없음
- 의미: 안쪽옆인대 삠

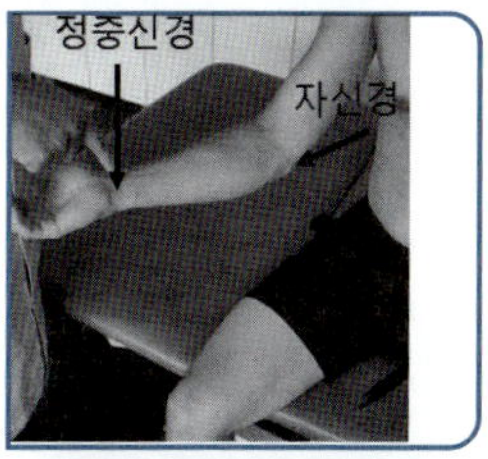

티넬 징후 검사 (Tinel's sign test)

절차

1) 환자는 편한 자세를 취함
2) 검사하고자 하는 신경을 가볍게 두드림(자신경은 팔꿉에 있는 자패임 부위; 정중신경은 손목 가운데 부위)

양성반응 및 의미

- 양성반응: 각 신경이 지배하는 영역에서 저린 감각
- 의미: 신경 압박

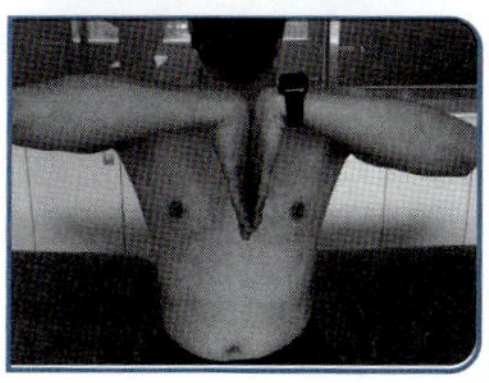

팔렌 검사 (Phalen's test)

민감도	0.77
특이도	0.40
양성 우도비	1.30
음성 우도비	0.58

절차

1) 환자는 손목관절을 최대한 굽혀 양쪽 손등이 맞닿게 한 채 앉음
2) 환자는 이 자세에서 1분 동안 손목관절 굽힘을 더욱 유도하는 힘을 가함

양성반응 및 의미

- 양성반응: 정중신경 지배 영역에서 저린 감각
- 의미: 손목굴증후군 또는 정중신경 압박

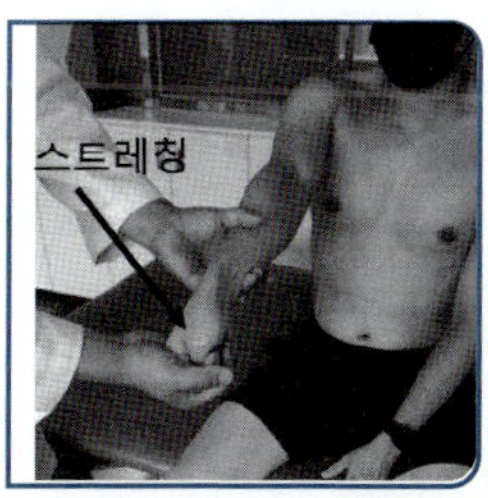

핑켈스타인 검사 (Finkelstein test)

절차

1) 환자는 엄지를 안으로 굽힌 채 주먹을 쥐고 편안히 서거나 앉음
2) 검사자는 한 손으로 환자의 아래팔을 잡고 다른 손으로 손을 잡음
3) 환자의 손목관절 자쪽 치우침이 되게 수동적으로 움직임

양성반응 및 의미

- 양성반응: 긴엄지벌림근 및 짧은엄지폄근 부위 통증
- 의미: 긴엄지벌림근 및 짧은엄지폄근의 힘줄윤활막염

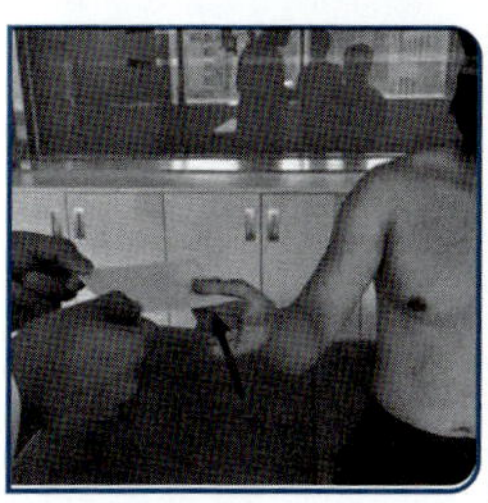

프로메 징후 검사 (Fromet's sign test)

절차

1) 환자에게 종이 한쪽 끝을 엄지와 검지를 사용하여 가쪽 집기를 하게 함
2) 검사자는 종이의 다른 쪽 끝을 잡아당김

양성반응 및 의미

- 양성반응: 종이가 환자의 손에서 빠져 나옴
- 의미: 자신경 손상으로 인한 엄지모음근 마비
- 참조: 엄지모음근 약화를 보상하기 위해 엄지굽힘근(정중신경)을 사용하여 종이 잡기를 함

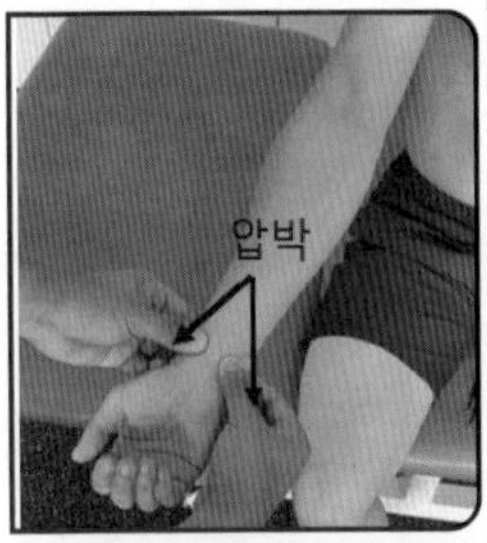

검사

말초 알렌 검사
(Digital Allen's test)

민감도	0.76
특이도	0.82
양성 우도비	-
음성 우도비	-

절차

1) 검사자는 환자 손목에 있는 노동맥과 자동맥을 동시에 압박을 가함
2) 환자에게 주먹 쥐고 펴기를 수차례 반복 수행하게 한 후 한쪽 동맥씩 압박을 풀어줌

양성반응 및 의미

- 양성반응: 손바닥이 붉게 되는 시간이 오래 걸림
- 의미: 노동맥 또는 자동맥 막힘

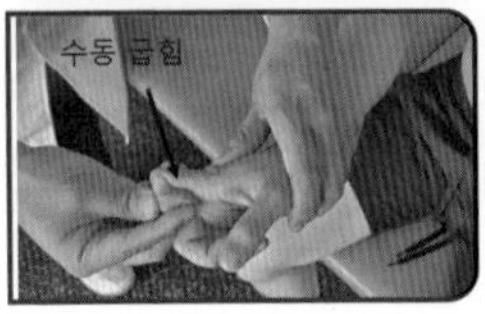

검사

버넬-리틀러 검사
(Bunnel Littler test)

절차

1) 환자는 편안히 앉음
2) 검사자는 한 손으로 손허리뼈관절을 굽힌 채 다른 손으로 몸쪽과 먼쪽 손가락 관절을 동시에 굽힘
3) 이후 손허리뼈관절을 편 채 다시 몸쪽과 먼쪽 손가락 관절을 동시에 굽힘
4) 두 상황에 따른 몸쪽과 먼쪽 손가락관절의 굽힘정도 비교(4개 손가락 각각 시행)

양성반응 및 의미

- 양성반응: 손허리뼈관절 편 경우에 몸쪽과 먼쪽 손가락관절을 동시에 굽힘이 어려움
- 의미: 벌레근 단축

만약 손허리뼈의 위치(굽힘 및 폄)에 상관없이 손가락관절 굽힘에 제한이 있는 경우는 손가락 관절주머니 단축임

엉덩 및 엉치 관절

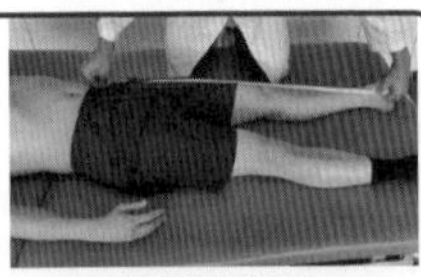
해부적 다리길이

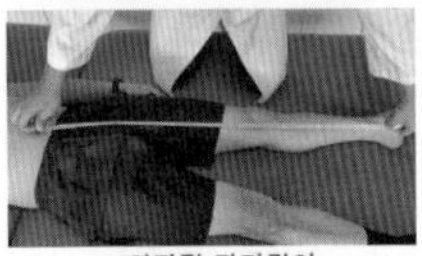
외관적 다리길이

검사

다리길이 측정 검사
(leg length test)

절차

1) 환자는 편히 누운 자세를 취함
2) 검사자는 앞위엉덩뼈가시(ASIS)에서 같은 쪽 안쪽 복사뼈까지 길이를 측정(해부적 다리길이)하고 이후 반대쪽 다리를 측정함
3) 검사자는 배꼽에서 안쪽복사뼈까지 길이를 측정(외관적 다리길이)하고 이후 반대쪽 다리도 측정함

양성반응 및 의미

- 양성반응: 양쪽 다리길이가 1.5 cm 이상 차이가 있는 경우
- 의미: 해부 및 외관적 다리길이 차이가 모두 있는 경우 구조적인 다리길이 차이가 있음

만일 해부적 차이가 없지만 외관적 차이가 있는 경우 골반이 기울어짐을 의미

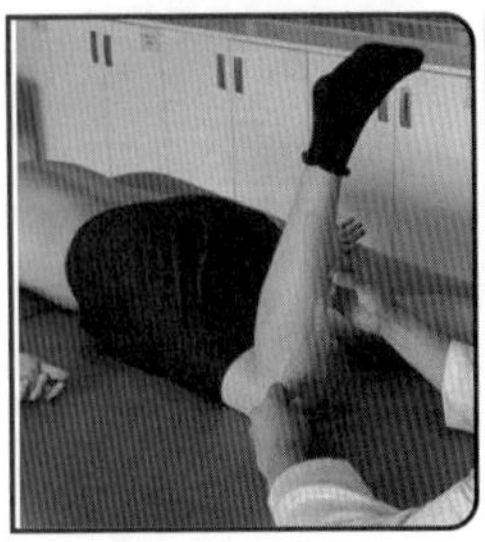

검사

크레이그 검사
(Craig's test)

절차

1) 환자는 무릎관절을 90° 굽힌 채 엎드린 자세를 취함
2) 검사자는 한 손으로 넙다리뼈의 큰돌기를 촉진하면서 다른 손으로 발목을 잡고 엉덩관절 안쪽돌림을 실시
3) 이 과정에서 큰돌기가 가장 바깥쪽으로 돌출되는 시점에서 멈추고 각도(다리의 장축과 수직축 사이 각을 무릎뼈에서 측정)를 측정함

양성반응 및 의미

- 양성반응: 정상 각(8~15°가 정상이며 이는 넙다리뼈가 8~15° 안쪽돌림된 상태가 정상임을 의미)을 벗어나는 경우
- 의미: 8° 미만인 경우 뒤굽음증 (retroversion); 15° 이상이면 앞굽음증 (anteversion)

	검사	절차	양성반응 및 의미
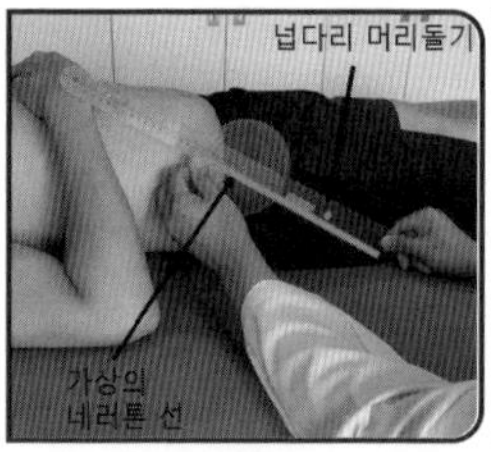	네러톤 선 검사 (Nelaton's line test)	1) 환자는 무릎을 펴고 바로 누움 2) 검사자는 앞위엉덩뼈가시(ASIS)와 같은 쪽 궁둥결절 사이를 연결하는 가상의 선을 만듦 3) 큰돌기의 위치를 촉진	• 양성반응: 큰돌기가 가상선보다 위쪽에 위치 • 의미: 엉덩관절 안굽이(coxa vara) 또는 엉덩관절 뒤쪽 탈구
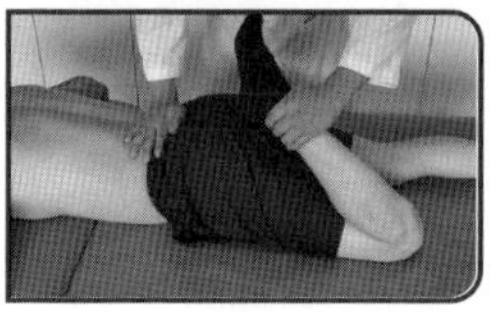	엘리 검사 (Ely's test)	1) 환자는 편안히 엎드림 2) 검사자는 한 손으로 환자의 발목을 잡고 무릎관절 굽힘을 수동적으로 유도함 3) 발꿈치가 엉덩이에 닿는지 확인	• 양성반응: 골반앞쪽기울 또는 엉덩이에 닿지 않음(통증) • 의미: 넙다리근 단축
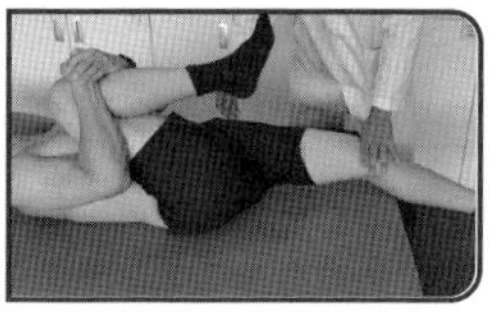	수정된 토마스 검사 (Modified Thomas's test)	1) 환자는 침상 끝에 무릎관절이 굽혀지게 바로 누움 2) 검사자는 한 손으로 환자의 허벅지를 잡고 엉덩관절 굽힘을 환자의 가슴까지 수동적으로 굽힘 3) 반대쪽 다리의 반응을 관찰	• 양성반응: 엉덩관절 굽힘 시 반대쪽 다리가 바닥에서 뜨는 경우, 무릎관절이 펴지는 경우, 또는 넙다리가 벌어지는 경우 • 의미: 바닥에서 뜨는 경우(엉덩관절 굽힘근 단축); 무릎이 펴지는 경우(넙다리곧은근 단축); 넙다리가 벌어지는 경우(엉덩정강근막띠 단축)
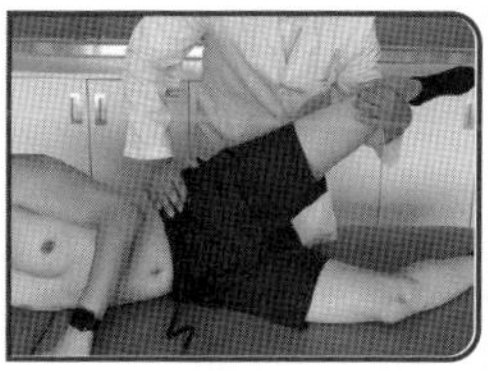	오버 검사 (Ober's test)	1) 환자는 아래쪽에 있는 다리를 약간 굽힌 채 옆으로 누움 2) 검사자는 한 손으로 환자의 위쪽에 있는 골반을 고정하고 다른 손으로 무릎관절 90° 굽힘 유지 3) 이 자세에서 무릎을 지지하여 엉덩관절 수동 벌림을 유도한 후 무릎 지지를 제거하여 천천히 모음이 일어나게 유도 주의: 검사 동안 엉덩관절 굽힘이 발생하지 않게 제어하는 것이 필요	• 양성반응: 다리가 아래쪽 다리 수준까지 내려오지 않는 경우 또는 넙다리 가쪽에서 통증 • 의미: 넙다리근막긴장근 및 엉덩정강근막띠 단축 또는 염증
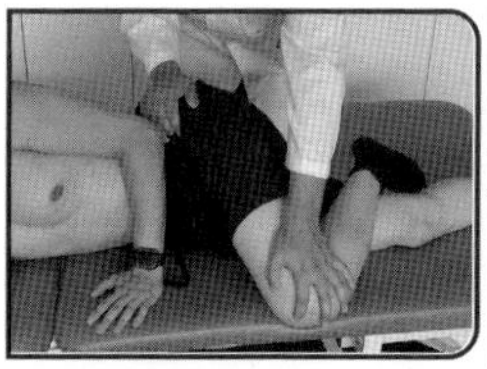	엉덩구멍근 검사 (Pirifomis test)	1) 환자는 엉덩관절 60° 굽힘과 무릎관절 굽힌 채 옆으로 누움 2) 검사자는 한 손으로 환자의 골반을 고정하고 다른 손으로 무릎을 누름	• 양성반응: 엉덩구멍근 통증, 엉덩이 통증, 또는 궁둥신경통 • 의미: 엉덩구멍근 단축 또는 엉덩구멍근에 의한 궁둥신경통

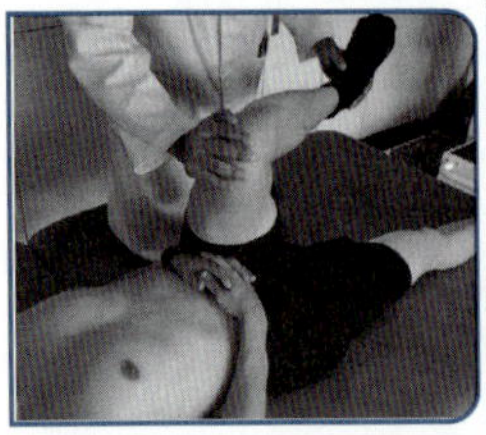

검사	절차	양성반응 및 의미
앞쪽관절테두리검사 (Anterior labrum test) - FADDIR 검사라고 함	1) 환자는 편안히 바로 누움 2) 검사자는 환자의 무릎과 발목을 잡고 수동적으로 엉덩관절 90° 굽힘 이후 모음과 안쪽돌림을 시행	• 양성반응: 환자가 불안을 보이거나 샅고랑부위 통증 호소 • 의미: 넙다리절구충돌증후군 또는 앞쪽관절테두리 손상

민감도	0.96
특이도	-
양성 우도비	-
음성 우도비	-

무릎관절

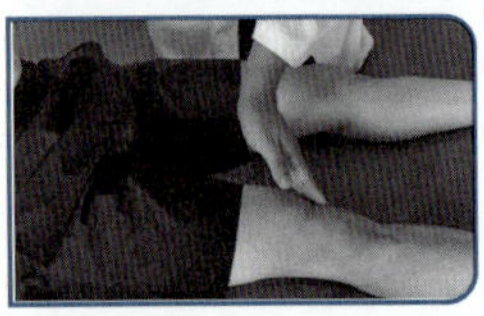

검사	절차	양성반응 및 의미
쓰다듬기 검사 (Sweep test)	1) 환자는 편히 무릎관절을 펴고 앉음 2) 검사자는 환자의 무릎 안쪽면을 2~3회 아래에서 위로 쓰다듬은 후 무릎 가쪽면을 쓰다듬음 3) 검사자는 무릎 안쪽면이 부풀어 오르는지 확인	• 양성반응: 무릎 안쪽면이 부풀어 오름 • 의미: 무릎관절 부종

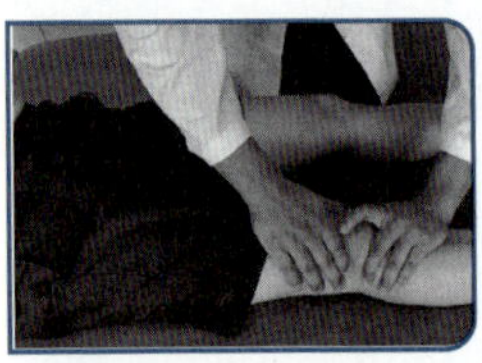

검사	절차	양성반응 및 의미
무릎뼈 두드리기 검사 (Ballotable tap test or patellar tap test))	1) 환자는 편히 무릎관절을 펴고 앉음 2) 검사자는 한 손으로 무릎 위쪽부분 다른 손으로 무릎뼈 아래부분을 잡음 3) 검사자는 무릎 위쪽부분에 배치한 손에 압력을 가하면서 무릎뼈쪽으로 이동시킴 4) 손가락으로 무릎뼈를 두드려 상하 움직임 정도를 확인	• 양성반응: 무릎뼈가 아래로 움직이거나, 무릎뼈가 떠 있는 듯한 모양 또는 무릎뼈를 두드리면 아래위로 움직이는 경우 • 의미: 심각한 부종

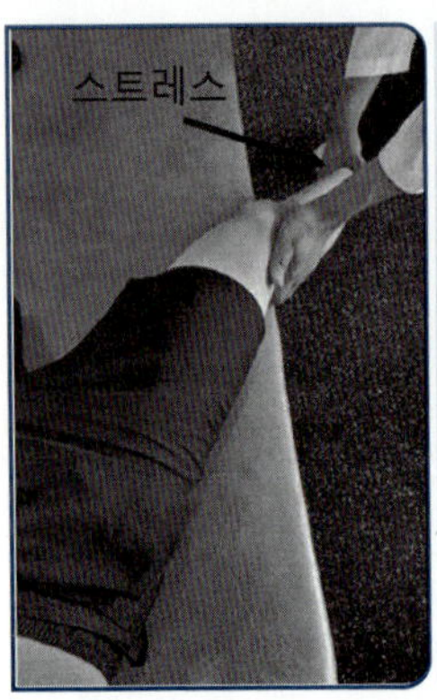

검사	절차	양성반응 및 의미
(무릎) 밖굽이 스트레스 검사 (Valgus stress test)	1) 환자는 무릎관절을 20~30° 굽힌 자세로 바로 누움 2) 검사자는 한 손으로 환자의 무릎의 바깥부분을 고정하고 다른 손으로 발목을 잡고 안에서 바깥 방향으로 움직여 밖굽이 스트레스를 가함	• 양성반응: 움직임 증가 또는 통증 • 의미: 안쪽 곁인대 삠(끝느낌이 없는 경우 3도 손상, 움직임 증가 없이 통증이 있는 경우 1도 손상) 만일 무릎관절을 완전히 펴고 시행하는 경우 양성반응이면 안쪽 곁인대, 안쪽 관절주머니 등이 모두 손상

민감도	0.96
특이도	-
양성 우도비	-
음성 우도비	-

검사 / **절차** / **양성반응 및 의미**

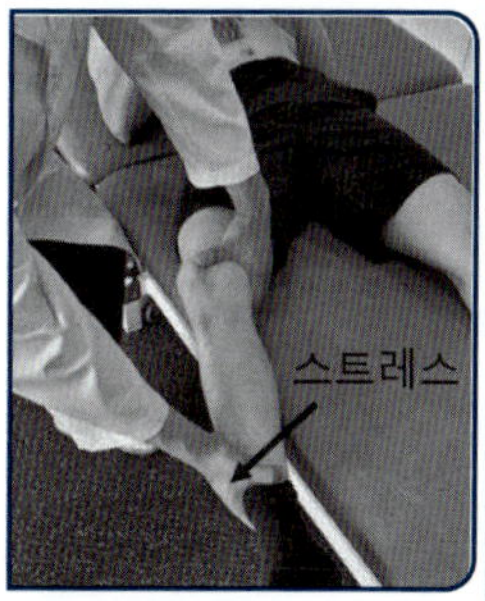

(무릎) 안굽이 스트레스 검사
(Varus stress test)

민감도	0.25
특이도	-
양성 우도비	-
음성 우도비	-

1) 환자는 무릎관절을 20~30° 굽힌 자세로 바로 누움
2) 검사자는 한 손으로 환자의 무릎의 안쪽부분을 고정하고 다른 손으로 발목을 잡고 바깥에서 안쪽 방향으로 움직여 안굽이 스트레스를 가함

- 양성반응: 움직임 증가 또는 통증
- 의미: 가쪽 곁인대 삠(끝느낌이 없는 경우 3도 손상, 움직임 증가 없이 통증이 있는 경우 1도 손상)

만일 무릎을 완전히 펴고 시행하는 경우 양성반응이면 가쪽 곁인대, 가쪽 관절주머니 등이 모두 손상

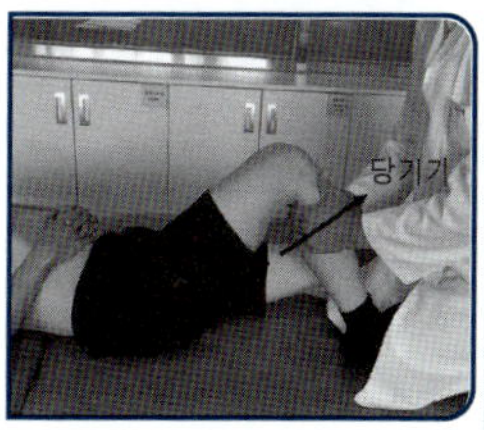

(무릎) 앞쪽끌림검사
(Anterior drawer test)

민감도	0.48
특이도	0.58
양성 우도비	1.4
음성 우도비	0.7

1) 환자는 엉덩관절 45° 굽힘과 무릎관절 90° 굽힘 자세로 누움
2) 검사자는 환자의 발을 고정하고 무릎선 아래 정강뼈를 양손으로 잡음(엄지는 무릎뼈 힘줄에 배치하고 검지는 넙다리뒤근 힘줄에 배치)
3) 검사자는 정강뼈를 앞쪽으로 당김(넙다리뒤근이 이완되어 있어야 함)

- 양성반응: 정강뼈가 앞쪽으로 이동 또는 통증
- 의미: 앞십자인대 손상

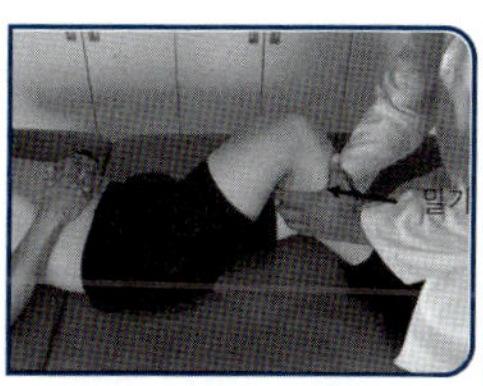

(무릎) 뒤쪽끌림검사
(Posterior drawer test)

민감도	0.90
특이도	0.99
양성 우도비	90
음성 우도비	0.1

1) 환자는 엉덩관절 45° 굽힘과 무릎관절 90° 굽힘 자세로 누움
2) 검사자는 환자의 발을 고정하고 양손으로 정강뼈를 잡음(엄지를 무릎뼈힘줄 옆에 배치)
3) 검사자는 정강뼈를 뒤쪽으로 밈(넙다리근이 이완되어 있어야 함)

- 양성반응: 정강뼈가 뒤쪽으로 이동 또는 통증
- 의미: 뒤십자인대 손상

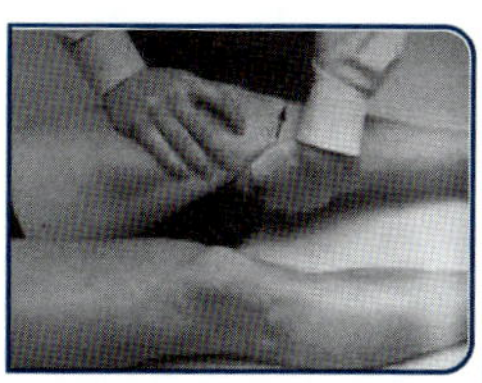

라크만 검사
(Lachman's test)

민감도	0.94
특이도	0.97
양성 우도비	9.4
음성 우도비	0.1

1) 환자는 무릎을 20~30° 굽힌 자세로 바로 누움
2) 검사자는 한 손으로 환자의 무릎관절선 아래쪽 부위에 배치(엄지는 앞쪽 관절선에 나머지 손가락은 정강이 뒷부분에 배치)하고 다른 손으로 넙다리를 고정
3) 검사자는 아래쪽 손을 뒤로 밀어 정강이를 뒤쪽으로 이동시킨 후 넙다리를 고정하면서 정강이를 앞쪽으로 당김

- 양성반응: 정강뼈가 앞쪽으로 이동 또는 통증
- 의미: 앞십자인대 손상

아래 손을 뒤쪽으로 미는 경우는 역라크만 검사로 뒤십자인대 손상을 확인

검사	절차	양성반응 및 의미

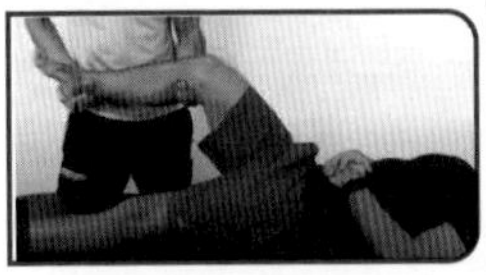

축이동 검사
(Pivot shift test)

민감도	0.24
특이도	0.98
양성 우도비	1.47
음성 우도비	0.89

1) 환자는 무릎을 펴고 바로 누움
2) 검사자는 한 손으로 환자의 오금 아래 부분을 잡고 다른 손으로 발을 잡은 후 정강뼈에 안쪽돌림을 적용
3) 이후 무릎 밖굽이 스트레스와 축부하(axial load)를 가하면서 무릎 굽힘을 실시

- 양성반응: 무릎관절 폄 상태에서 정강뼈가 앞쪽으로 이동된 후 무릎 굽힘 30~40°에서 다시 뒤로 이동하여 정복됨
- 의미: 앞십자인대 손상, 앞가쪽 관절주머니 및 인대

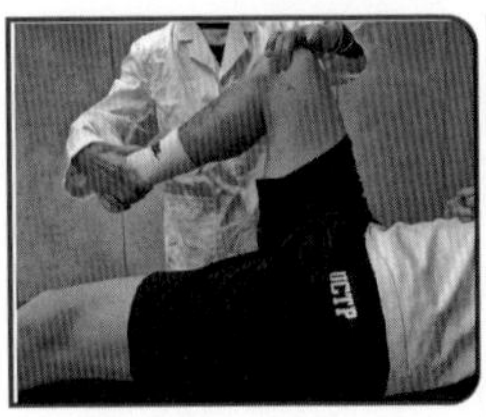

맥머레이 검사
(McMurray's test)

민감도	0.7
특이도	0.71
양성 우도비	2.7
음성 우도비	0.4

1) 환자는 바로 누움
2) 검사자는 한 손으로 환자의 다리를 잡고 다른 손으로 무릎 관절선의 안쪽과 바깥쪽에 엄지와 검지를 배치함
3) 엉덩관절을 최대로 굽히고 무릎관절을 굽힌 상태에서 바깥돌림과 밖굽이 스트레스를 가하면서 무릎을 펴는 동작을 시행(안쪽 초승달 손상); 안쪽돌림과 안굽이 스트레스를 가하면서 무릎을 펴는 동작을 시행(바깥쪽 초승달 손상)

- 양성반응: 통증, 소리, 또는 잠김 위치가 되는 경우
- 의미: 방법에 따라 안쪽과 바깥쪽의 각 초승달 손상

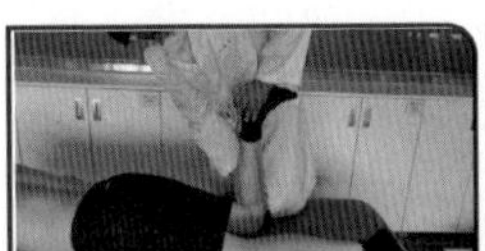

압박검사

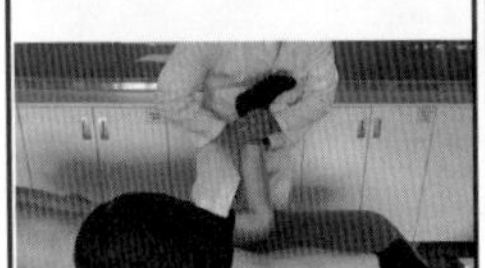

견인검사

애플레이 압박/견인 검사
(Apley's compression/distraction test)

민감도	0.38
특이도	0.84
양성 우도비	2.4
음성 우도비	0.73

1) 환자는 엎드린 자세를 취함
2) 검사자는 환자의 허벅지를 고정하고 양손으로 발을 잡고 발꿈치 장축으로 압박력이 가해지게 누르면서 정강뼈 안쪽돌림과 바깥돌림을 적용(압박검사)

견인 검사는 발목을 위로 당겨 견인력을 가하면서 정강뼈 안쪽돌림과 바깥돌림을 적용

- 양성반응: 통증 또는 소리
- 의미: 압박검사에서 양성인 경우는 초승달 손상을 의미; 압박검사 양성이면서 견인 검사에서 압박보다 통증이 줄면 초승달 손상, 통증이 증가하면 인대 또는 관절주머니 손상

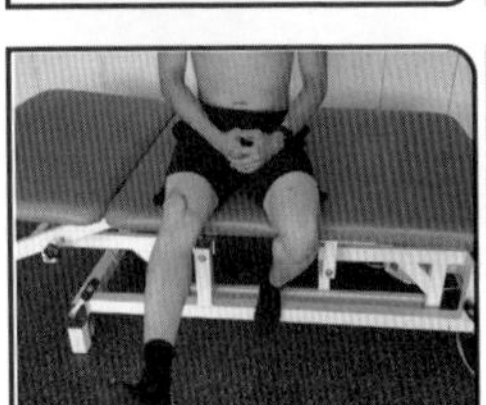

윌슨 징후 검사
(Willson sign test)

1) 환자는 무릎관절 90° 굽힘되게 침상에 걸쳐 앉음
2) 환자에게 무릎관절 안쪽돌림을 한 채 무릎관절 폄을 하게 함
3) 만약 펴는 동안 통증이 있으면 멈추게 하고 가쪽돌림을 유도함

- 양성반응: 가쪽돌림 시 통증이 줄어드는 경우
- 의미: 연골손상

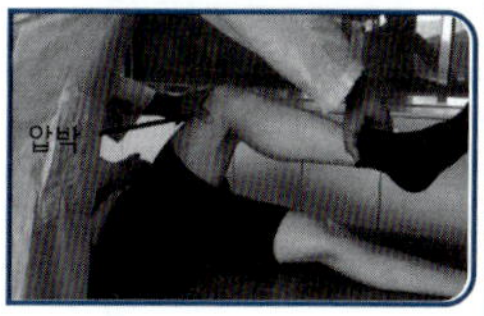

검사

노블압박 검사
(Noble compression test)

절차

1) 환자는 엉덩관절과 무릎관절이 90°로 굽힌 자세로 바로 누움
2) 검사자는 한 손으로 환자의 가쪽융기 위를 엄지로 누르고 다른 손으로 발을 잡음
3) 검사자는 엄지로 누른 상태에서 환자는 무릎관절을 능동적으로 천천히 펴고 굽힘

양성반응 및 의미

- 양성반응: 무릎관절이 30° 정도 펴지는 상태에서 엄지손가락 밑 부위에 통증
- 의미: 엉덩정강근막띠 염증

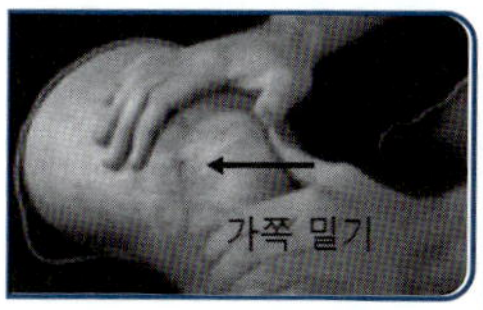

무릎뼈 불안 검사
(Patella apprehension test)

민감도	–
특이도	–
양성 우도비	1.3
음성 우도비	1.0

1) 환자는 무릎관절을 펴고 바로 누움
2) 검사자는 무릎관절을 20~30° 구부린 상태에서 무릎뼈를 최대한 가쪽으로 이동시킴

- 양성반응: 넙다리근을 수축시키거나, 불안해하거나, 통증이 있는 경우
- 의미: 무릎뼈 탈구 또는 안쪽그물체 손상

발목관절

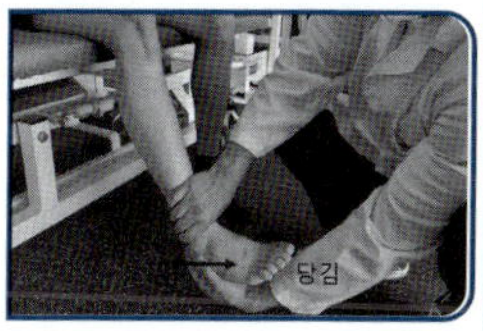

검사

(발목) 앞쪽당김 검사
(Anterior drawer test)

민감도	0.71
특이도	0.33
양성 우도비	1.1
음성 우도비	0.88

절차

1) 환자는 침상 끝에 무릎을 구부리고 앉음
2) 검사자는 한 손으로 환자의 발목을 고정하고 다른 손으로 발목관절 20° 발바닥 굽힘과 약간의 안쪽번짐된 위치에서 발뒤꿈치에서 발바닥까지 감싸 잡음
3) 검사자는 발목을 앞쪽과 약간 안쪽 방향으로 당김

양성반응 및 의미

- 양성반응: 통증, 덜컹거림, 또는 고랑 생김
- 의미: 앞목말종아리인대(ATFL) 삠 또는 관절주머니 손상

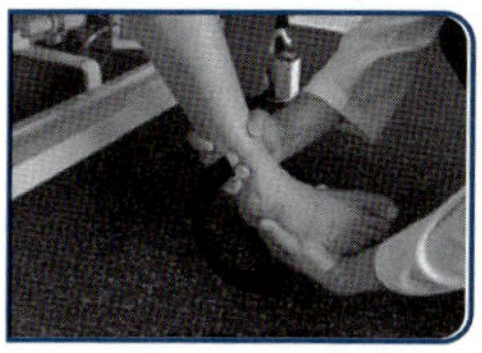

안쪽번짐 기울 검사
(Inversion tilt test)

민감도	0.76
특이도	0.75
양성 우도비	2.7
음성 우도비	0.44

1) 환자는 침상 끝에 무릎관절을 구부리고 앉음
2) 검사자는 한 손으로 환자의 발목을 고정하고 다른 손으로 발목관절이 20° 발바닥 굽힘된 위치에서 발뒤꿈치를 잡음
3) 검사자는 발꿈치뼈를 안쪽번짐 방향으로 움직임
4) 이후 발바닥 굽힘 0° 위치 반복

- 양성반응: 과도한 움직임 또는 통증
- 의미: 발바닥 굽힘 0°에서 양성은 발꿈치종아리인대(CFL) 손상
- 발바닥 굽힘 20°에서 양성은 앞목말종아리인대(ATFL) 손상

	검사	절차	양성반응 및 의미
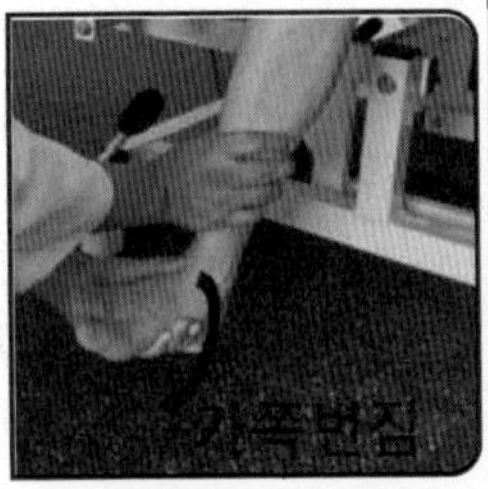	가쪽번짐 기울 검사 (Eversion tilt test)	1) 환자는 침상 끝에 무릎관절을 구부리고 앉음 2) 검사자는 한 손으로 환자의 발목을 고정하고 다른 손으로 발목이 0° 발바닥 굽힘된 위치에서 발뒤꿈치를 잡음 3) 검사자는 발꿈치뼈를 가쪽번짐 방향으로 움직임	• 양성반응: 움직임 증가 또는 통증 • 의미: 세모인대 손상
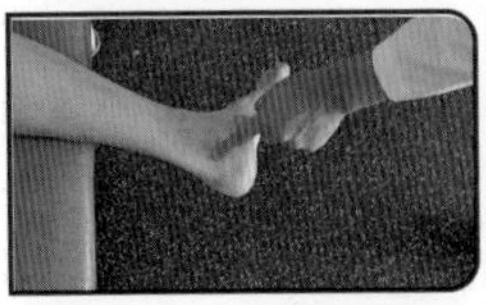	(발목) 티넬 징후 검사 (Tinel's sign test)	1) 환자는 무릎관절을 펴고 누움 2) 검사자는 환자의 다리를 바깥돌림한 위치에서 정강터널을 두드림	• 양성반응: 발과 발가락에 저린 감각 또는 방사통 • 의미: 정강신경굴 증후군
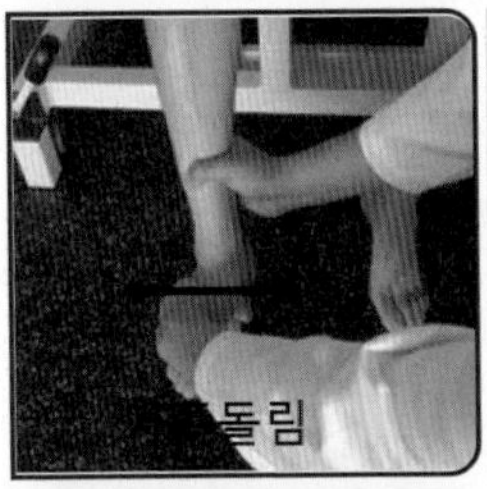	클레이거 검사 (Kleiger's test)	1) 환자는 침상 끝에 무릎관절을 구부리고 앉음 2) 검사자는 한 손으로 환자의 발목을 고정하고 다른 손으로 발목관절 20° 발바닥 굽힘된 위치에서 발의 안쪽면을 잡음 3) 이후 발을 바깥돌림을 실시	• 양성반응: 관절 안쪽/바깥쪽 통증 또는 정강-종아리 앞쪽 통증 • 의미: 관절 안쪽/바깥쪽 통증은 세모인대 손상; 정강-종아리 앞쪽 통증은 인대결합(syndesmosis) 손상
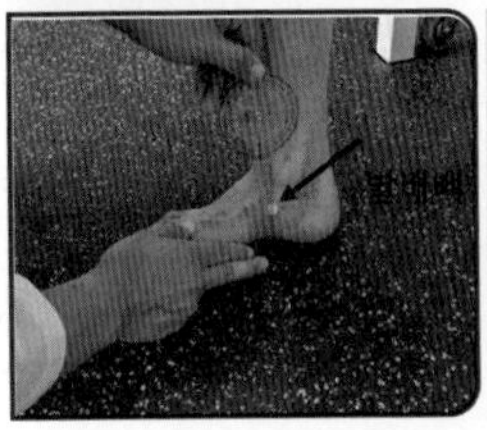	발배뼈 처짐 검사 (Navicular drop test)	1) 환자는 발이 바닥에 닿게 의자에 앉음(비-체중지지) 2) 검사자는 목말밑 관절이 중립인지 확인하고 발배뼈결절에 표시를 한 후 바닥에서 발배뼈결절까지 거리를 측정 3) 이후 선 자세(체중지지)에서 발배뼈결절에 표시를 한 후 바닥에서 발배뼈결절까지 거리를 측정	• 양성반응: 두 거리 사이 차이가 10 mm 이상 • 의미: 뒤꿈치 뼈의 과도한 엎침
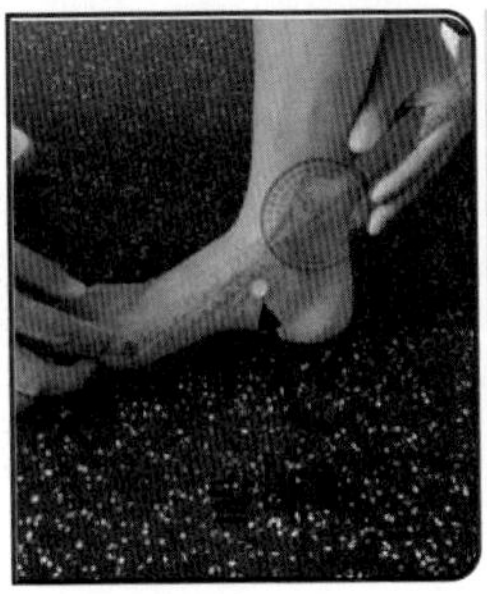	페이스 선 검사 (Feiss's line test)	1) 환자는 발이 바닥에 닿게 의자에 앉음(비-체중지지) 2) 검사자는 안쪽복사뼈 꼭지, 발배뼈결절, 1번째 발허리뼈 머리에 표시를 하고 연결선을 만듦 3) 이후 선 자세(체중지지)에서 발배뼈결절의 위치를 다시 확인하고 연결선과의 차이를 확인	• 양성반응: 차이가 10 mm 이상 • 의미: 뒤꿈치 뼈의 과도한 엎침

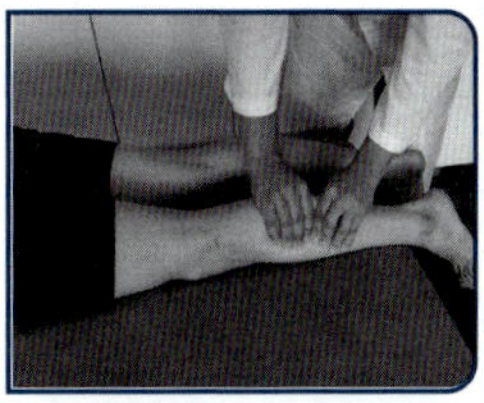

검사

톰슨 검사
(Thompson's test)

절차

1) 환자는 침상 끝에 발목이 나오도록 엎드린 자세를 취함
2) 검사자는 환자의 장딴지를 꽉 잡으면서 발목의 움직임을 확인

양성반응 및 의미

- 양성반응: 발목의 움직임 없음
- 의미: 아킬레스힘줄 파열

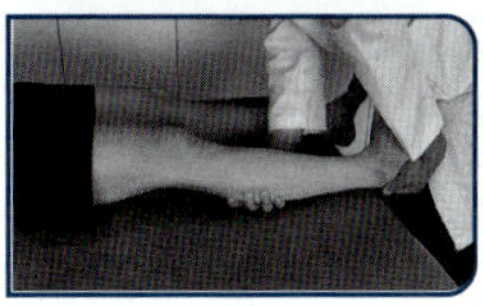

검사

호만 징후 검사
(Homan's sign test)

절차

1) 환자는 무릎관절을 펴고 누움
2) 검사자는 수동적으로 환자의 발목관절을 발등 굽힘시키면서 장딴지를 촉진

양성반응 및 의미

- 양성반응: 장딴지 통증
- 의미: 깊은정맥혈전

골반 및 척추 관절

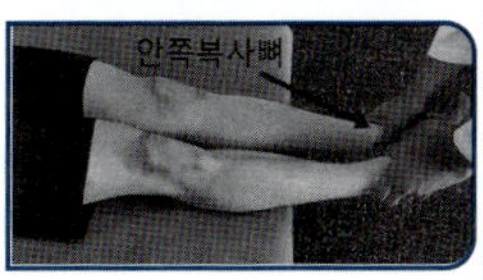

검사

누운 자세-길게 앉기 검사
(Supine to long sitting test)

민감도	0.44
특이도	0.64
양성 우도비	-
음성 우도비	-

절차

1) 환자는 침상에 발목이 나오도록 누운 후 Weber-Barstow 방법을 적용하여 다리 길이를 측정(무릎 세워 누운 자세에서 엉덩이 들고 내린 후 검사자는 양손으로 환자의 다리를 당긴 후 안쪽 복사뼈의 위치를 비교)
2) 이후 환자를 무릎 펴고 앉기 자세로 유도한 후 다시 안쪽 복사뼈의 위치를 비교

양성반응 및 의미

- 양성반응: 안쪽 복사뼈의 위치가 변함
- 의미: 한쪽 볼기뼈의 뒤쪽돌림(누운 위치 짧고 앉은 위치 길어짐)
- 한쪽 볼기뼈의 앞쪽돌림(누운 위치 길고 앉은 위치 짧아짐)

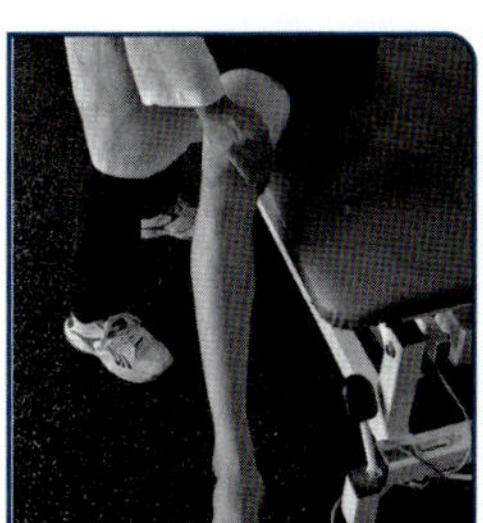

검사

게안슬렌 검사
(Geanslen's test)

민감도	0.71
특이도	0.26
양성 우도비	1.1
음성 우도비	1.0

절차

1) 환자는 침상 끝에 누운 후 한쪽 다리를 침상 밖으로 나오게 하고 다른 다리를 가슴까지 굽히고 양손으로 고정
2) 검사자는 침상 밖으로 나온 환자의 다리에 압력을 가함(엉덩관절 젖힘 유도)

양성반응 및 의미

- 양성반응: 엉치엉덩관절 통증
- 의미: 엉치엉덩관절 기능이상

검사	절차	양성반응 및 의미

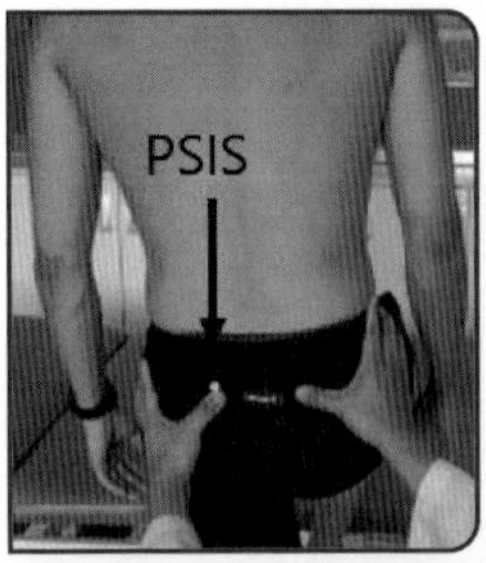

검사: 질렛(황새, 행진) 검사 (Gillet's, Stork, or March test)

민감도	0.8
특이도	0.93
양성 우도비	-
음성 우도비	-

절차:
1) 환자는 편안히 선 자세를 취함
2) 검사자는 양손으로 환자의 뒤위엉덩뼈가시(PSIS) 바로 밑부분을 촉지
3) 환자가 엉덩관절 90° 굽힘까지 한쪽 다리를 드는 동안 PSIS의 움직임을 확인하고 반대쪽도 반복 실시

양성반응 및 의미:
- 양성반응: 다리를 드는 쪽 PSIS의 아래쪽 이동 움직임 제한 또는 통증
- 의미: 엉치엉덩관절 운동성 제한

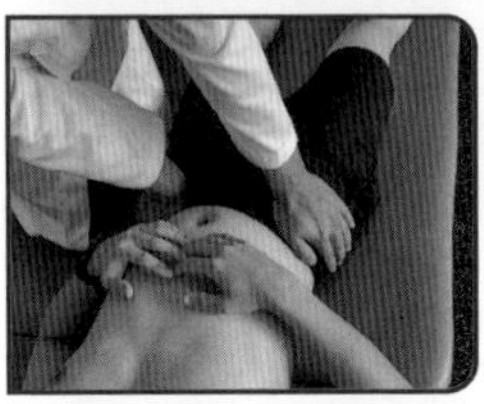

검사: (골반) 견인 검사 (Distraction test)

민감도	0.69
특이도	0.6
양성 우도비	0.6
음성 우도비	0.8

절차:
1) 환자는 바로 누움
2) 검사자는 환자의 양쪽 앞위엉덩뼈가시(ASIS) 위에 손을 배치하고 뒤쪽방향으로 힘이 가해지게 압력을 가함

양성반응 및 의미:
- 양성반응: 엉치엉덩관절 통증
- 의미: 엉치엉덩관절 기능이상 또는 앞엉치엉덩인대 손상

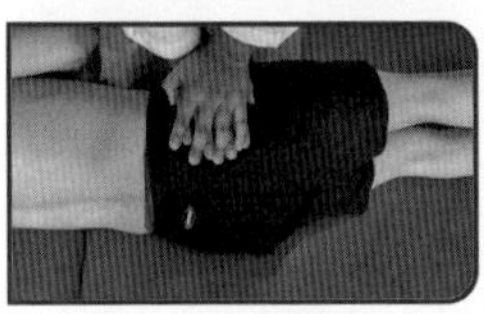

검사: (골반) 압박검사 (Compression test)

민감도	0.69
특이도	0.6
양성 우도비	0.6
음성 우도비	0.8

절차:
1) 환자는 침상에 옆으로 누움
2) 검사자는 양손으로 환자의 엉덩능선부위에 놓고 압력을 가함(볼기뼈가 앞쪽으로 이동)

양성반응 및 의미:
- 양성반응: 엉치엉덩관절 통증
- 의미: 엉치엉덩관절 기능이상 또는 뒤엉치엉덩인대 손상

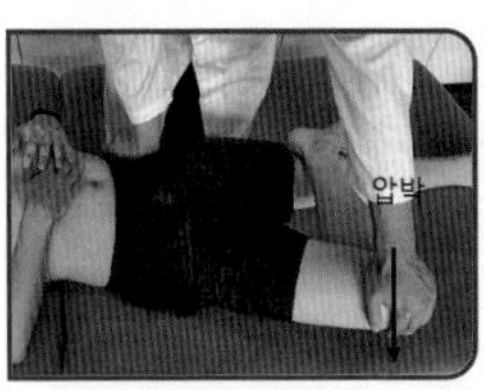

검사: 패트릭 또는 파버 검사 (Fatrick or Faber's test)

민감도	0.7
특이도	1.0
양성 우도비	-
음성 우도비	0.23

절차:
1) 환자는 검사받는 다리의 발목이 반대쪽 허벅지 위에 올라가게 놓음(4자 모양)
2) 검사자는 검사받는 다리의 반대쪽 앞위엉덩뼈가시(ASIS)를 고정하면서 검사받는 다리의 무릎에 압박을 가함

양성반응 및 의미:
- 양성반응: 엉덩관절 또는 엉치엉덩관절 통증
- 의미: 엉덩관절 병변 또는 엉치엉덩관절 병변

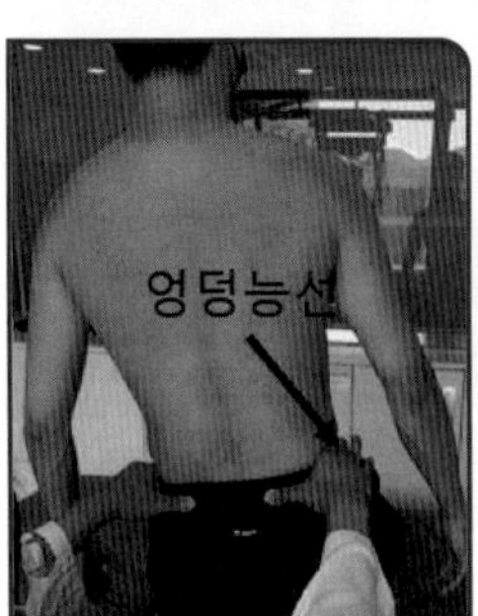

검사: 트렌델렌버그 검사 (Trendelenburg's test)

민감도	0.72
특이도	0.77
양성 우도비	-
음성 우도비	-

절차:
1) 환자는 어깨너비로 발을 벌리고 선 자세를 취함
2) 검사자는 뒤에서 양쪽 엉덩능선 또는 뒤위엉덩뼈가시(PSIS)에 양손을 배치함
3) 환자가 한쪽 다리를 들어 올리는 동안 엉덩능선 또는 PSIS의 위치를 확인

양성반응 및 의미:
- 양성반응: 다리를 드는 쪽 엉덩능선 또는 PSIS가 상대적으로 아래로 처짐
- 의미: 반대쪽 중간볼기근 약화 또는 신경 손상

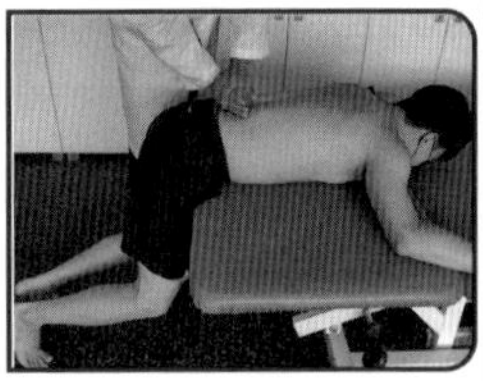

검사

척추불안정성 검사
(Prone instability test)

민감도	0.72
특이도	0.58
양성 우도비	1.7
음성 우도비	0.48

절차

1) 환자는 상체만 침상에 기대고 발은 바닥에 닿게 함
2) 검사자는 자신의 콩알뼈부위로 환자의 가시돌기 위에 배치(검사를 원하는 허리분절별로 손을 배치함) 한 후 뒤에서 앞 방향으로 힘을 가함
3) 이후 환자가 바닥에서 발을 뗀 상태에서 반복하여 가시돌기에 힘을 가함

양성반응 및 의미

- 양성반응: 발이 바닥에 있는 상황에서 통증이 있고 발을 든 경우 통증이 줄어드는 경우
- 의미: 척추뼈의 불안정성

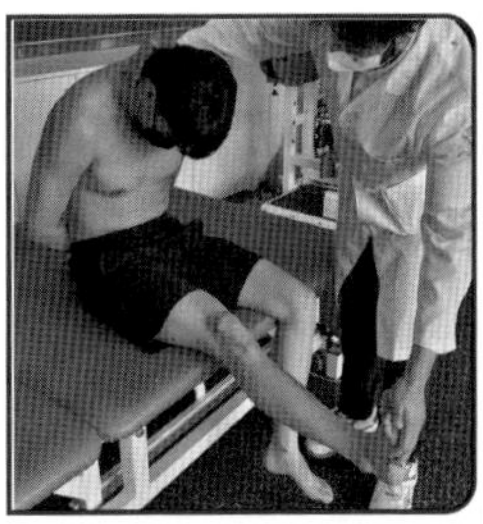

슬럼프 검사
(Slump test)

민감도	0.84
특이도	0.83
양성 우도비	-
음성 우도비	-

1) 환자는 골반을 중립위치에 유치한 채 침상에 걸쳐 앉음
2) 검사자는 환자의 머리를 수동적으로 굽히고 증상변화가 있는지 확인
3) 없으면, 수동적으로 무릎을 펴고 증상변화를 확인
4) 없으면, 발등 굽힘을 시키고 변화를 확인
5) 이후 반대 다리 반복 실시

- 양성반응: 증상재현 또는 궁둥신경통
- 의미: 궁둥신경통 또는 경막 자극

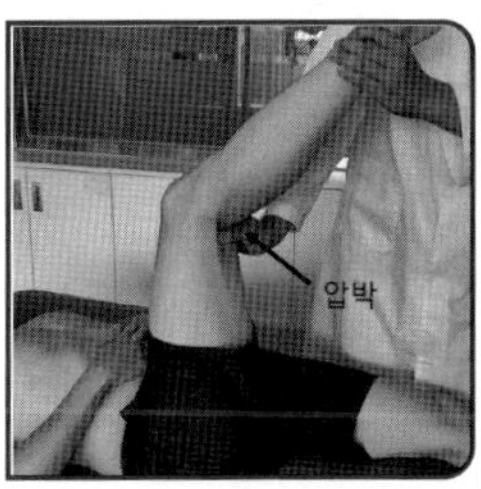

활시위 검사
(Bowstring test)

1) 환자는 침상에 무릎을 펴고 누움
2) 검사자는 환자의 다리를 들어 올림(SLR)
3) 만약 방사통이 있으면 중지하고 통증이 줄어들 때까지 무릎을 굽힘(약 20°)
4) 이후 방사통을 재발시키기 위해 오금부위에 압력을 가함

- 양성반응: 오금부위 압력으로 방사통 재현
- 의미: 궁둥신경 손상

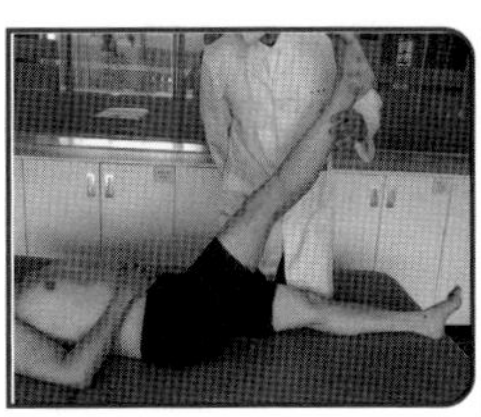

무릎 펴고 다리 들기 검사
(Straight leg raise, SLR test)

민감도	0.91
특이도	0.26
양성 우도비	0.35
음성 우도비	1.2

1) 환자는 무릎을 펴고 누움
2) 검사자는 환자의 다리를 들어 올림

양성반응: 엉덩 또는 다리 통증
의미:

- 30~70° 통증: L4~S1 사이 원반탈출
- 30° 미만 통증: 급성 척추앞쪽이동증, 종양, 경막 염증 등
- 허리통증: 약간 원반팽대 또는 가운데로 팽대인 경우
- 다리통증: 가쪽에서 신경조직 압박

<table>
<tr><th></th><th>검사</th><th>절차</th><th>양성반응 및 의미</th></tr>
<tr><td>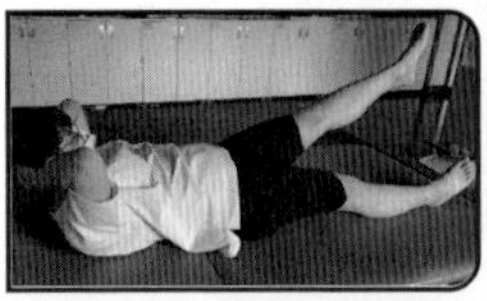</td><td>케르니그 검사
(Kernig's test)</td><td>1) 환자는 무릎을 펴고 누움
2) 환자는 머리를 들고 한쪽 다리씩 교대로 90° 전까지 들어 올림</td><td>• 양성반응: 다리 들기 시 통증 증가/무릎 구부리면 통증 감소
• 의미: 척수 늘림으로 인해 악화되는 뇌수막염, 신경뿌리 집힘, 경막 자극</td></tr>
<tr><td>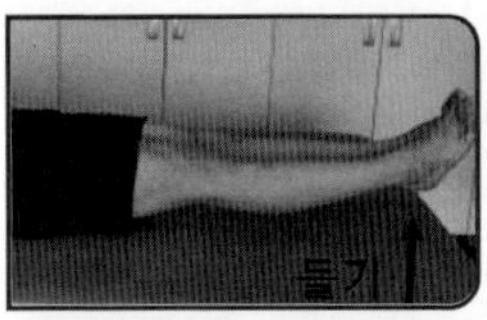</td><td>밀그람 검사
(Milgram's test)</td><td>1) 환자는 무릎관절을 펴고 누움
2) 환자는 양쪽 발꿈치를 바닥에서 들어 올리고 30초 유지함</td><td>• 양성반응: 다리 들기를 할 수 없거나 통증 발생
• 의미: 척수내압 상승으로 인한 뇌수막염, 신경뿌리 찝힘, 경막 자극</td></tr>
<tr><td>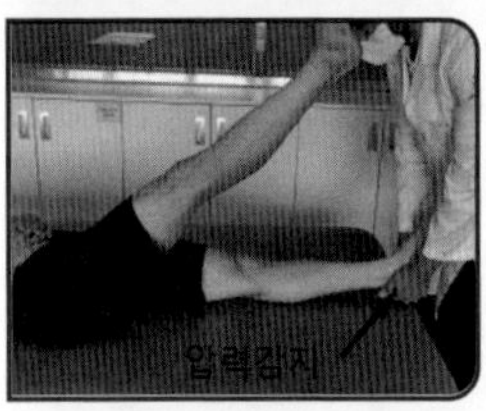</td><td>후버 검사
(Hoover test)</td><td>1) 환자는 무릎관절을 펴고 누움
2) 검사자는 한쪽 발꿈치 밑에 치료사의 손을 배치하고 반대쪽 다리를 들도록 지시</td><td>• 양성반응: 발을 드는 동안 발꿈치를 누르는 힘이 없음 또는 다리를 들지 못함
• 의미: 꾀병 또는 신경마비</td></tr>
<tr><td>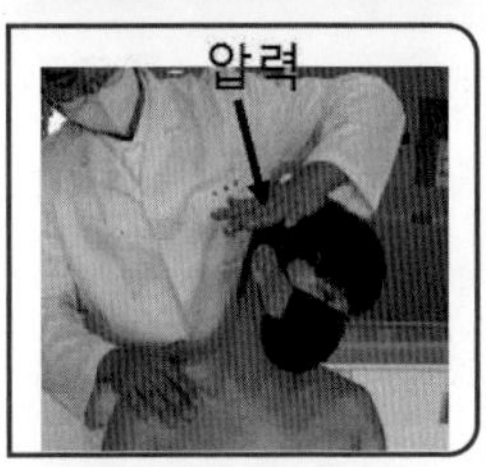</td><td>스퍼링 검사
(Spurling's test)<table><tr><td>민감도</td><td>0.5</td></tr><tr><td>특이도</td><td>0.88</td></tr><tr><td>양성 우도비</td><td>3.5</td></tr><tr><td>음성 우도비</td><td>0.58</td></tr></table></td><td>1) 환자는 의자에 앉음
2) 검사자는 환자의 머리를 가쪽 굽힘과 폄을 유도하고 머리에 수직 압박(7 kg)의 힘을 가함</td><td>• 양성반응: 가쪽 굽힘 쪽의 통증 또는 반대쪽 통증
• 의미: 가쪽 굽힘 쪽의 통증은 퇴행성 변화, 반대쪽 통증은 원반질병</td></tr>
<tr><td>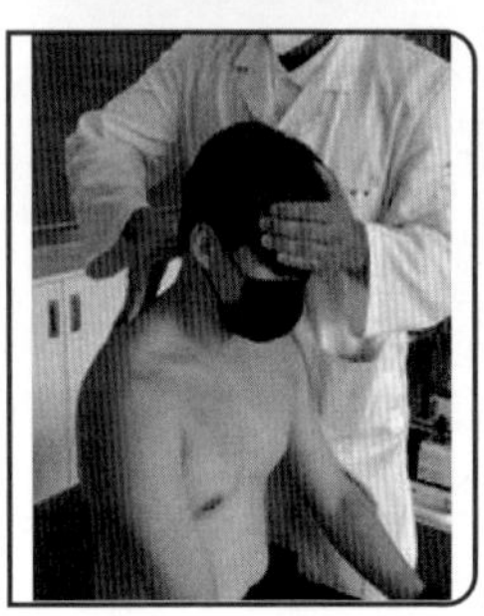</td><td>샤프-펄스 검사
(Sharp-Purser test)<table><tr><td>민감도</td><td>0.69</td></tr><tr><td>특이도</td><td>0.96</td></tr><tr><td>양성 우도비</td><td>17.3</td></tr><tr><td>음성 우도비</td><td>0.32</td></tr></table></td><td>1) 환자는 의자에 앉음
2) 검사자는 한 손으로 이마에 접촉하고 다른 손의 엄지를 이용하여 C2 가시돌기 위에 배치함
3) 환자에게 턱을 당기면서 천천히 머리를 약간 굽히도록 지시하고, 동시에 검사자는 환자의 이마에 뒤쪽 방향으로 미는 힘을 가함</td><td>• 양성반응: 머리가 뒤쪽으로 밀려가고 통증 감소 또는 덜컹거림 느낌이 남
• 의미: C1과 C2 사이 불안정성(가로인대 약화)</td></tr>
</table>

참고문헌

1. 장정훈. 물리치료 진단학: 근거에 기초한 접근. 영문출판사, 2008.

2. Konin J et al. Special Tests for Orthopedic Examination. Slack Inc., 2015.

3. https://www.physiotutors.com/assessment/

4. https://www.ptprogress.com/

10장 실습. 특수 검사 기록

검사항목		결과	
upper extremity	Acromioclavicular joint compression test	□ 음성	□ 양성 (근거):
	Anterior apprehension test	□ 음성	□ 양성 (근거):
	Yergason's test	□ 음성	□ 양성 (근거):
	Drop arm test	□ 음성	□ 양성 (근거):
	Empty can test	□ 음성	□ 양성 (근거):
	Speed's test	□ 음성	□ 양성 (근거):
	Hawkins – Kennedy Impingement test	□ 음성	□ 양성 (근거):
	Neer Impingement test	□ 음성	□ 양성 (근거):
	O'Brien's test	□ 음성	□ 양성 (근거):
	Adson's test	□ 음성	□ 양성 (근거):
	Roos's test	□ 음성	□ 양성 (근거):
	Cozen's test	□ 음성	□ 양성 (근거):
	Golfer's elbow test	□ 음성	□ 양성 (근거):
	Elbow Varus stress test	□ 음성	□ 양성 (근거):
	Elbow Valgus stress test	□ 음성	□ 양성 (근거):
	Tinel's sign test(median/ulnar)	□ 음성	□ 양성 (근거):
	Phalen's test	□ 음성	□ 양성 (근거):
	Finkelstein test	□ 음성	□ 양성 (근거):
	Fromet's sign test	□ 음성	□ 양성 (근거):
	Disital Allen's test	□ 음성	□ 양성 (근거):
	Bunnel-Littler test	□ 음성	□ 양성 (근거):
lower extremity	Leg length test	□ 음성	□ 양성 (근거):
	Craig's test	□ 음성	□ 양성 (근거):
	Nelaton's line test	□ 음성	□ 양성 (근거):
	Ely's test	□ 음성	□ 양성 (근거):
	Modified Thomas's test	□ 음성	□ 양성 (근거):
	Ober's test	□ 음성	□ 양성 (근거):

lower extremity	Pirifomis test	□ 음성	□ 양성 (근거):
	FADDIR test	□ 음성	□ 양성 (근거):
	Sweep Test (knee)	□ 음성	□ 양성 (근거):
	Ballotable tap test	□ 음성	□ 양성 (근거):
	Valgus stress test (knee)	□ 음성	□ 양성 (근거):
	Varus stress test (knee)	□ 음성	□ 양성 (근거):
	Anterior drawer test (knee)	□ 음성	□ 양성 (근거):
	Posterior drawer test (knee)	□ 음성	□ 양성 (근거):
	Lachman's test	□ 음성	□ 양성 (근거):
	Pivot shift test	□ 음성	□ 양성 (근거):
	McMurray's test	□ 음성	□ 양성 (근거):
	Apley's compression test	□ 음성	□ 양성 (근거):
	Apley's distraction test	□ 음성	□ 양성 (근거):
	Willson sign test	□ 음성	□ 양성 (근거):
	Noble compression test	□ 음성	□ 양성 (근거):
	Patella apprehension test	□ 음성	□ 양성 (근거):
	Anterior drawer test (ankle)	□ 음성	□ 양성 (근거):
	Inversion tilt test	□ 음성	□ 양성 (근거):
	Eversion tilt test	□ 음성	□ 양성 (근거):
	Tinel sign test (tibia nerve)	□ 음성	□ 양성 (근거):
	Kleiger's test	□ 음성	□ 양성 (근거):
	Navicular drop test	□ 음성	□ 양성 (근거):
	Feiss's line test	□ 음성	□ 양성 (근거):
	Homan's sign test	□ 음성	□ 양성 (근거):
spine	Supine to long sitting test	□ 음성	□ 양성 (근거):
	Geanslen's Test	□ 음성	□ 양성 (근거):
	Gillet's, Stork, or March test	□ 음성	□ 양성 (근거):
	Distraction test (pelvis)	□ 음성	□ 양성 (근거):
	Compression test (pelvis)	□ 음성	□ 양성 (근거):
	Fatrick or Faber's test	□ 음성	□ 양성 (근거):
	Trendelenburg's test	□ 음성	□ 양성 (근거):
	Prone instability test	□ 음성	□ 양성 (근거):

spine	Bowstring test	□ 음성	□ 양성 (근거):
	Straight leg raise, SLR test	□ 음성	□ 양성 (근거):
	Kernig's test	□ 음성	□ 양성 (근거):
	Milgram's test	□ 음성	□ 양성 (근거):
	Hoover test	□ 음성	□ 양성 (근거):
	Spurling's test	□ 음성	□ 양성 (근거):
	Sharp-Purser test	□ 음성	□ 양성 (근거):
others		□ 음성	□ 양성 (근거):
		□ 음성	□ 양성 (근거):
		□ 음성	□ 양성 (근거):
		□ 음성	□ 양성 (근거):
		□ 음성	□ 양성 (근거):
		□ 음성	□ 양성 (근거):
		□ 음성	□ 양성 (근거):
		□ 음성	□ 양성 (근거):
		□ 음성	□ 양성 (근거):
		□ 음성	□ 양성 (근거):

찾아보기

ㅋ

ㅌ

ㅍ

ㅎ

A

I

K

N

S

V

숫자

MEMO

MEMO

MEMO

MEMO

MEMO